● 見逃しのない

大腸内視鏡の挿入・観察法

監修　田中　信治
編集　永田　信二
　　　岡　　志郎

● ワンランク上を目指す初学者から
中級者のために

日本メディカルセンター

■監　修
田中　信治　広島大学病院内視鏡診療科教授/広島大学大学院医歯薬保健学研究科内視鏡医学教授

■編　集
永田　信二　広島市立安佐市民病院内視鏡内科部長
岡　　志郎　広島大学病院内視鏡診療科

■執　筆
日山　　亨　広島大学保健管理センター
吉原　正治　広島大学保健管理センター教授
田中　信治　広島大学病院内視鏡診療科教授/広島大学大学院医歯薬保健学研究科内視鏡医学教授
金尾　浩幸　広島大学病院内視鏡診療科
茶山　一彰　広島大学大学院医歯薬保健学研究科消化器・代謝内科学教授
吉田　成人　広島大学病院内視鏡診療科
佐野村　誠　北摂総合病院消化器内科部長
平賀　裕子　県立広島病院内視鏡内科部長
永田　信二　広島市立安佐市民病院内視鏡内科部長
斉藤　裕輔　市立旭川病院副院長・消化器病センター長
大江　啓常　広島市立広島市民病院内科部長
東　　玲治　広島市立広島市民病院内科副部長
水野　元夫　広島市立広島市民病院内科主任部長
岡　　志郎　広島大学病院内視鏡診療科
金子　　巌　三次地区医療センター消化器科診療部長
鴫田賢次郎　広島市立安佐市民病院消化器内科
新川　友美　広島市立安佐市民病院内視鏡技師
國弘　真己　広島赤十字・原爆病院食道・胃腸内科副部長
小野川靖二　JA尾道総合病院消化器内科部長
益田　　浩　益田内科胃腸科医院（前 マツダ病院消化器科）
谷本　達郎　済生会広島病院消化器内科医長
福本　　晃　JA尾道総合病院内視鏡センター/消化器内科部長
大塚　和朗　昭和大学横浜市北部病院消化器センター准教授
（現 東京医科歯科大学医学部附属病院光学医療診療部・消化器内科准教授）
林　　靖子　昭和大学横浜市北部病院消化器センター
工藤　進英　昭和大学横浜市北部病院消化器センター教授
田丸　弓弦　広島市立安佐市民病院消化器内科
林　　奈那　広島大学病院内視鏡診療科
桑井　寿雄　国立病院機構呉医療センター・中国がんセンター消化器科医長

序

── 監修にあたって ──

高齢化社会を迎え本邦の癌による死亡者数は年々増加傾向にある．ちなみに，癌死亡者数は，男性で，① 肺癌，② 胃癌，③ 大腸癌，④ 肝臓癌，女性では，① 大腸癌，② 肺癌，③ 胃癌の順に多く，消化器癌，とくに消化管の癌が多数を占めている．そして，外科医が根治的手術を相当数行い，われわれ内視鏡医が相当数の早期癌に対する内視鏡治療を行っているにもかかわらず，毎年胃癌で約５万人，大腸癌で約４万人が死亡しているというゆゆしき現状がある．しかし，若年者における *Helicobacter pylori* 感染率の低下と今後の除菌療法の適応拡大などによって将来本邦の胃癌は激減が予測されている．一方，大腸癌に関しては，食生活の欧米化や高齢化社会の進行によって罹患率は増加し続け，数年後には癌罹患率の第１位になると予測されている．加えて，炎症性腸疾患なども増加し続けていることから，今後，大腸内視鏡診療はますますその重要性を増していくものと考えられる．

現在，大腸癌死亡率を低下させるために検診受診率の向上を目指した活動も行われているが，実際の診療現場では，スクリーニング・精査の手段である大腸内視鏡検査の受け皿が絶対的に不足している．CT colonography や大腸カプセル内視鏡などによるスクリーニング方法も発展しつつあるが，大腸検査の Gold standard はあくまで内視鏡検査である．これによって精密診断から生検，内視鏡治療までほとんどの手技が完結する．上部消化管内視鏡検査と比べて，全大腸内視鏡検査の場合は，盲腸まで楽に早く挿入到達できないとスクリーニングすら始まらない．多くの若い先生が大腸内視鏡挿入手技の修練に日々取り組んでいるわけであるが，まだまだ，全国的に大腸内視鏡専門医が充足しているとは言えない．一方で，2012 年４月から，大腸 ESD も保険診療として施行可能になり，画像強調内視鏡診断（NBI/FICE など）の発展普及も進行中で，大腸内視鏡診療はますます高度専門化しつつある．そして，これらに関する雑誌や成書が氾濫している．

このような背景のもとに，広島市立安佐市民病院の永田信二先生と広島大学の岡志郎先生による編集によって，『見逃しのない大腸内視鏡の挿入・観察法』が企画・発刊された．本書は，主として初学者から中級者を対象に，見逃しのない大腸内視鏡挿入法や観察法についての基本事項から応用，困ったときの対処法までわかりやすく解説されている．病変発見のコツから，色素内視鏡のポイント，さらに，拡大観察や画像強調観察に至るまで，初学者から中級者に必要なすべてが多くの画像とともにわかりやすく記述されている．さらに，インフォームド・コンセント，偶発症やトレーニング方法についても，さまざまなスコープ別に解説が加えられているとともに，臨場感溢れる動画が DVD として付記されていることも大変勉強になると思う．

本書は，主として広島大学内視鏡診療科/消化器・代謝内科の医局員や同門の先生を中心に執筆されているが，一部，斉藤裕輔先生と大塚和朗先生に執筆を助けて頂いた．各先生には，技術的なコツとpitfallに関してかゆいところまで手が届くように解説いただいており，大腸内視鏡診療に必要なエッセンスが包み隠さず記載されている．数多く成書が出版されている中で，どの本を購入しようかと迷うことも多いと思うが，本書は大腸内視鏡専門医を目指す初学者から中級の先生が手に取ってすぐに役立ち，もう1ランクスキルアップできるような実践的な内容となっているお薦め本である．本書が大腸内視鏡診療に日夜研鑽を積まれている若い先生の座右の書となれば望外の喜びである．

最後に，大変お忙しいなか快く執筆をお引き受け下さった諸先生に厚く御礼申し上げるとともに，このような企画を組む機会を与えて下さった日本メディカルセンター諸氏に感謝する次第である．

2012年 初夏

広島大学大学院医歯薬保健学研究科内視鏡医学
広島大学病院 内視鏡診療科
田中 信治

目 次

X．挿入の補助機材

第9章 大腸内視鏡挿入に伴う偶発症と対策

第10章　内視鏡挿入のトレーニング

第11章　観察時のコツとポイント

第12章　色素散布

第13章　色素拡大観察

DVD MENU

- 大腸内視鏡挿入・観察法（田中信治）
- 大腸内視鏡観察のコツとポイント
  - 症例 1　通常観察での病変発見のポイント（永田信二）
  - 症例 2　病変観察のコツとポイント（永田信二）
  - 症例 3　病変の可動性をとらえる（永田信二）
  - 症例 4　色素拡大観察の実際（岡　志郎）
  - 症例 5　精査困難例の克服法（岡　志郎）

第1章

内視鏡検査に必要な問診とインフォームド・コンセント

Point

- 前投薬薬剤の選択などのために必要な問診に関しては，個々具体的に確認するとともに，問診内容は，カルテに記録を残す必要がある．
- インフォームド・コンセントの意義は，内視鏡従事者と患者間の信頼関係を深めることと検査をより安全にすることである．
- 一般に同意能力のある患者は，本人の同意のみで医療を行うことができる．
- 同意能力の判断が難しい場合や，検査実施に伴う偶発症のリスクが高いと想定される場合には，患者本人のみならず家族などへの説明も重要となる．
- 大腸内視鏡による偶発症の頻度は，0.07％（約1,400検査に1例），死亡率は0.001％（10万検査に1例）と報告されている．

問　診

問診は内視鏡検査の適応の判断や前投薬薬剤の選択などにとても重要であり，決しておろそかにしてはならない．

・内視鏡検査の適応の判断
・前投薬薬剤の選択など

重要

●内視鏡検査の適応判断のための問診

まず，内視鏡検査の適応判断のために必要な問診項目には，患者の自覚症状の内容や程度，その発症時期，既往歴などがある．米国消化器内視鏡学会（ASGE）/米国消化器病学会（ACG）Taskforce on Quality in Endoscopy は大腸内視鏡検査の適応についての提言を公表している[1)]．それでは，

❶ 注腸X線検査あるいは他の画像診断での異常所見
❷ 血便
❸ 上部消化管出血が除外された黒色便
❹ 便潜血反応陽性
❺ 鉄欠乏性貧血
❻ 腹痛，排便習慣の変化

⑦ 慢性下痢
⑧ 大腸腫瘍のスクリーニングとサーベイランス
⑨ 炎症性腸疾患の診断とサーベイランス
⑩ 術中内視鏡
⑪ 大腸病変の止血
⑫ 異物除去
⑬ 腫瘍摘除
⑭ 拡張大腸の減圧
⑮ 狭窄性病変（吻合部狭窄など）のバルーン拡張術
⑯ 狭窄性あるいは出血性腫瘍の姑息的治療（止血，ステント留置など）
⑰ 腫瘍部位同定のマーキング

が挙げられている[2]．このうち，②，③，⑥，⑦，⑫，⑯などは，問診がとくに重要である．適応判断に必要な情報は落とさないようにする必要がある．なお，大腸内視鏡検査施行に関して，急性腹症や激しい炎症を伴う患者は，適応から除外される傾向がある．しかし，外科治療適応の判定に，検査の施行が必要な場合もある．絶対的な禁忌は，きわめて不良な全身状態のみと思われる．

・絶対的な禁忌は，きわめて不良な全身状態のみ
重要

●前投薬薬剤の選択などのための問診

次に，前投薬薬剤の選択などのために必要な問診項目には，

① 局所麻酔薬や鎮痙薬，鎮静薬などによるショックなどの副作用の既往の有無
② 虚血性心疾患や緑内障，前立腺肥大など，鎮痙薬，鎮静薬などの禁忌や慎重投与となる疾患の合併の有無
③ 抗凝固薬・抗血小板薬の内服の有無
④ 糖尿病や高血圧などの合併症

などがある[3]．当然のことながら，ショックの既往のある薬剤や，禁忌となる疾患を合併する患者に関しては，その薬剤を使用してはならない．④に関しては，たとえば，糖尿病治療薬を検査に伴う絶食にもかかわらず内服することがあれば，低血糖発作の発症の危険が高くなるであろう．検査当日の内服薬をどうするかなどの指示が必要である．

このような，前投薬薬剤の選択などのために必要な問診に関しては，個々具体的に確認する必要がある．また，問診内容は，カルテに記録を残す必要がある．必要な内容を問診票にして検査前に患者に回答してもらうようにするのが，簡便で，確認事項にもれがなくなるであろう．

・個々具体的に確認
・カルテに記録を残す
重要

インフォームド・コンセント

インフォームド・コンセントは，医療における患者の権利を守るために 1960 年代に米国で確立した法理で，信託関係と自己決定権の二つの基本原則に由来する．医師は患者の信託に応えて，患者の病状，診断，治療の方法や予後について十分な情報提供を行い，患者は，十分な理解と知識をもって，提供された治療方法のなかから，自分に適したものを選択する自己決定権を有するというものである．

・自分に適したものを選択する自己決定権

重要

●インフォームド・コンセントの意義

大腸内視鏡検査におけるインフォームド・コンセントの意義としては，

1. 内視鏡従事者（医師，看護師など）と患者間の信頼関係を深めることができる
2. 内視鏡従事者および患者がともに検査前，検査中，検査後の注意すべき事項を理解し，それを守ることで事故を減少させ，安全な検査の実施につながる

ことが挙げられる．

●インフォームド・コンセントの成立

インフォームド・コンセントが成立するためには，患者の同意能力，医師の十分な説明，患者の理解と自発的な同意のすべてが必要である．

・患者の同意能力，医師の十分な説明，患者の理解と自発的な同意
・一般に同意能力のある患者は，本人の同意のみで医療を行う

重要

1）患者の同意能力

一般に同意能力のある患者は，本人の同意のみで医療を行うことができる．一方，本人が同意しなければ，いくら近親者が希望しても，医療を行うことはできない．

同意能力の有無の判断は，未成年者，精神障害者，知的障害者，高齢者では難しい場合がある．同意能力の判断が難しい場合や，検査実施に伴う偶発症のリスクが高いと想定される場合には，患者本人のみならず家族などへの説明も重要となる．というのも，重篤な偶発症発生時には，本人よりも家族などへの説明が主体となることが多く，事前の説明がなかった場合には，治療の代諾者となる家族等の理解が得難くなるからである．

・同意能力の判断が難しい場合，検査実施に伴う偶発症のリスクが高いと想定される場合は，患者本人のみならず家族などへの説明も重要

重要

2）医師の十分な説明

インフォームド・コンセントの際の説明内容としては，

1. 患者の現病歴やそれまでに実施された検査データから，担当医が判断した患者の病名・病態をわかりやすく説明する
2. 内視鏡検査がなぜ必要なのかの理由を明らかにする

❸ 内視鏡検査の手順と検査前後の注意事項を具体的に示す
❹ 内視鏡検査で期待できる効果を具体的に示す
❺ 内視鏡検査の偶発症，頻度および発生時の対処法をわかりやすくかつ十分に説明する．通常は，日本消化器内視鏡学会の全国アンケート調査で報告されているデータが用いられているが，可能であれば，その施設での状況も説明するのが望ましい

が挙げられる[4)]．

3）患者の理解と自発的な同意

患者の同意は，患者が医療従事者に対して，その医療を実施する権限を与えたことを意味する．したがって，同意した医療を実施したことによって偶発症が発生しても，医療行為自体に過失がなければ，生じた結果については患者自身が引き受けることになる．患者が十分に理解し，自発的な同意となるために，医師の説明から同意もしくは不同意の意思表示までの間に時間をおく必要がある．

・自発的な同意となるために，医師の説明から同意・不同意の意思表示までの間に時間をおく

重要

抗凝固薬・抗血小板薬内服中の患者の対応

近年，虚血性心疾患や脳梗塞などのため，抗凝固薬・抗血小板薬を内服している患者が増加している．このような患者に対して内視鏡治療を行う際，抗凝固薬・抗血小板薬を継続使用していると持続出血の危険性がある．一方，一定期間中断すると血栓塞栓症を生じる危険性が高くなる．従来，わが国の抗凝固薬・抗血小板薬に関する指針では，出血のリスクを大きくとらえ，できるだけ抗凝固薬・抗血小板薬は休薬の方針とされていたが，これらの薬剤を休薬すると脳血栓といった重篤な偶発症が一定頻度みられること，また，出血に関しては内視鏡的止血術などで対応可能なことから，現在(2012 年 3 月時点)，できるだけ休薬しない方向でガイドラインの改訂が進められている．日本消化器内視鏡学会「抗血栓薬服用者に対する消化器内視鏡診療ガイドライン（案）」[参考URL 1)]では，以下の 12 のステートメントが出されている．

ステートメント 1
消化器内視鏡検査･治療において，アスピリン，アスピリン以外の抗血小板薬，抗凝固薬のいずれかを休薬する可能性がある場合には，事前に処方医と相談し休薬の可否を検討する．原則として患者本人に検査･治療を行うことの必要性･利益と出血などの不利益を説明し，明確な同意の下に消化器内視鏡を行うことを徹底する．

ステートメント 2
通常の消化器内視鏡は，アスピリン，アスピリン以外の抗血小板薬，抗凝固薬のいずれも休薬なく施行可能である．

ステートメント 3
内視鏡的粘膜生検は，アスピリン，アスピリン以外の抗血小板薬，抗凝固薬のいずれか 1 剤を服用して

いる場合には休薬なく施行してもよい．ワルファリンの場合は，PT-INR が通常の治療域であることを確認して生検する．2 剤以上を服用している場合には症例に応じて慎重に対応する．生検では，抗血栓薬服用の有無にかかわらず一定の頻度で出血を合併する．生検を行った場合には，止血を確認して内視鏡を抜去する．止血が得られない場合には，止血処置を行う．

ステートメント 4

出血低危険度の消化器内視鏡は，アスピリン，アスピリン以外の抗血小板薬，抗凝固薬のいずれも休薬なく施行してもよい．ワルファリンの場合は，PT-INR が通常の治療域であることを確認する．

ステートメント 5

出血高危険度の消化器内視鏡において，血栓塞栓症の発症リスクが高いアスピリン単独服用者では休薬なく施行してもよい．血栓塞栓症の発症リスクが低い場合は 3～5 日間の休薬を考慮する．

ステートメント 6

出血高危険度の消化器内視鏡において，アスピリン以外の抗血小板薬単独内服の場合には休薬を原則とする．休薬期間はチエノピリジン誘導体が 5～7 日間とし，チエノピリジン誘導体以外の抗血小板薬は 1 日間の休薬とする．血栓塞栓症の発症リスクが高い症例ではアスピリンまたはシロスタゾールへの置換を考慮する．

ステートメント 7

出血高危険度の消化器内視鏡において，ワルファリン単独投与またはダビガトラン単独投与の場合はヘパリンと置換する．

ステートメント 8

出血高危険度の消化器内視鏡において，アスピリンとアスピリン以外の抗血小板薬併用の場合には，抗血小板薬の休薬が可能となるまで内視鏡の延期が好ましい．内視鏡の延期が困難な場合には，アスピリンまたはシロスタゾールの単独投与とする．休薬期間はチエノピリジン誘導体が 5～7 日間，チエノピリジン誘導体以外の抗血小板薬が 1 日間を原則とし，個々の状態に応じて適時変更する．

ステートメント 9

出血高危険度の消化器内視鏡において，アスピリンとワルファリンまたはダビガトラン併用の場合には，抗血栓薬の休薬が可能となるまで内視鏡の延期が好ましい．内視鏡の延期が困難な場合には，アスピリンは継続またはシロスタゾールに置換し，ワルファリンまたはダビガトランはヘパリンに置換する．

ステートメント 10

出血高危険度の消化器内視鏡において，アスピリン以外の抗血小板薬とワルファリンまたはダビガトラン併用の場合には，抗血栓薬の休薬が可能となるまで内視鏡の延期が望ましい．内視鏡の延期が困難な場合には，アスピリン以外の抗血小板薬からアスピリンまたはシロスタゾールへの変更を考慮する．ワルファリンまたはダビガトランはヘパリンに置換する．

ステートメント 11

出血高危険度の消化器内視鏡において，アスピリン，アスピリン以外の抗血小板薬，ワルファリンまたはダビガトランの 3 剤併用の場合には，抗血栓薬の休薬が可能となるまで内視鏡の延期が好ましい．内視鏡の延期が困難な場合には，アスピリンまたはシロスタゾール投与にて，その他の抗血小板薬は休薬する．ワルファリンまたはダビガトランはヘパリンと置換する．

ステートメント12

抗血栓薬休薬後の服薬開始は内視鏡的に止血が確認できた時点からとする．再開は，それまでに投与していた抗血栓薬とする．再開後に出血することもあるので，出血に対する対応は継続する．

今後，これらのステートメントが一部修正され，公表される予定である．このステートメントに従って内視鏡が実施されれば，内視鏡の際の休薬に伴う脳血栓といった重篤な偶発症はかなり減少するものと思われる．

偶発症の実態

消化器内視鏡関連の偶発症に関しては，日本消化器内視鏡学会が昭和58年から5年ごとに全国調査を行っている．その第4回調査(平成10年～平成14年）の結果を見てみると，大腸内視鏡（検査および治療）による偶発症の頻度は，0.07%(約1,400検査に1例)，死亡率は0.001%(10万検査に1例）と報告されている．大腸内視鏡による偶発症は，腸管穿孔が60.7%，出血が20.5%と，この二つで大部分を占める〔第3回調査(平成5年～平成9年）結果〕．ほかに，鎮静薬（ジアゼパム，フルニトラゼパムなど）や鎮痛薬（塩酸ペチジンなど）といった前処置薬剤の副作用による死亡例も消化器内視鏡関連の全死亡133例中14例（10.5%）に認められている．第5回調査（平成15年～平成19年）では，腸管洗浄液に関連した死亡例も報告されている[5]．

・偶発症の頻度は，0.07%（約1,400検査に1例），死亡率は0.001%（10万検査に1例）
・腸管穿孔が60.7%，出血が20.5%と，この二つで大部分を占める

重要

大腸内視鏡による死亡の大多数は腸管穿孔による．死亡例で腸管穿孔の原因となった手技をみると，観察によるものがほぼ半数を占めており，内視鏡の挿入自体に問題がある場合が多いことがうかがわれる．穿孔の好発部位はS状結腸である．

・穿孔の好発部位はS状結腸

重要

文　献

1）Arex DK, Petrini JL, Baron TH, et al：Quality indicators for colonoscopy. Am J Gastroenterol　2006；101：873-885
2）趙　栄済，宮田正年，高谷宏樹：大腸内視鏡に必要なインフォームドコンセント，動画で学ぶ大腸内視鏡挿入法トレーニング—研修者から指導者まで．2007，26-34，日本メディカルセンター，東京
3）荒川廣志，田尻久雄：前投薬による偶発症．赤松泰次 編：これだけは知っておきたい内視鏡室のリスクマネジメント．2003，65-75，南江堂，東京
4）熊井浩一郎，真口宏介，村井隆三：インフォームド・コンセントガイドライン．日本消化器内視鏡学会 監：消化器内視鏡ガイドライン第3版．2006，9-15，医学書院，東京
5）芳野純治，五十嵐良典，大原弘隆，他：消化器内視鏡関連の偶発症に関する第5回全国調査報告—2003年より2007年までの5年間．Gastroenterol Endosc　2010；52：95-103

参照 URL（2012年3月16日，確認）

1）日本消化器内視鏡学会「抗血栓薬服用者に対する消化器内視鏡診療ガイドライン（案)」パブリックコメントのお願い
http://www.jges.net/keijiban/publiccomment_pdf.html

（日山　亨，吉原正治，田中信治）

第2章

大腸の解剖について

Point

- 内視鏡を肛門から挿入すると直腸膨大部の内腔に，直腸横ひだ〔Houston's valves（upper, middle, lower）〕がみられる．上・下直腸横ひだは左側にあり，右側にある中直腸横ひだは腹膜反転部にほぼ一致する．
- S 状結腸と横行結腸は，後腹膜に固定されておらず可動性に富み，その長さには個人差がある．
- 上行結腸と横行結腸は半月ひだが発達しており，内視鏡観察時に死角が多く注意が必要である．

大腸の壁構造

正常大腸壁の厚さは約 5 mm で，粘膜(粘膜固有層，粘膜筋板)，粘膜下層，固有筋層(内輪筋，外縦筋)，漿膜下層・漿膜あるいは外膜からなっている（図 2-1）．

図 2-1　大腸の正常組織断面像

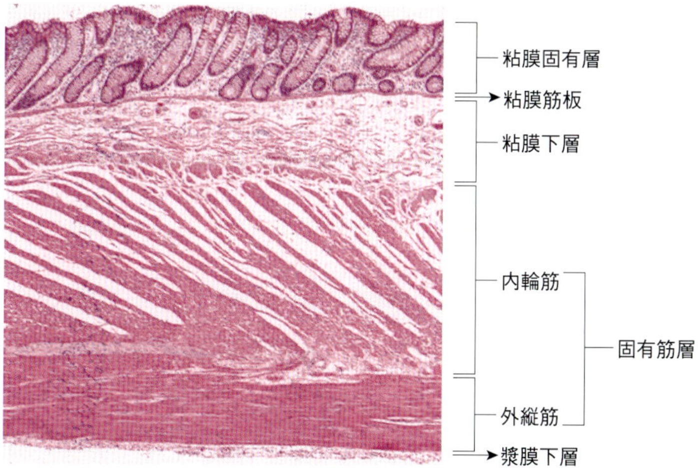

大腸の部位別解剖（挿入に必要な解剖学知識を中心に）

大腸は，盲腸・結腸・直腸S状部および直腸から構成されているが，本稿では終末回腸，肛門管も含めて説明する．

大腸は盲腸（C），上行結腸（A），横行結腸（T），下行結腸（D），S状結腸（S），直腸S状部（RS），直腸（R）：上部直腸（Ra）・下部直腸（Rb）に区分される（**図2-2**）．盲腸からS状結腸までの筋層の外層をなす縦走筋が集まり3本（前壁に1本，後壁に2本）の結腸紐を形成する．結腸紐は虫垂の基部で虫垂を構成する厚い縦走筋が分かれ3本のバンドになる．紐は大腸全体に存在し，S状結腸移行部で再び一緒になり，直腸を取り巻く縦走筋群になる．紐は腸より短いので，大腸は紐の間から膨隆し，結腸膨起（ハウストラ）をなす．横行結腸，上行結腸ではこの3本の紐により管腔がtriangleとなる．

> ・横行結腸，上行結腸では3本の紐により管腔がtriangleとなる
>
> 重要

図2-2　大腸の区分

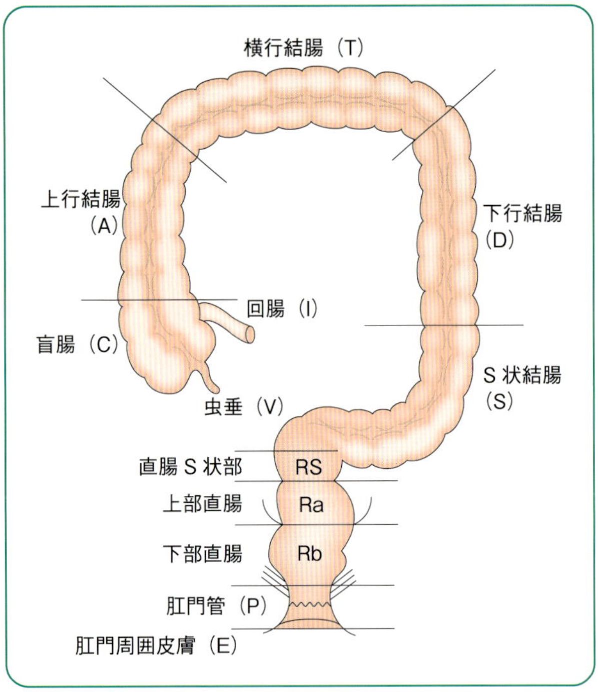

〔大腸癌取扱い規約（第7版補訂版）[1] より引用〕

●肛門管（図2-3）

肛門管は3 cmほどであるが，内視鏡では近接しすぎで観察は難しい．しかし，直腸内反転で肛門洞，肛門柱付近の観察は可能である．肛門管で扁平上皮で覆われている部位には痛覚のレセプターがある．

> ・肛門管で扁平上皮で覆われている部位には痛覚のレセプターがある
>
> 重要

●直　　腸（図 2-4）

内視鏡を肛門から挿入すると直腸膨大部の内腔に，直腸横ひだ〔Houston's valves（upper, middle, lower）〕がみられる．上・下直腸横ひだは左側にあり，右側にある中直腸横ひだは腹膜反転部にほぼ一致するため，ここまでが，下部直腸（Rb）と考えてよい．これより口側が上部直腸（Ra），さらに直腸 S 状部（RS）と続く．「大腸癌取扱い規約」では RS は岬角の高さより第 2 仙椎下までで，Ra は第 2 仙椎下縁から腹膜反転部とされているが，内視鏡的に内腔から厳密に区分することは難しい．

・中直腸横ひだは腹膜反転部にほぼ一致する

重要

図 2-3　肛門管

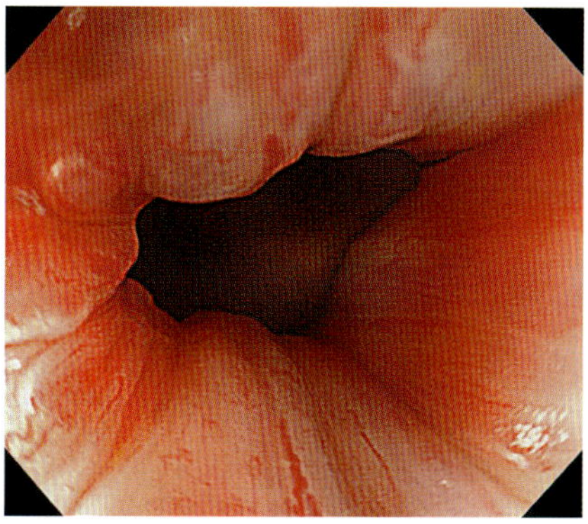

図 2-4　直腸

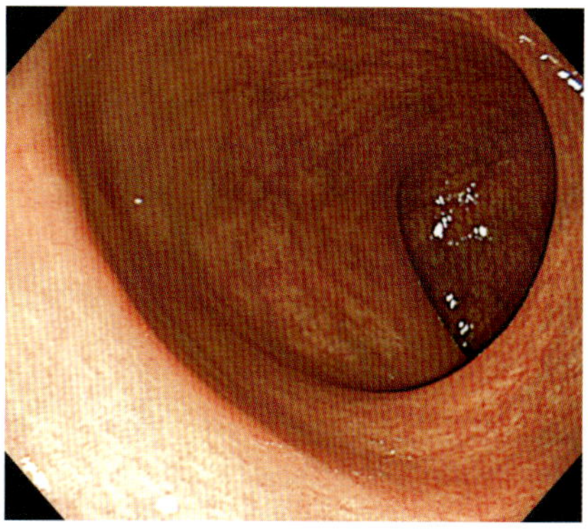

●S 状結腸（図 2-5）

S 状結腸は通常 40 cm 程度であるが，長さは不定である．解剖学的に直腸と下行結腸の間の腸間膜を有する区間を示すが，内視鏡的に RS との境界を認識するのは困難である．固定されている直腸と異なり，小腸や横行結腸と同様に間膜で付着しているのみなので，たやすく移動し，立体的には直腸や下部結腸よりも腹側壁に位置する．内視鏡的には，S 状結腸と下行結腸の境界は，比較的強い屈曲部（SD junction）として認識される．

・立体的には直腸や下部結腸よりも腹側壁に位置する

重要

●下行結腸（図 2-6）

下行結腸は SD junction から脾彎曲部までの後腹膜腔にあり，後腹膜に固定され可動性がない．半月ひだやハウストラの突出が著明でないため，比較的観察が容易な部位である．左腎外側で脾臓下縁に位置する脾彎曲部（左結腸曲）は，大腸のなかでもっとも高い位置に存在する．この近傍は，上・下腸間膜動脈の支配血流境界に相当し，吻合して辺縁動脈を形成しているが個人差があり，虚血性大腸炎の好発部位となっている．

・上・下腸間膜動脈の支配血流境界に相当し，吻合して辺縁動脈を形成しているが個人差がある
・虚血性大腸炎の好発部位

重要

図 2-5　S 状結腸

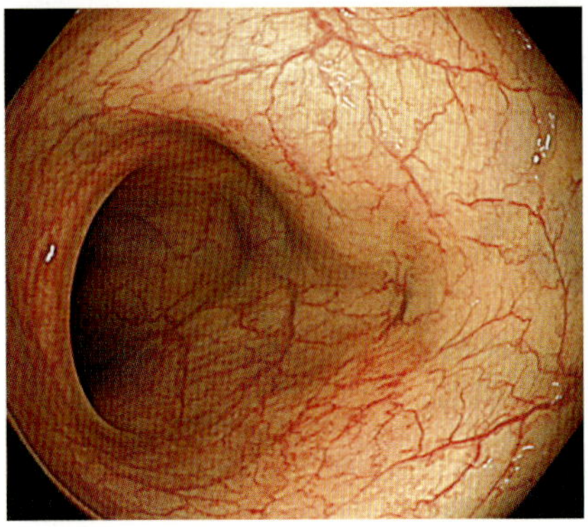

図 2-6　下行結腸

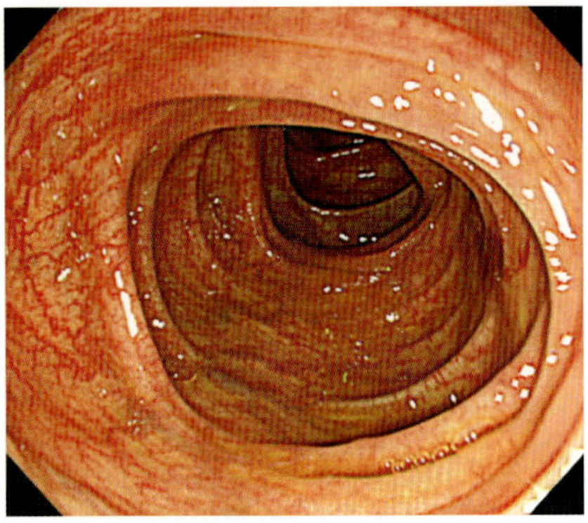

●横行結腸（図 2-7）

横行結腸は，長さ約 45 cm あり大腸のなかでもっとも長く，もっとも可動性がある．腸間膜に覆われた U 字型の状態で腹腔内に存在し，被覆された横行結腸間膜の根部が後腹膜に付着しているだけであるので，S 状結腸と同様，可動性に富み，その長さにも個人差がある．脾彎曲部から，腹壁側へ屈曲し骨盤側へ下行する．その中央部において，もっとも下垂した後，背側へ上行し肝彎曲部に至る．全体としては，腹壁側（前面）に凸の形をとっている．肝彎曲部では，腸管壁と接する肝臓が青斑として観察される．

●上行結腸（図 2-8）

上行結腸は，肝彎曲部から回盲弁（Bauhin 弁）の上唇に至る後腹膜腔にあり，腸間膜には覆われていない．肝彎曲部において横行結腸から右背側へ屈曲し上行結腸となる．上行結腸は半月ひだが，よく発達しており，直線的な走行にもかかわらず内視鏡観察上盲点が多くなる部位である．

図 2-7　横行結腸

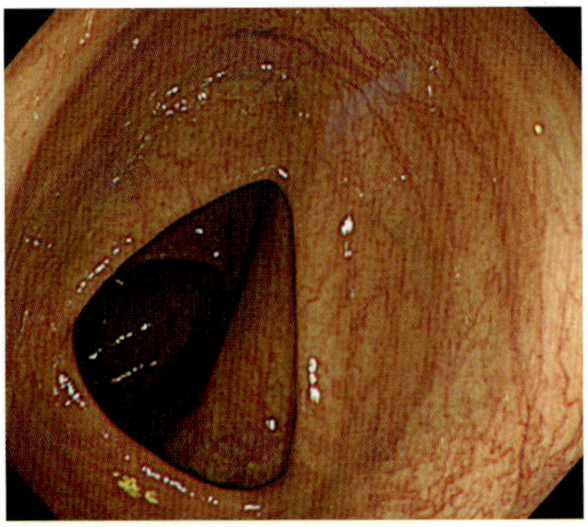

図 2-8　上行結腸

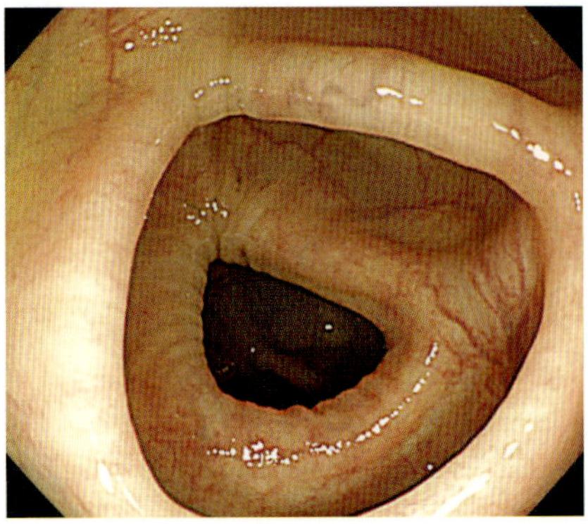

●盲　　腸（図 2-9）

盲腸と上行結腸との境界は回盲弁の上唇である．虫垂の入口は不完全な弁を形成している．

・盲腸と上行結腸との境界は回盲弁の上唇である

重要

●回 盲 弁

大腸の内側後方に位置する．内視鏡が屈曲なく挿入された場合は，モニター画面の左側に位置する．上唇と下唇に分かれる．盲腸の内圧の上昇でこの弁は細く平坦化し閉鎖する．すなわち，過度の送気により回腸への内視鏡挿入は困難となる．Bauhin 弁とも呼ぶ．「大腸癌取扱い規約」では盲腸に含められる．

●終末回腸（図 2-10）

回腸の内径は 1.5～2.5 cm で肛門にいくにつれ狭くなる．小腸の粘膜面には粘膜，粘膜下層からなる輪状ひだがあり回腸で 1～2 mm である．通常の内視鏡でも長さ約 1 mm の絨毛は観察される．とくに若年者では回腸末端にはリンパ濾胞が多数みられることが多い．

・若年者では回腸末端にはリンパ濾胞が多数みられることが多い

重要

図 2-9　盲腸

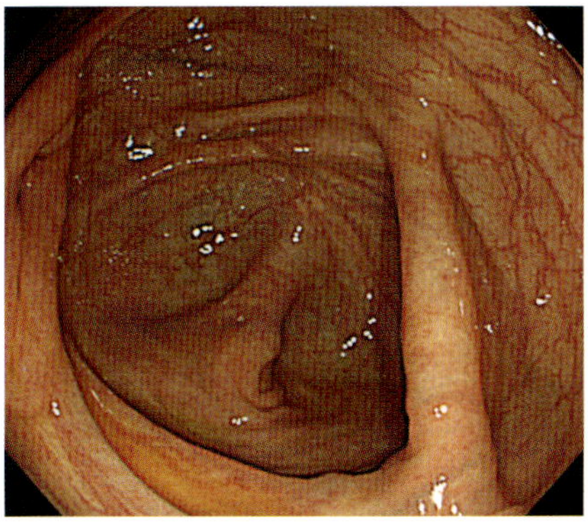

図 2-10　終末回腸

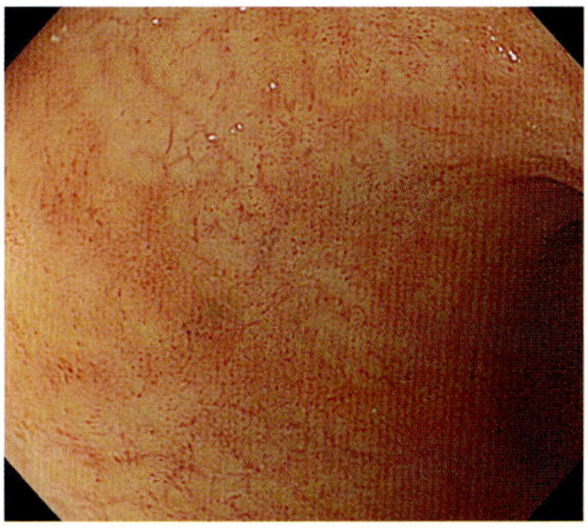

参考文献

1）大腸癌研究会 編：大腸癌取扱い規約(第 7 版補訂版)．2009，7-8，金原出版，東京

2）田村　智：部位別解剖と正常内視鏡像．田尻久雄 監，田中信治，長南明道，武藤　学 編：内視鏡診断のプロセスと疾患別内視鏡像―下部消化管（改訂第 3 版)．2011，41-47，日本メディカルセンター，東京

3）大倉康男：病理―疾病理解のための病理解剖．斉藤裕輔，田中信治，渡邉聡明 編：大腸疾患診療の Strategy．2010，14-20，日本メディカルセンター，東京

（金尾浩幸，田中信治，茶山一彰）

COLUMN

大腸腫瘍の肉眼型

大腸癌の肉眼形態は大腸癌取扱い規約[1)]の基本分類により，0型（表在癌），Ⅰ型（隆起腫瘤型），2型（潰瘍限局型），3型（潰瘍浸潤型），4型（びまん浸潤型），5型（分類不能型）に分けられ（**図1，2**），Ⅰ型〜5型は進行癌である．0型（表在癌）は粘膜内（M）癌，粘膜下層（SM）癌とし，早期癌に推定されるものを指す．0型は0-Ⅰ型（隆起型）と

0型：表在型	
Ⅰ型：隆起腫瘤型	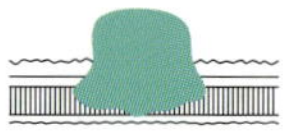
2型：潰瘍限局型	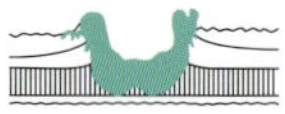
3型：潰瘍浸潤型	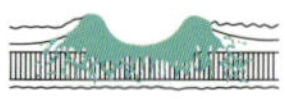
4型：びまん浸潤型	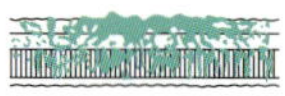
5型：分類不能	

図1　大腸癌の肉眼形態分類
〔シェーマは日本胃癌学会編：胃癌取扱い規約（第14版）．p.8，金原出版，東京，2010より引用〕

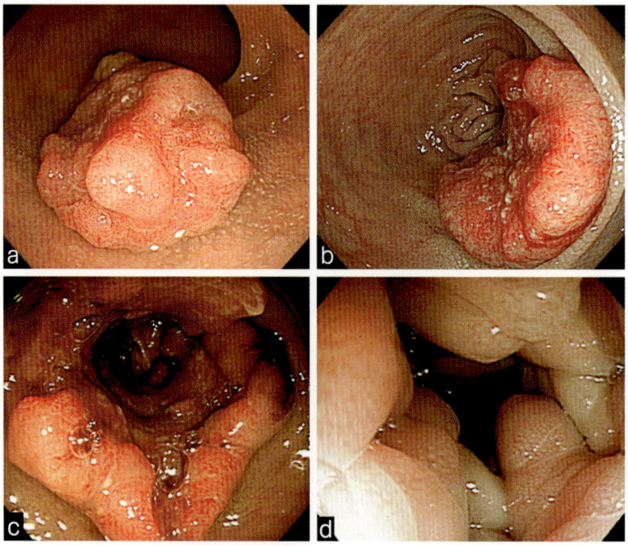

図2　進行癌の内視鏡像
a：1型（隆起腫瘤型），b：2型（潰瘍限局型）
c：3型（潰瘍浸潤型），d：4型（びまん浸潤型）

0-Ⅱ型（表面型）に分類される（**図3，4**）．なお，0-Ⅲ 型は従来の大腸癌取扱い規約に記載されていたが，早期胃癌と異なり早期大腸癌では存在しないため第７版から削除されている．0-Ⅰ型は，明らかな茎を有するⅠp（有茎性），茎は存在するが病変基部がくびれたⅠsp（亜有茎性），茎のないⅠs（無茎性）に，0-Ⅱ型は，表面平滑なⅡa（表面隆起型），陥凹を有するⅡc（表面陥凹型）に分類される（図３）．なお，Ⅱb 型（表面平坦型）は早期大腸癌ではほとんど認められない．二つの要素を有する腫瘍では，より目立つ病変を先に記載し「＋」でつないで付記する．

これらの肉眼型分類は，内視鏡所見で評価しているが，十分に送気し腸管壁を伸展した状態でインジゴカルミンを散布しいろいろな角度から観察したうえで判定する．その際，

Ⅰ型（隆起型）	Ⅰp（有茎性）	pedunculated
	Ⅰsp（亜有茎性）	subpedunculated
	Ⅰs（無茎性）	sessile
Ⅱ型（表面型）	Ⅱa（表面隆起型）	flat elevated
	Ⅱb（表面平坦型）	flat
	Ⅱc（表面陥凹型）	depressed

図３　早期癌（腺腫）の肉眼形態分類

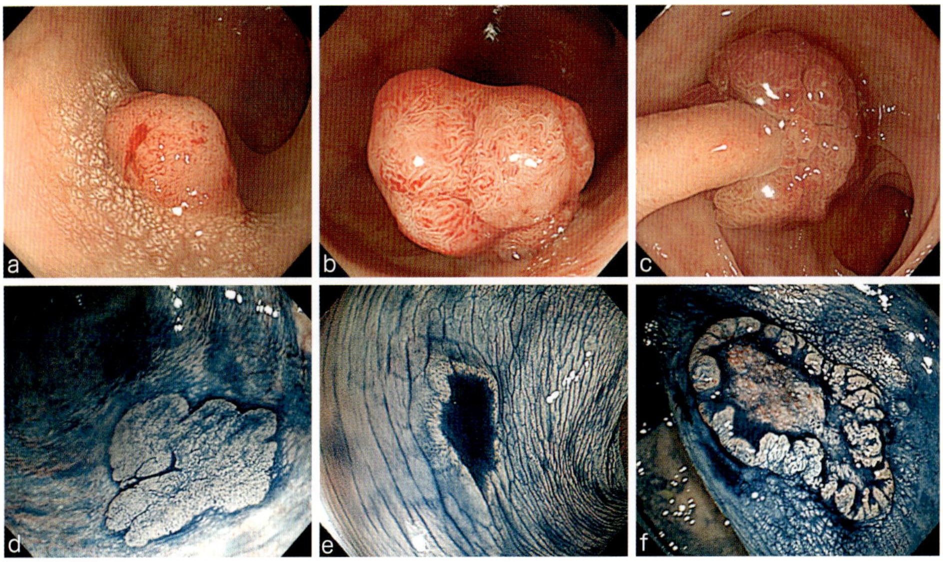

図４　早期癌（腺腫）の内視鏡像
a：0-Ⅰs（無茎性），b：0-Ⅰsp（亜有茎性），c：0-Ⅰp（有茎性）
d：0-Ⅱa（表面隆起型），e：0-Ⅱc（表面陥凹型），f：0-Ⅱa＋Ⅱc（複合型）

組織発生や腫瘍・非腫瘍の違いは考慮せずに，見たままの病変の形を全体像として捉えることが必要である．なお，内視鏡検査にて病変の全体像を確認できれば診断は容易であるが，大きな病変や狭窄などで内視鏡の通過が困難な場合は全体像が確認できないため肉眼分類は困難である．

大腸癌取扱い規約[1)]によると「0型（表在癌）は病変が小さいことが多いので，肉眼型は内視鏡所見で判断する．その際，組織発生や腫瘍，非腫瘍の違いを考慮せずに，病変の形を全体像として捉える．肉眼型は病理組織学的検索の結果，進行癌であっても変更しない」と記載されている．このため腺腫性病変や過形成性病変であっても，0型の肉眼型分類に準じて所見用紙に記載するのが一般的である．なお，ポリープという用語は肉眼的に粘膜面に認められる限局性隆起の総称であって，肉眼的および組織学的な性状を規定するものではない．IIcと表現される陥凹は，領域性や局面といったある程度の面積を有する境界のある陥凹面を指す．IIaのなかには表面に溝状の陥凹を有するものが多く存在するが（IIa-depression, pseudo-depression），これらをIIcと誤解してはならない．陥凹面の有無に関しては，通常観察のみで診断するのではなく，必ずインジゴカルミンを散布して診断する必要がある．

文　献

1）大腸癌研究会 編：大腸癌取扱い規約 第7版補訂版．2009，金原出版，東京

（岡　志郎，田中信治）

第３章

大腸内視鏡機器および処置具の種類と特性

Ⅰ．通常電子大腸内視鏡の基本構造と撮像方式

Point

- 電子大腸内視鏡は操作部，挿入部(軟性部，彎曲部，先端部)，コネクター部より構成されている．
- 先端部に２カ所のライトガイド，鉗子チャンネル，送気・送水ノズル，対物レンズが配備されている．
- 電子大腸内視鏡の撮像素子はCCD（charge-coupled device）撮像素子が用いられている．
- 撮像方式には面順次方式と同時方式がある．

基本構造

電子大腸内視鏡は先端に小型ビデオカメラを内蔵した内視鏡で，大腸に簡便に挿入し，観察を行えるよう①スコープ先端部を手元から自由に曲げる機能，②内部を広げるために空気を挿入する機能，③内容液や空気を除去するための吸引する機能，④観察窓の汚れを取り去るための送水する機能，⑤鉗子チャンネルを使用した生検や処置を行う機能，⑥照明の機能などが装備されている．その構成は大きくは**図3-1**に示すように操作部，挿入部(軟性部，彎曲部，先端部)，コネクター部で構成されている．

- 電子大腸内視鏡は操作部，挿入部，コネクター部で構成
- 操作部にはアングルノブ，操作スイッチ，吸引ボタン，送気・送水ボタン，鉗子口がある

重要

●操 作 部

操作部にはアングルノブや操作スイッチ，吸引ボタン，送気・送水ボタン，鉗子口などがある．

図 3-1　電子大腸内視鏡の各部の名称

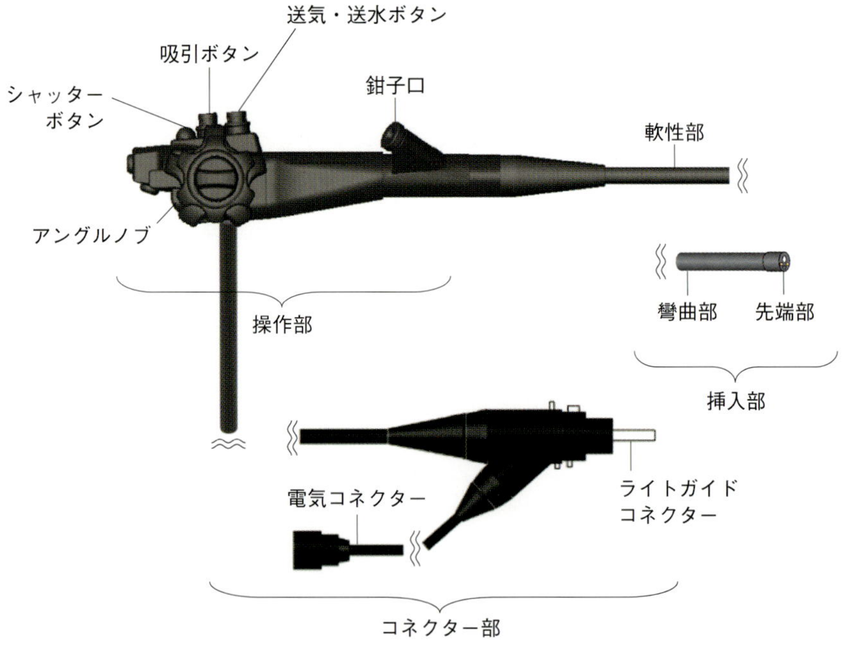

1）アングルノブ

アングルノブは上下と左右用が配置されており，その操作によりスコープ先端のアングルを操作する．

2）操作スイッチ

シャッターボタンや拡大機能の操作スイッチは，操作部を把持した状態で指が容易に届く位置に配置され，操作部に視線を移動することなく，操作が容易に行えるよう配慮されている．

3）吸引ボタン，送気・送水ボタン

吸引管路は常に吸引器により空気が吸引されており，吸引ボタンを押すことにより管路がつながり鉗子チャンネルより吸引される．送気・送水はボタンの穴を塞ぐことにより先端までの管路がつながり，先端より空気が吹き出す．さらに送気・送水ボタンを押し込むと，空気は送水タンクに流れ込み，送水タンク内の水を押し出し，水は管路内を流れて先端より吹き出す．

4）鉗 子 口

鉗子口からは内視鏡を通じてさまざまな処置具を挿通し内視鏡の先端から出すことが可能である．生検鉗子，超音波内視鏡プローブ，処置具など種々の処置具が開発されその種類は約 500 種類にもなるといわれている．

●挿 入 部

挿入部は軟性部，彎曲部，先端部により構成されており，その構造は，最内層に薄い金属の板を螺旋状に巻回したフレックス，その上に金属メッシュ，そしてその外周を樹脂で覆った構造となっている（図3-2）．

1）内視鏡軟性部

大腸内視鏡の挿入性に大きく寄与する特性として，軟性部の硬さがある．軟性部の適切な硬さは，患者の状態，到達部位あるいは術者自身の挿入手技による好みなどにより，一定なものではない．このため挿入操作を容易にするため術者が必要なときに挿入部の硬さを任意に変えることができるものや，先端側を軟らかくし，操作部側を連続的に硬くしたものなどが開発されている．

2）内視鏡先端部

内視鏡先端部は図3-3に示すように2カ所のライトガイド，鉗子チャンネル，送気・送水ノズル，対物レンズが配備されている．

・先端部にはライトガイド，鉗子チャンネル，送気・送水ノズル，対物レンズがある
重要

通常観察時は対物レンズを動かすことなく遠景領域から近接領域まで広い範囲で観察を行える．しかしより精細に観察するためには，さらに近接し拡大観察を行う．拡大観察は被写体に内視鏡先端を近づけること

図3-2　挿入部の構造

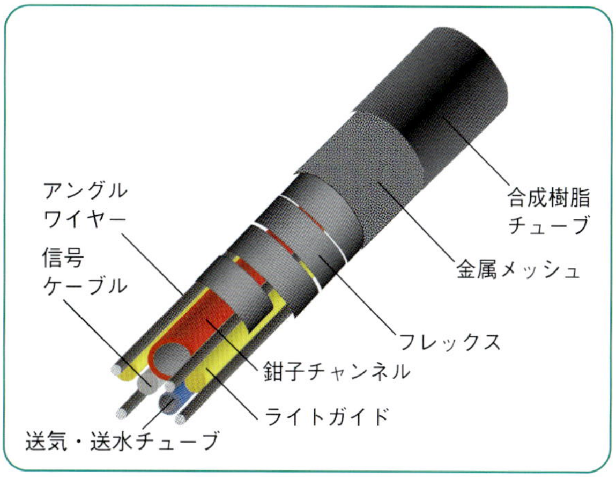

図3-3　先端部の各部の名称

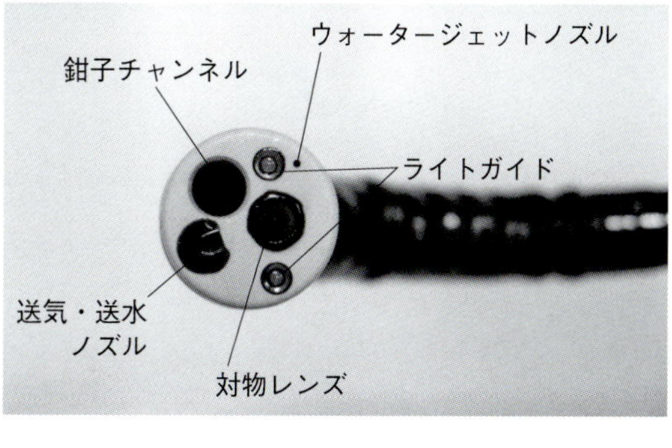

で光学的な拡大観察を行うが，近接しても像が劣化しないようにレンズの一部を移動させている．これにより，拡大機能が搭載された電子大腸内視鏡は近接時の拡大観察から通常観察まで幅広い観察範囲が可能である．現在，拡大内視鏡はレンズ移動機構を備えた撮像ユニットが小型化され，非拡大機なみの挿入性，操作性を実現されている．

＊拡大倍率・分解能とは

電子内視鏡の拡大倍率は，被写体の実際の大きさと，モニター上に表示された被写体の大きさとの比率で表すもので，被写体と内視鏡の距離が変化したりモニターの表示サイズが異なると拡大倍率は異なる．また光学的な拡大による光学拡大とCCDに結像した画面の一部を切り出し，モニター上に電子的に拡大表示することによって，拡大観察を行う電子拡大がある．電子拡大は内視鏡を観察対象に接近させる操作をしないで簡単に拡大観察が行えるが観察画像の劣化を伴う．

一方，電子内視鏡の解像力は，等間隔の平行な白黒の条線に対し，どこまでこまかい条線を分離して見分けることができるかで定義されるもので，主として単位長さ当りに何本の白黒ペア（本/mm）の条線まで分離できるかを表す方法が用いられ，この数字が大きいほど高解像である[1]．これを元に近接した2点を画像上で分離可能な最小の距離である分解能を求められる．

●コネクター部

コネクター部には電気コネクターとライトガイドコネクターがある．光源装置よりの出射光は，内視鏡のライトガイドコネクターを経て被写体を照明し，電子内視鏡からの映像信号はプロセッサに電気コネクター部を通じて送り出される．

撮像方式

CCD（charge-coupled device）撮像素子は画像を捉える眼の機能をもつ半導体素子で，各画素に入射した光の強さに比例して光を電荷に変換し，一定時間蓄積した後，画素ごとの電荷を外へ送り出す機能をもつ[2]．しかしCCD撮像素子だけでは，色の情報を含んだ画像情報は得られない．色情報を含むカラー画像を得るためにはカラー撮像技術が必要であり，これには二つの撮像方式がある．一つは光源のR・G・B（赤・緑・青）フィルター切り替え装置により3原色の光が被写体に照射されR・G・Bからなる3枚の画像を順次得て，その3枚のR・G・B画像から1枚のカラー画像に変換するために同期化処理を行う面順次方式である．面順次方式では白黒CCD撮像素子が用いられる（**図3-4a**）．もう一つはCCD受光面上に，画素に対応して原色のR・G・Bや補色のYe・

- CCD撮像素子は画像を捉える半導体素子
- 撮像方式は面順次方式と同時方式がある

重要

図 3-4　撮像方式

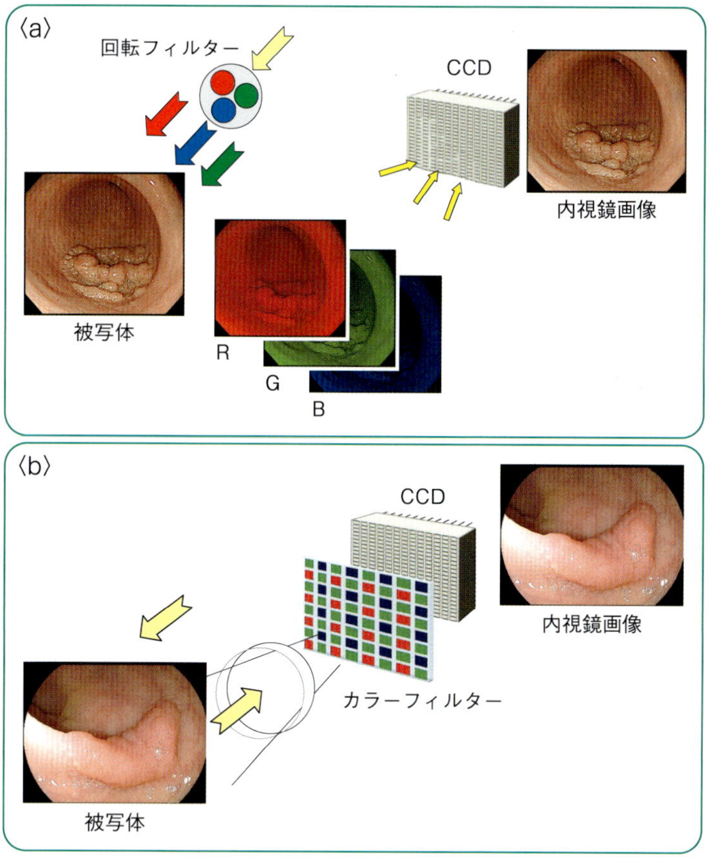

a：面順次方式
b：同時方式

Cy・Mg（イエロー・シアン・マゼンタ）の色フィルター配列を設けて，カラー画像を得る同時方式である．同時方式は１画素ごとに色信号が得られ，信号処理回路によって，１枚の画像からカラー画像が作られる（**図 3-4b**）．

文　献

1）木村英伸：未来医学事典．内視鏡の進歩―最新の機器と今後．未来医学 2005；20：66-69

2）菊池克也：内視鏡専門医に必要な基礎知識 CCD（Charge-coupled Device）．消化器内視鏡　2007；19：1155-1158

（吉田成人）

Ⅱ．スコープの種類と特徴
── 各メーカー別の大腸内視鏡のラインアップと特徴

Point

- オリンパス社，富士フイルム社から種々のスペックの電子大腸内視鏡がラインアップされている．
- カラー撮像方式はオリンパス社製では面順次方式が，富士フイルム社製では同時方式が採用されている．
- 挿入性の向上のため軟性部にオリンパス社製では硬度可変機能が，富士フイルム社製では連続的硬度変化機能が採用されている．
- 画像強調観察ではオリンパス社では光デジタル法であるNBI（Narrow Band Imaging）による観察が，富士フイルム社ではデジタル法であるFICE（Flexible spectral Imaging Color Enhancement）による観察が可能である．

電子大腸内視鏡は改良が重ねられ挿入性能，観察性能，操作性において格段の進歩を遂げ，現在ではスクリーニング検査から精密検査まで大腸診療にはなくてはならない存在となっている．本稿では現在市販されているオリンパスメディカルシステムズ株式会社（オリンパス社）製と富士フイルム株式会社（富士フイルム社）製の電子大腸内視鏡の特徴について紹介する．

●オリンパス社

オリンパス社からは，拡大機能の有無，内視鏡外径の太さなどスペックの異なる多数の電子内視鏡が現在市販されている．

・オリンパス社製は面順次方式

重要

CF-H260AZL/I（図3-5）はそのなかでスクリーニングから拡大内視鏡検査まで行える機種である．本機種はハイビジョン対応CCD（charge coupled device）および面順次方式の撮像方式を採用している．視野角は通常観察時では140°と広角であることより，ルーチン観察時においても，病変の拾い上げや病変のオリエンテーションがつけやすく，さらに電動式光学ズーム機能を備え，拡大観察に関しては19インチモニタ上で75倍（26インチモニタ上で90倍）の光学最大倍率で拡大観察が可能であり，さらに画質の劣化を伴うものの*1.8倍の電子拡大観察も可能である．これに加えて画像強調観察では光デジタル法であるNBI（Narrow Band Imaging）による観察が可能である．挿入部では先端部外径は13.6 mmと拡大機能の搭載されていない機種に比べてもわずかな違いしかなく，彎曲角および軟性部外径（12.9 mm）に関しても拡大機能の

・オリンパス社製はNBI（Narrow Band Imaging）

重要

図 3-5　オリンパス社製 CF-H260AZI/L

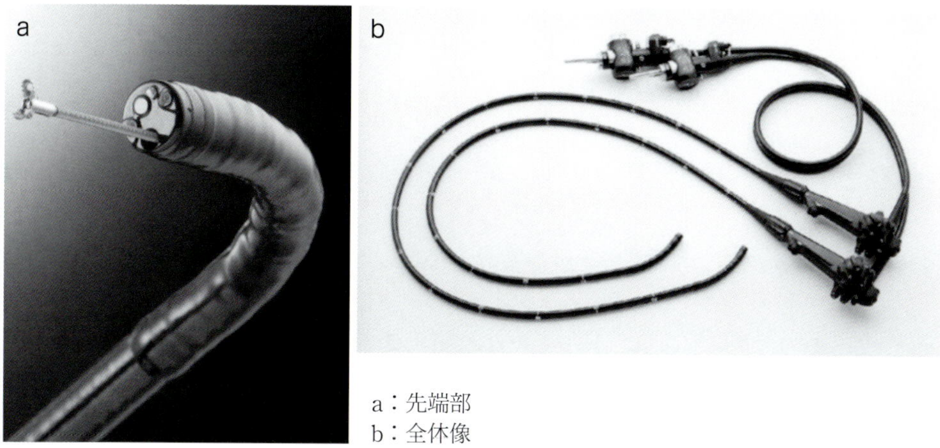

a：先端部
b：全体像

図 3-6　富士フイルム社製 EC-590ZW3/M

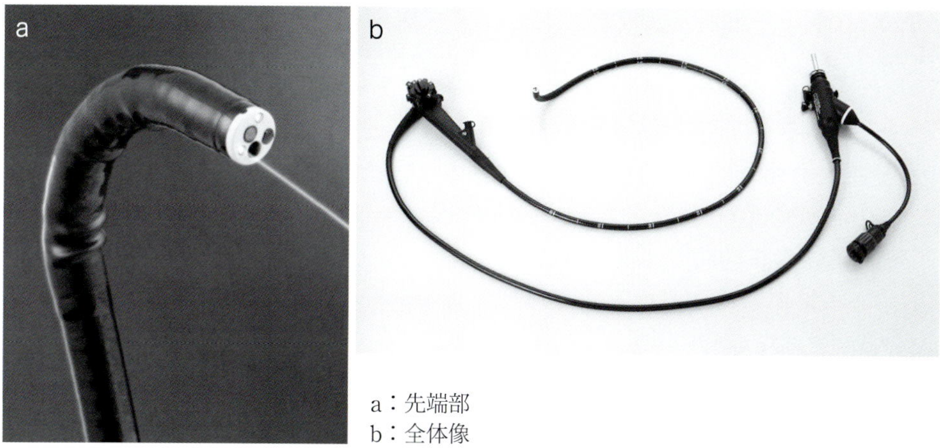

a：先端部
b：全体像

搭載されていない機種と同等であり，さらに軟性部は硬度可変機能を有しており腸管の形状に応じてスコープの硬度を変えることが可能で優れた運動性能を備えている．

PCF-Q260AZI は先端部外径 11.7 mm，軟性部外径 11.8 mm という細径化を実現した拡大スコープで 19 インチモニタ上で 100 倍（26 インチモニタ上で 125 倍）の光学最大倍率で拡大観察が行える．また NBI 機能も有しており画像強調観察も可能となっている．細径化されているもののチャンネル径は 3.2 mm が確保されており，またウォータージェット機能も搭載されている．

CF-FH260AZL/I は画像強調観察の蛍光法である AFI（Auto Fluorescence Imaging）観察が行えるビデオスコープである．通常のハイビジョン対応 CCD に加え AFI 専用の蛍光観察専用の超高感度 CCD を搭載していることよりその先端部外径は 14.8 mm となっているが，NBI

観察や拡大観察機能は通常の拡大内視鏡と同様のスペックを有している．

そのほかにも種々の機能を備えた電子内視鏡が市販されており，それぞれのスペックについては**表 3-1** を参照されたい．

●富士フイルム社

富士フイルム社からも同様にスペックの異なる多数の電子内視鏡が市販されている．

EC-590ZW3/M（**図 3-6**）はそのなかでスクリーニングから拡大内視鏡検査まで行える機種である．本機種はプログレッシブスキャン方式のスーパーCCD ハニカムに原色フィルタによる同時方式の撮像方式が採用されている．その視野角は通常観察時では 140° と広角である．電動式光学ズーム機能により 19 インチモニタ上で 135 倍の光学拡大観察が可能であり，さらに画質の劣化を伴うものの*2.0 倍の電子拡大観察も可能である．これに加えて画像強調観察ではデジタル法である FICE（Flexible spectral Imaging Color Enhancement）による観察が可能である．挿入部では先端部外径・軟性部外径は 12.8 mm と拡大機能の搭載されていない機種に比べてもわずかな違いしかなく，また軟性部は先端部から手元部分へ連続的な硬さ変化をもつ挿入部を採用していることより深部大腸への挿入も容易になっている．鉗子チャンネルは 3.8 mm と太いことより処置具挿入時でも吸引が容易になっており，さらにウォータージェット機能も搭載されていることより鉗子チャンネルを使わなくても洗浄などが可能となっている．

EC-590MP は先端部径が 11.0 mm と細径化された大腸内視鏡で，視野角は 140° と広角である．細径化されているもののチャンネル径は 3.2 mm が確保されておりウォータージェット機能も搭載されている．

そのほかにも種々の機能を備えた電子内視鏡が市販されており，それぞれのスペックについては**表 3-2** を参照されたい．

（吉田成人）

・富士フイルム社製は同時方式

重要

・富士フイルム社製は FICE（Flexible spectral Imaging Color Enhancement）

重要

表 3-1　オリンパス社電子大腸内視鏡のスペック一覧

	視野方向	視野角	観察範囲	先端部径	彎曲角 UP	DOWN	RIGHT	LEFT	軟性部径	有効長	チャンネル径	ウォータージェット	ハイビジョンCCD	拡大機能 19インチ[*1]（26インチ[*2]）	硬度可変	備考
CF-FH260AZL/I	0°直視	標準 140° 近接 80° AFI 140°	標準 7～100 mm 近接 2～3 mm AFI 5～100 mm	14.8 mm	180°	180°	160°	160°	13.2 mm	1330 mm/ 1680 mm	3.2 mm	○	○	光学拡大 75 倍(90 倍) 電子拡大[*3]　＊1.8 倍	○	AFI
CF-H260AZL/I	0°直視	標準 140° 近接 80°	標準 7～100 mm 近接 2～3 mm	13.6 mm	180°	180°	160°	160°	12.9 mm	1330 mm/ 1680 mm	3.2 mm		○	光学最大 75 倍(90 倍) 電子拡大[*3]　＊1.8 倍	○	
CF-H260DL/I	0°直視	140°	5～100 mm	13.6 mm	180°	180°	160°	160°	13.2 mm	1330 mm/ 1680 mm	3.7 mm		○	電子拡大[*3]　＊1.8 倍	○	UPD 対応
CF-H260AL/I	0°直視	140°	5～100 mm	13.2 mm	180°	180°	160°	160°	12.9 mm	1330 mm/ 1680 mm	3.7 mm		○	電子拡大[*3]　＊1.8 倍	○	
CF-Q260DL/I	0°直視	140°	5～100 mm	12.2 mm	180°	180°	160°	160°	12.4 mm	1330 mm/ 1680 mm	3.2 mm			電子拡大[*3]　＊1.8 倍	○	UPD 対応
CF-Q260AL/I	0°直視	140°	4～100 mm	12.2 mm	180°	180°	160°	160°	12.0 mm	1330 mm/ 1680 mm	3.2 mm			電子拡大[*3]　＊1.8 倍	○	
PCF-Q260AZI	0°直視	標準 140° 近接 60°	標準 7～100 mm 近接 2～3.5 mm	11.7 mm	180°	180°	160°	160°	11.8 mm	1330 mm	3.2 mm	○		光学拡大 100 倍(125 倍) 電子拡大[*3]　＊1.8 倍	○	
PCF-Q260AL/I	0°直視	140°	5～100 mm	11.3 mm	180°	180°	160°	160°	11.3 mm	1330 mm/ 1680 mm	3.2 mm			電子拡大[*3]　＊1.8 倍	○	
PCF-Q260JL/I	0°直視	140°	5～100 mm	10.5 mm	190°	190°	160°	160°	10.5 mm	1330 mm/ 1680 mm	3.2 mm	○		電子拡大[*3]　＊1.8 倍		細く短い彎曲部
PCF-PQ260L/I	0°直視	140°	5～100 mm	9.2 mm	180°	180°	160°	160°	9.2 mm	1330 mm/ 1680 mm	2.8 mm					受動湾曲・ 高伝達挿入部
PCF-P240AL/I	0°直視	140°	4～100 mm	10.3 mm	180°	180°	160°	160°	10.5 mm	1330 mm/ 1680 mm	3.2 mm				○	

[*1]：OEV 191 H HDTV　マスクサイズフルハイト
[*2]：OEV 261 H HDTV　マスクサイズフルハイト，スキャンモード 3　1 画面表示
[*3]：EVIS LUCERA 使用時

（2011 年 12 月末現在）

表 3-2 富士フイルム社製電子大腸内視鏡のスペック一覧

	視野方向	視野角	観察範囲	先端部径	彎曲角 UP	DOWN	RIGHT	LEFT	軟性部径	有効長	チャンネル径	ウォータージェット	superCCD ハニカム	拡大機能 19インチ（26インチ）	連続的硬度変化	備考
EC-590MP	0°直視	140°	3〜100 mm	11.0 mm	180°	180°	160°	160°	11.1 mm	1330 mm	3.2 mm	○	○	電子拡大 ＊2.0倍		
EC-590WM	0°直視	140°	3〜100 mm	12.8 mm	180°	180°	160°	160°	12.8 mm	1330 mm	3.8 mm	○	○	電子拡大 ＊2.0倍		
EC-590ZW/M/L	0°直視	標準140° 近接55°	標準6〜100 mm 近接2〜3 mm	12.8 mm	180°	180°	160°	160°	12.8 mm	1330 mm/ 1690 mm	3.8 mm	○	○	光学拡大 135倍 電子拡大 ＊2.0倍		
EC-590WM3	0°直視	140°	3〜100 mm	12.0 mm	180°	180°	160°	160°	12.0 mm	1330 mm	3.8 mm	○	○	電子拡大 ＊2.0倍	○	
EC-590ZW3/M	0°直視	標準140° 近接55°	標準6〜100 mm 近接2〜3 mm	12.8 mm	180°	180°	160°	160°	12.8 mm	1330 mm	3.8 mm	○	○	光学拡大 135倍 電子拡大 ＊2.0倍	○	
EC-530XP	0°直視	140°	3〜100 mm	6.8 mm	180°	180°	160°	160°	7.0 mm	1330 mm	2.0 mm		○	電子拡大 ＊2.0倍		
EC-450RD5/M	0°直視	140°	3〜100 mm	9.8 mm	210°	160°	160°	160°	12.8 mm	1330 mm	3.2 mm	○		電子拡大 ＊2.0倍		
EC-450BI5	0°直視	140°	3〜100 mm	9.4 mm	180°	180°	160°	160°	9.3 mm	1520 mm	2.8 mm			電子拡大 ＊2.0倍		ダブルバルーン

（2011年12月末現在）

Ⅲ．観察に必要な処置具と使い方

Point

- 生検鉗子をうまく使用することにより，ひだ裏やひだ上の病変の観察が容易になる．
- 先端アタッチメントは大腸内視鏡の挿入やESDなどに使用されている．

洗浄チューブ

通常観察で病変を発見した際，まず病変の表面を水洗し，粘液や便汁などを除去して良好な条件で観察をする．必要に応じてNBI（Narrow Band Imaging）観察を行い，引き続いてインジゴカルミン散布による観察を行う．散布の方法として，20 m*l* シリンジにインジゴカルミンと空気を入れて鉗子口から直接散布する方法と，洗浄チューブを用いる方法がある．

洗浄チューブには，ストレートに洗浄液が出る標準型と，先端から円状に散布される散布型がある．インジゴカルミンを散布する前には，病変の水洗とその洗浄した水をよく吸引しておくことが必要である．散布する際には，洗浄チューブの先端が病変に接触しないように，適切な距離を保って散布することを心がける．また，病変以外にも広くインジゴカルミンを散布してしまうと，画像が暗くなることがあるので，散布範囲にも留意する（図3-7）．

> ・インジゴカルミン散布前に病変の水洗と洗浄水をよく吸引しておくこと
>
> 重要

生検鉗子

生検鉗子は病変の一部を少量採取して，病理検査を行うための処置具であるが，大腸内視鏡検査での病変の観察の際にも有用となる場合がある．とくにひだ裏の病変に対して，手前のひだを生検鉗子で押さえることにより，病変が認識しやすくなる（図3-8）．また，正面視しづらい病変でも，手前の粘膜を鉗子で圧迫することにより，病変が正面視しやすくなる（図3-9）．このように生検鉗子を観察時に適切に使用すれば，病変の観察が容易になることも多い．生検鉗子を使用する際には，病変に触れることなく病変の手前を押さえることが肝要である．

> ・病変に触れることなく病変の手前を押さえること
>
> 重要

図 3-7　洗浄チューブを用いたインジゴカルミン散布

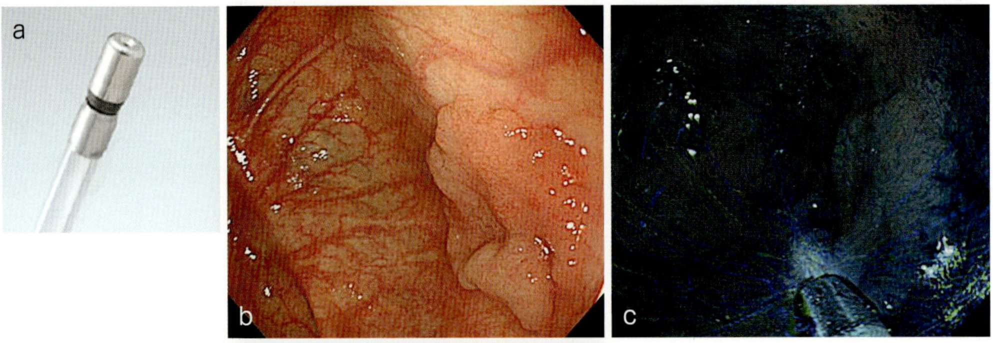

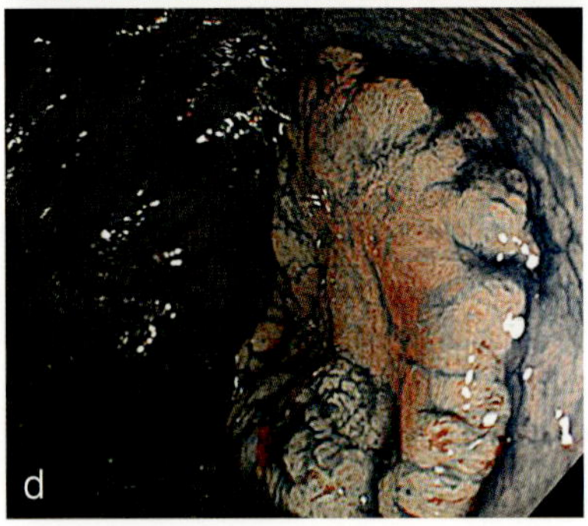

a：散布型洗浄チューブ（オリンパス）
b：盲腸の 25 mm 大のIIa 病変．観察の前に水洗を十分行い，病変の表面に付着した粘液を除去している．
c：洗浄チューブを使用してインジゴカルミンを散布した．
d：病変の表面に適切な量のインジゴカルミンが散布されており，表面構造の詳細な観察が可能となった．

図 3-8　生検鉗子を用いたひだ裏の病変の観察

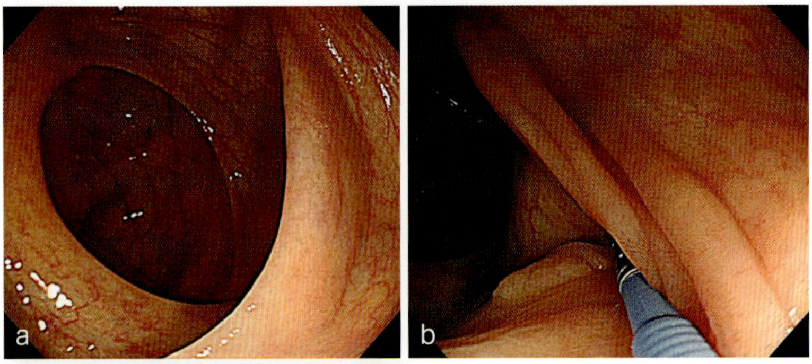

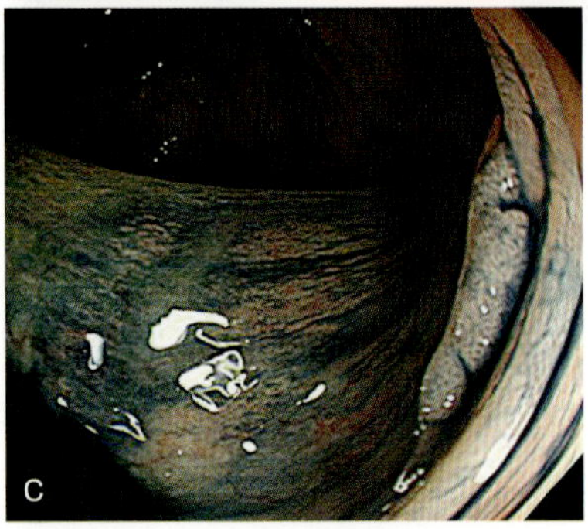

a：上行結腸はひだが高く，ひだ裏の病変が見逃されやすい．この写真では，病変はひだ裏に完全に隠れている．
b：生検鉗子で手前のひだを押さえつけることにより，ひだ裏の 6 mm 大のIIa 病変を観察することができた．
c：インジゴカルミン散布にて病変の範囲・表面構造が明瞭となった．

図 3-9　生検鉗子を用いたひだ上の病変の観察

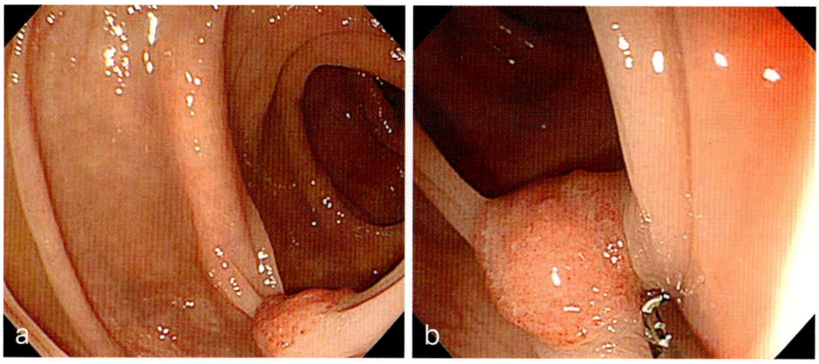

a：上行結腸のひだ上に発赤調の 8 mm 大の病変を認めるが，病変の正面視ができず，質的診断が困難であった．
b：病変の手前の粘膜を生検鉗子で圧迫することにより，病変の正面視が可能となった．結果的にこの病変はⅡa＋Ⅱc，SM 深部浸潤癌と診断された．

図 3-10　内視鏡用装着フード：エラスティック・タッチ スリット&ホール型（トップ）

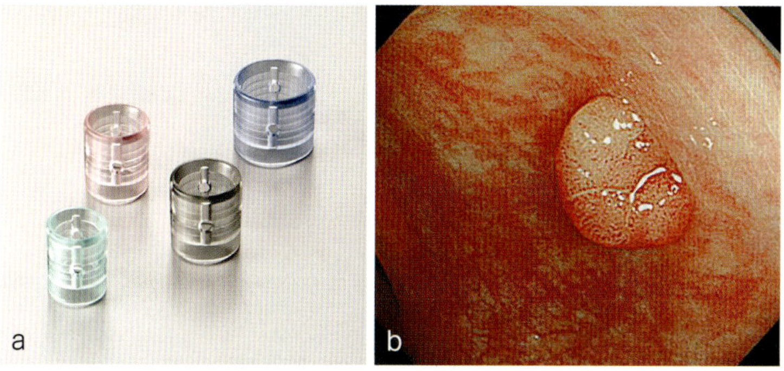

フードの内側にスリット（溝）を，側面にホール（孔）を設けることにより，フード内に貯留した液体を自然排出できるようになっている．また，軟らかい素材を使用しており，粘膜に内視鏡が接触することが多い拡大内視鏡観察などでは，とくに有用である．

フード

内視鏡装着用の透明フードは EMR（内視鏡的粘膜切除術）のフード法のために開発され，透明フードを短くした先端アタッチメント（**図 3-10**）は，大腸内視鏡の挿入，ESD（内視鏡的粘膜下層剝離術）などにも使用されている．とくにひだ裏の観察などにおいて，ひだをフードで押し当てることにより，病変との距離を保つことができるため，観察が容易になる．また大腸憩室出血の際にも出血した憩室の検索（**図 3-11**）や憩室を吸引して反転した後に止血術を行うこともできる．なお，大腸憩室出血症例などで前処置が不良の場合，便残渣がフード内に溜まることがあるため，フードの突出長は長過ぎないほうがよい．

・フードの突出長は長過ぎないほうがよい

重要

その他

大腸病変の大きさを測る際，小さな病変では生検鉗子を広げた状態と比較することが多いが，比較的大きな病変については，メジャー（**図 3-12 a**）が有用である．これはメジャー部の微妙な回転を手元の操作で

図3-11　透明フード装着例（大腸憩室出血）

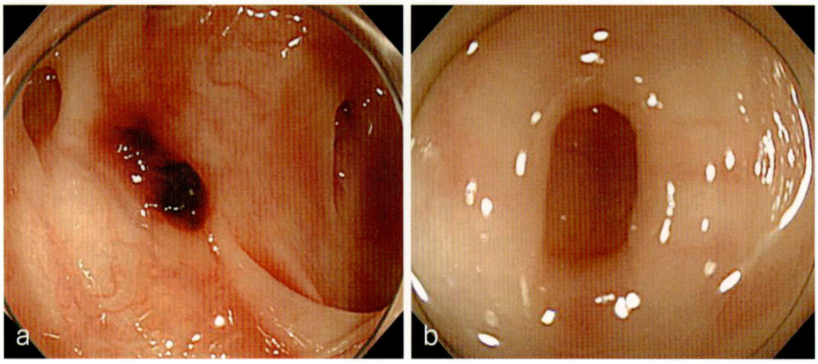

a：大腸憩室出血に対して透明フード（先端アタッチメント）を装着し，大腸内視鏡検査を施行した．
b：大腸憩室に透明フード（先端アタッチメント）を押し当てて，軽く吸引をかけ，この憩室が出血源かどうか検索した．

図3-12　その他の処置具

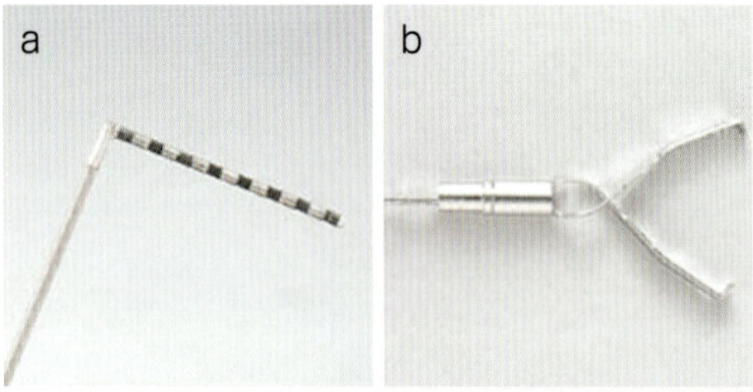

a：下部消化管用メジャー（オリンパス）
b：回転クリップ（オリンパス）
c：鰐口型把持鉗子（オリンパス）
d：下部消化管用バスケット把持鉗子（オリンパス）
e：下部消化管用五脚型回収鉗子（オリンパス）
f：楕円型回収ネット（オリンパス）

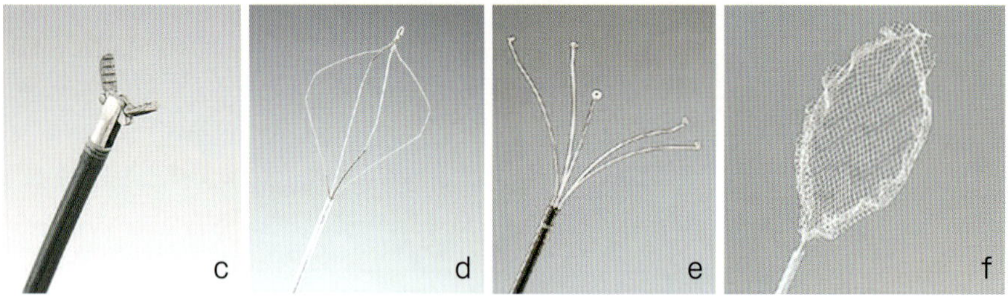

行うことが可能であり，広がりのある病変の縦･横方向の計測ができる．

クリップ（**図3-12 b**）は止血処置や治療後の潰瘍底の縫縮に使用することが多いが，術前のマーキングにも点墨とともに使用することがある．

切除後の大腸ポリープの回収のほか，腸管内の異物を除去する際には，把持鉗子（**図3-12 c**），バスケット把持鉗子（**図3-12 d**），五脚型回収鉗子（**図3-12 e**），回収ネット（**図3-12 f**）などが使用される．とくに回収ネットは複数のものを同時に回収する際や，尖った異物を回収する場合に有用である[1]．

・**回収ネットは複数を同時に回収する際や，尖った異物を回収する場合に有用**

重要

文　献

1）幸田隆彦：内視鏡治療に必要な処置具．カラー写真で必ずわかる！消化器内視鏡．2010，96-99，羊土社，東京

（佐野村誠）

COLUMN

Laterally spreading tumor（LST）とは？

LST の定義は，「最大径 10 mm 以上の側方（表層）拡大型腫瘍性病変」と工藤らによってなされた．LST とは，食道や胃で使用されている「表層拡大型腫瘍」というニックネーミングと同義であり，決して肉眼型を示す用語ではない．

LST は，まず，顆粒結節状を呈す Granular type（LST-G）と表面が非顆粒結節状の Non-granular type（LST-NG）に大別される．さらに LST-G は顆粒均一型（homogenous type）と結節混在型（nodular mixed type）に，LST-NG は扁平隆起型（flat elevated type）と偽陥凹型（pseudo-depressed type）に分けられる．ニックネーミングである LST とパリ分類や大腸癌取扱い規約の肉眼形態分類との関係は**図 1** のごとくである．この内容は 2008 年の Kyoto International Workshop で世界的なコンセンサスが得られた[1] ものであり，現在，本邦はもとより世界的に認知され日常診療で使用されている（**図 2**）．

文　献

1）Kudo S, Lambert R, Allen JI, et al：Nonpolypoid neoplastic lesions of the colorectal mucosa. Gastrointest Endosc　2008；68：S3-S47

Subtypes of LST	Classification in type 0
LST granular (LST-G)	
Homogenous type	0-IIa
Nodular mixed type	0-IIa, 0-Is+IIa, 0-IIa+Is
LST non-granular (LST-NG)	
Flat elevated	0-IIa
Pseudo-depressed type	0-IIa+IIc, 0-IIc+IIa

*The term “LST (laterally spreading tumour)” refers to the lateral growth of lesions at least 10 mm in diameter; this is in opposition to traditional polypoid (upward growth) or flat and depressed lesions (downward growth).

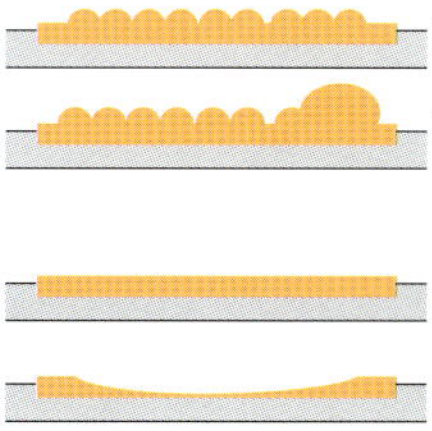

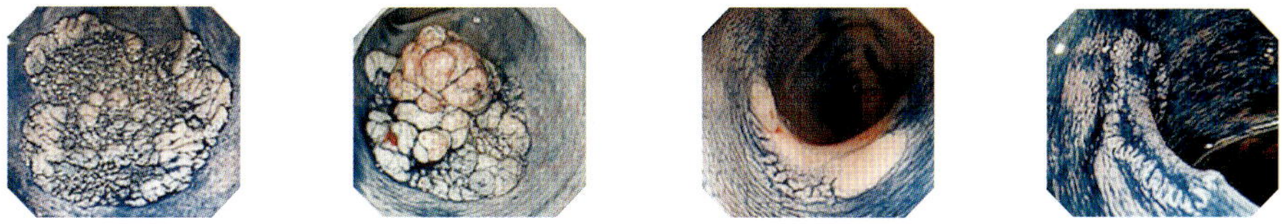

LST-G Homogenous　LST-G Nodular mixed　LST-NG Flat elevated　LST-NG Pseudo-depressed type

図 1　LST（laterally spreading tumor）の細分類と腫瘍の肉眼型との関係

LST の各細分類と大腸癌取扱い規約やパリ分類で定義された肉眼型を混同して使用してはならない．LST はあくまでニックネーミングであり，肉眼型を意味する用語ではない．

〔文献 1）より引用〕

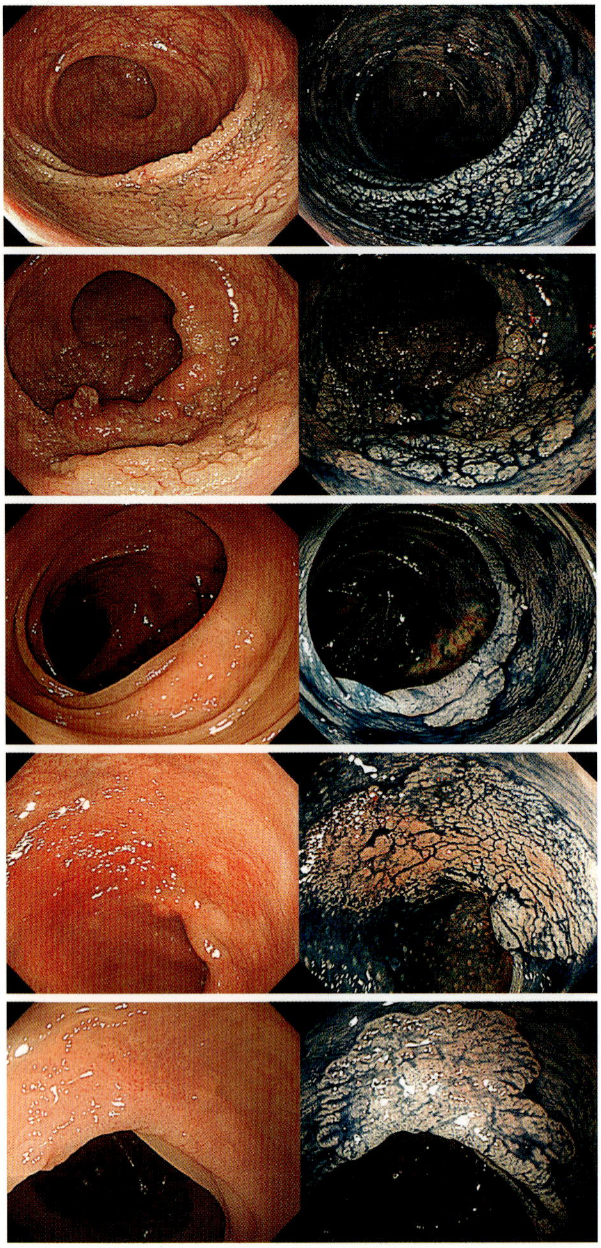

a：LST-G，homogenous type
（顆粒均一型）

b：LST-G，nodular mixed type
（結節混在型）
中心部に周囲と異なる結節成分を有している．

c：LST-NG，flat elevated type
（扁平隆起型）

d：LST-NG，flat elevated type
（扁平隆起型）
表面に溝を有しているが，顆粒や結節の集簇はない．

e：LST-NG，pseudo-depressed type
（偽陥凹型）

図2　Laterally spreading tumor（LST）診断のポイント

病変を水でよく洗浄し，インジゴカルミンを散布して表面性状を観察することで，LST-G 顆粒均一型，LST-NG 扁平隆起型，LST-NG 偽陥凹型の鑑別が可能になる．

b のような LST-G を顆粒均一型としてはならないし，d のような表面の亀甲様の溝の存在する LST-NG を LST-G としてはならない．LST-G は，顆粒や結節が集簇しながら側方発育するものであり，扁平隆起の軽い分葉や溝に惑わされることがないよう注意が必要である．

（田中信治）

第4章

大腸スコープ・処置具の洗浄・消毒，感染対策

Point

- スコープの消毒薬には，グルタールアルデヒド，フタラール，過酢酸がある.
- 内視鏡医は，洗浄・消毒の実際，感染管理について熟知する必要がある.

消毒液の種類と特性

スコープの消毒には高度作用消毒薬を用いる必要があり，以前はグルタラール製剤に限られていたが，2001年に内視鏡機器高レベル消毒薬として，フタラール製剤と過酢酸製剤が厚生労働省に承認された．以下に各々の製剤の特徴を示す（表4-1）[1].

・スコープの消毒には高度作用消毒薬を用いる

重要

● グルタラール（グルタールアルデヒド）

グルタールアルデヒド（図4-1a）は機材適応性が高く，優れた消毒効果を有し，比較的安価であることから，以前より内視鏡の消毒薬に使用されてきた．グルタールアルデヒドは蛋白を凝固させる働きがあるため，内視鏡に付着した血液や体液などを消毒前に十分に洗浄しておく必要がある．また，グルタールアルデヒドには人体毒性があり，その漏出液や蒸気により，アレルギー性皮膚炎，気管支喘息，角膜混濁などを引き起こす可能性があるため，消毒の際には皮膚の露出をできるだけ少なくした防具を装着し，換気にも留意することが重要である[2), 3)].

表4-1　高度作用消毒薬の比較

消毒薬	グルタールアルデヒド	フタラール	過酢酸
消毒時間	10分	5分	5分
刺激	強い	少ない	少ない
臭気	刺激臭	なし	酢酸臭
蛋白凝固	あり	少ない	なし
価格	比較的安価	高価	高価

図 4-1　消毒液

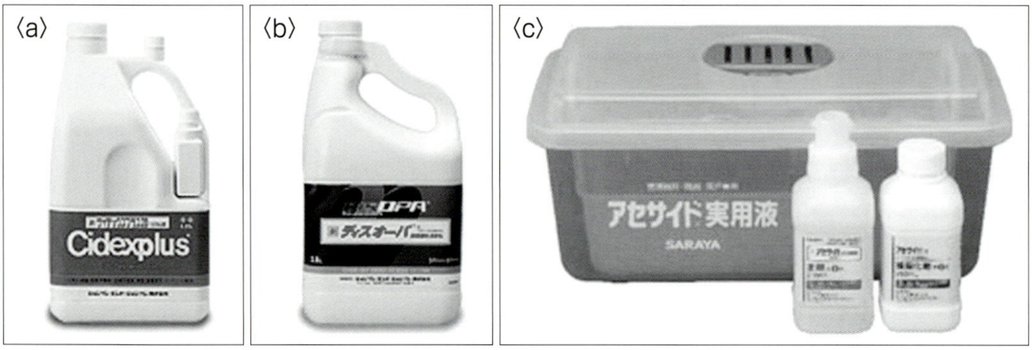

a：グルタラール製剤：サイデックスプラス® (ジョンソン・エンド・ジョンソン)
b：フタラール製剤：ディスオーパ® (ジョンソン・エンド・ジョンソン)
c：過酢酸製剤：アセサイド® (サラヤ)

●フタラール

フタラール(**図 4-1b**)はやや高価であるが，グルタールアルデヒドと同様に強い殺菌作用があり，臭気がなく刺激性が少ない．しかしながら，これらの特徴は安全性を保障するものではなく，グルタールアルデヒドと同様に人体障害防止に努めなければならない[2), 3)]．

●過 酢 酸

過酢酸(**図 4-1c**)は浸漬時間が短く，蛋白の凝固作用がなく，チャンネル内の固着物の除去作用もある．欠点としては，消毒に必要な濃度に希釈しても金属などへの腐食作用があり，安定性が低く強烈な酢酸臭があることである[2), 3)]．

洗浄・消毒法の実際

●スコープ

内視鏡の洗浄・消毒については，ガイドラインを基にマニュアルを作成し，遵守することが必要である．また，洗浄・消毒の質を保つため，履歴管理を行うことが望ましい．以下に大腸内視鏡の消毒・洗浄の実際について概説する[3)]．

> ・内視鏡の洗浄・消毒は，ガイドラインを基にマニュアルを作成し，遵守することが必要
>
> 重要

1）ベッドサイド洗浄

検査終了後，スコープの外表面に付着した汚染物質を洗浄剤に浸したガーゼあるいは乾いたガーゼで拭き取る．次に，洗浄液→清潔な水→空気の順にチャンネル吸引を行う．送気・送水ボタンを外し，代わりにチャンネル洗浄アダプターを装着して，送水，次いで送気をする．

2）洗い場での洗浄

スコープケーブルに防水キャップを取り付け，チャンネル洗浄アダプ

図 4-2　鉗子チャンネルブラッシング

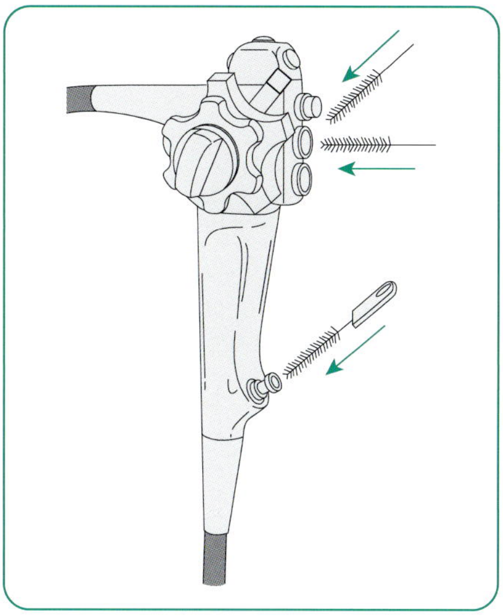

吸引ボタン取り付け部から 2 方向にチャンネル掃除用ブラシを挿入し，ブラッシングする．鉗子口内はチャンネル開口部掃除用ブラシでブラッシングする．

図 4-3　内視鏡洗浄消毒装置：OER-4（オリンパス）

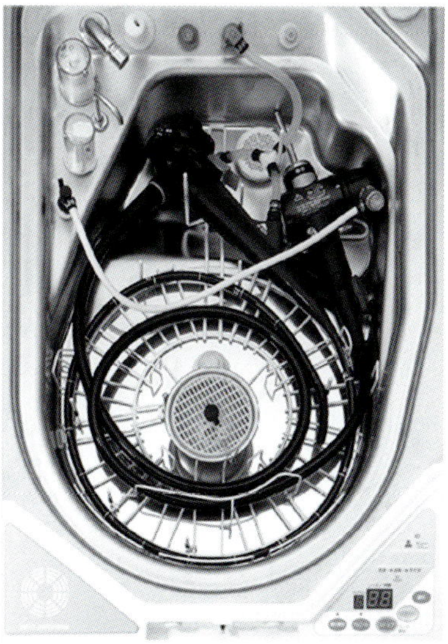

ター・吸引ボタン・鉗子栓をスコープから外し，漏水テストを行い，洗浄液を浸したスポンジなどで内視鏡全体を洗う．その後，流水下で吸引・鉗子回路を 3 方向からブラッシングする（**図 4-2**）．次に，吸引洗浄アダプターを取り付けて吸引シリンダー部を指で塞ぎ，洗浄液を吸引する．適切な濃度・温度・時間にて洗浄液に浸し，送気・送水チャンネルへの送液をする．その後，スコープ表面は流水下で十分にすすぎ，チャンネル内部は注入チューブを用いてすすぐ．

3）消　毒

内視鏡の消毒は，十分に洗浄した内視鏡を高度作用消毒薬に一定時間浸漬することで行われる．消毒は，用手消毒（手洗い）と洗浄消毒装置（**図 4-3**）を使用するものがあり，ボタン類も含めて，いずれも定められた工程に従って行う．

4）保管・保守

スコープの洗浄・消毒後，水分乾燥を促し消毒作用を高める目的で，鉗子チャンネル内に消毒用エタノールを注入して，アルコールリンスを行う．スコープが完全に乾燥した後に保管庫にて保管する．その際，ボタン類は外し，アングルノブは解除して，硬度可変機能のあるスコープはもっとも軟らかい状態にして垂直に吊るす．

●処 置 具

内視鏡検査・治療に用いられる処置具は基本的に観血的な操作に用いられており，すべてディスポーザブル製品が望まれるが，滅菌処理が可能な処置具についてのみ再生が行われる．なお，ディスポーザブル製品は，機能性が保障できないこと，洗浄ができない構造になっていることなどから，再利用は決して行ってはならない．

1）浸　漬

処置具の使用後，バケツなどで洗浄液に浸漬する．クリップ装置など分解できる処置具は分解し，管腔のある処置具は洗浄液を管腔内に満たして浸漬する．

2）超音波洗浄

消毒液を満たした処置具専用の超音波洗浄機の槽内に入れ，30分間の超音波洗浄を行う．その際，洗浄機内の処置具がすべて消毒液に浸るように注意し，チューブ内などに気泡が残らないように消毒液を注入する必要がある．

3）水洗い

処置具を流水下で十分な量の水で水洗いを行う．その際，シリンジでチューブ内に水を注入してすすぐ．

4）潤滑剤処置

水拭きを行った後，専用の潤滑剤を塗布する．潤滑剤は管腔内にも注入し，その後にシリンジを用いて空気を送り，内部の潤滑剤を除去する．

5）オートクレーブ滅菌

十分に水分を拭き取った後，分解した処置具は組み立て，滅菌パック内に入れて密封し，オートクレーブ滅菌を行う．なお，耐熱性・耐圧性のない処置具については，エチレンオキサイドガスが用いられる．

感染管理・対策

大腸内視鏡を介した感染が報告された病原微生物には，緑膿菌，サルモネラ菌，C型肝炎ウイルスなどがあり，感染の経路としては，内視鏡が汚染されている場合，付属機器が汚染されている場合，内視鏡洗浄機が汚染されている場合などが挙げられる．

とくに大腸内視鏡検査は感染性腸炎の患者に施行する場合があり，十分な前処置なしで腸管内容物が残存する状態で行われることもある．さらに消毒液に抵抗性の高い芽胞形成菌の *Clostridium difficile* の問題など，上部消化管内視鏡検査以上に感染防止に留意する必要がある[4]．

1996年CDC（米国疾病管理予防センター）は感染対策の基本となるスタンダードプリコーション（standard precaution：標準予防策）の概念を提唱した．これは，すべての状況において最初から病原体が存在するという仮定のもとに，感染を予防する対策をとるという立場である．内視鏡室においては，すべてのスコープの洗浄・消毒をガイドラインに沿って施行することである．この標準予防策に加えて，病原体が確認されている場合，あるいは危険性が予測される場合には，感染経路別の予防策

・感染対策の基本となるスタンダードプリコーション（standard precaution：標準予防策）の概念

重要

表 4-2 Spauldingによる医療器具分類

	対　象	物　品	処理方法
危険 (クリティカル)	無菌の組織や血管に直接接するもの	生検鉗子，局注針，スネアなど	滅菌
やや危険 (セミクリティカル)	粘膜などに接するもの	内視鏡など 体温計（口腔）	高水準消毒
危険でない (ノンクリティカル)	上記以外のもの	便器，モニター，ベッド，床など	中水準消毒

（接触・飛沫・空気）が講じられる．

医療器具の消毒や滅菌のレベルを決定する際には，Spaulding（スポルディング）の分類（**表 4-2**）が広く用いられている．これは，感染リスクを基準にして医療器具を三つのカテゴリー（危険・やや危険・危険でない）に分類し，滅菌・消毒あるいは洗浄の必要レベルを判断するものである[5]．

医療従事者への感染防止も重要であり，術者・介助者は眼鏡，ゴム手袋，マスク，ガウンなど保護具の着用が必須である．また，内視鏡の洗浄・消毒の際にも，感染防止とともに消毒液の人体毒性の観点からも保護具の装着が必要である．

- 医療従事者への感染防止も重要

重要

文　献

1）岩下邦夫：内視鏡の洗浄と消毒．田中雅夫 監，清水周次 編：やさしくわかる内視鏡ー検査・治療・ケア．2011，195-201，照林社，東京
2）小越和栄，松田浩二，佐藤　公：洗浄・消毒法ガイドライン．日本消化器内視鏡学会卒後教育委員会 編：消化器内視鏡ガイドライン第3版．2006，53-63，医学書院，東京
3）佐野村誠：大腸内視鏡および関連機材の種類・特徴と取り扱い．田中信治 編：スキルアップ大腸内視鏡ー診断編．2010，9-16，中外医学社，東京
4）赤松泰次：大腸内視鏡における感染管理．田中信治 編：スキルアップ大腸内視鏡ー診断編．2010，20-23，中外医学社，東京
5）高橋陽一：内視鏡室での感染管理．田村君英 編：技師&ナースのための消化器内視鏡ガイド．2010，56-61，学研メディカル秀潤社，東京

（佐野村誠）

第５章

大腸内視鏡検査の前処置

Point

- 腸管洗浄薬には，ニフレック®，マグコロール P®，ビジクリア錠® があり，それぞれに特徴がある.
- 検査食併用腸管洗浄法は有用な前処置法である.
- 腸管洗浄法の合併症として，腸管穿孔，腸閉塞がある.

前処置法の種類と実際

● 腸管洗浄法

１）ポリエチレングリコール電解質液（ニフレック®）

ニフレック（図 5-1）1 袋を 2,000 m*l* の水に溶かし，15 分ごとに 200 m*l*，合計 2,000 m*l* 飲む（透明な水様便になった時点で終了する）方法である．本剤は腸管の洗浄効果が高く，また飲用しても腸管で吸収されないため，心不全・腎不全患者にも使用することができる．しかしながら，最近改良されたものの，食塩水に似た苦みのある味でやや飲用しにくい.

２）クエン酸マグネシウム製剤等張液（マグコロール P®）

マグコロール P（図 5-2）100 g を 1,800 m*l* の水に溶かし，15 分ごとに 200 m*l* 飲む方法である．ニフレックに比べ，洗浄効果がやや劣るが，気泡が少なく，スポーツドリンクのような甘みがあり飲用しやすい．なお，マグネシウム（Mg）の吸収が亢進し血中 Mg 濃度が上昇するため，腎障害のある患者には投与してはならない.

３）リン酸ナトリウム製剤（ビジクリア錠®）

ビジクリア錠（図 5-3）5 錠を 200 m*l* の水で 15 分ごとに計 10 回（50 錠）服用する．水以外にもお茶や紅茶など砂糖を含まないものなら何で飲んでもよいので受容性が高い．本剤はセルロースが腸管内に残存するため，洗浄効果はやや劣る．また，うっ血性心不全，不安定狭心症，腹水を伴う患者，血液透析患者には投与できない．2012 年 2 月より高血圧

図 5-1　ニフレック®

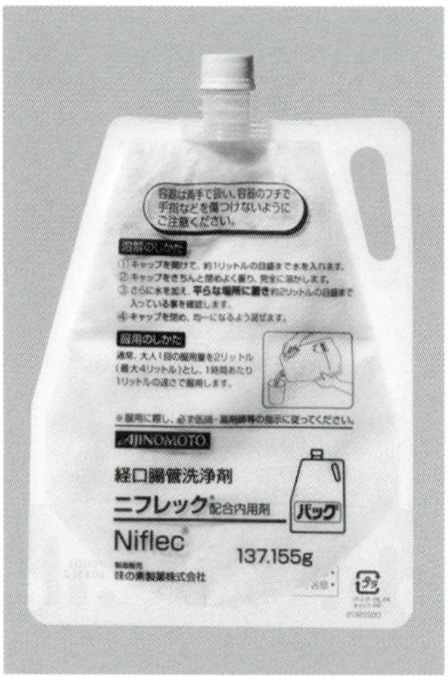

（味の素ファルマ）

図 5-2　マグコロール P®

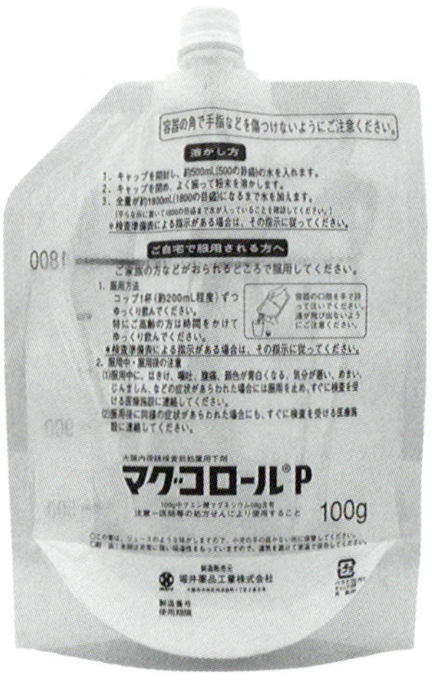

（堀井薬品）

図 5-3　ビジクリア錠®

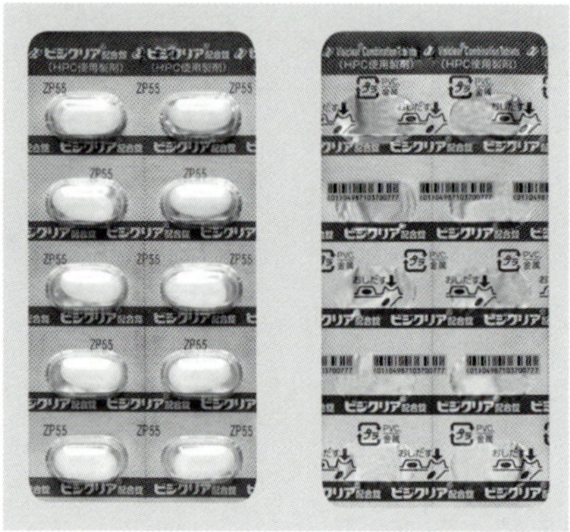

（ゼリア新薬）

症を有する 65 歳以上の患者への投与が禁忌となったので留意されたい．

●在 宅 法

上記の腸管洗浄法の処置をあらかじめ在宅で行う方法である．検査前に患者が施設に拘束されることがなく，施設のトイレや飲用する場所の問題などから，在宅法を取り入れているところも多い．しかしながら，後述する腸管洗浄に伴う合併症が在宅で発生する危険性もあるため，腸管洗浄薬の使用法や施設への連絡方法などについて患者によく説明しておく必要がある．

・腸管洗浄薬の使用法や施設への連絡方法などについて患者によく説明する

重要

●検査食併用腸管洗浄法

大腸検査食として，エニマクリン®（図 5-4）やインテスクリア®（図 5-5）などが販売されており，検査前日に検査食の摂取と下剤投与（ラキソベロン®，マグコロール P® など）を行うことで，検査当日のニフレックの服用量を約 1,000 m*l* に半減でき，検査当日の前処置に要する時間も短縮できる．また大量の水分摂取が困難な患者，あるいは大腸憩室症など通常の腸管洗浄法では前処置が不十分な患者に対しても有効である[1]．

●高圧浣腸法

腸管洗浄法では十分な前処置ができなかった症例については，微温湯 400〜1,000 m*l* で 2〜3 回高圧浣腸を行う．この方法は，炎症性腸疾患や感染性腸炎などの症例で直腸を中心に観察する場合にも使用することがある．

図 5-4　エニマクリン®

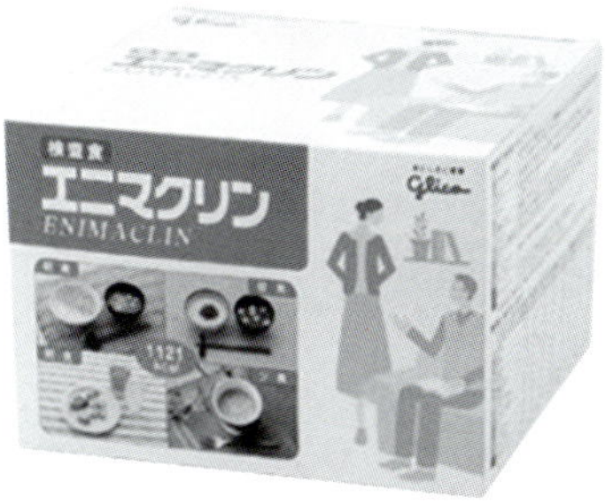

（堀井薬品）

図 5-5　インテスクリア®

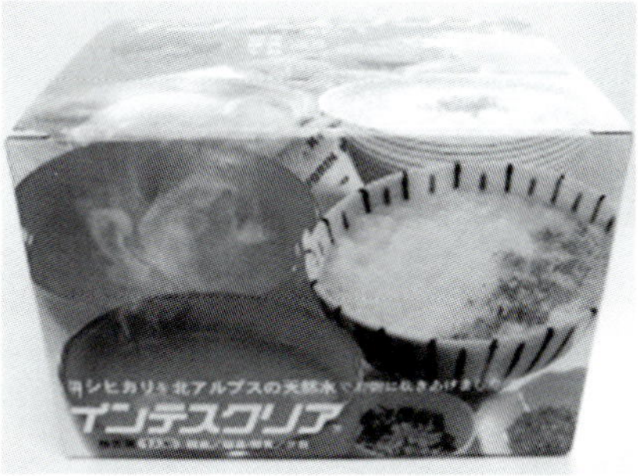

（杏林製薬）

図 5-6　ガスモチン®

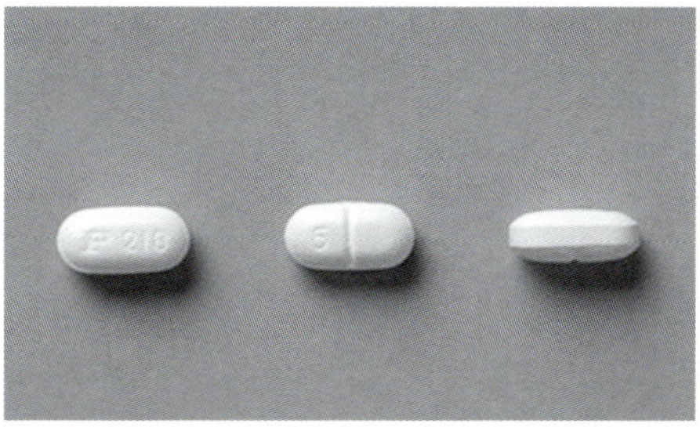

（大日本住友製薬）

●消化管機能調律薬

モサプリドクエン酸塩製剤：ガスモチン®（**図 5-6**）は選択的な 5-HT4 受容体アゴニストであり，腸管運動を亢進させる効果がある．この効果を利用して，腸管洗浄薬服用時にガスモチンを内服することにより良好な洗浄効果が得られる．保険適用上は「経口腸管洗浄剤によるバリウム注腸 X 線造影検査前処置の補助」として認可されている．服用方法としては，まずガスモチン（5 mg）4 錠をニフレック® 180 m*l* で服用し，ニフレック飲用後にガスモチン（5 mg）4 錠を少量の水で服用する．

前処置法の注意点

●禁忌，合併症

大腸内視鏡検査の絶対的禁忌として，消化管穿孔，心肺疾患の急性期，腹部大動脈瘤（切迫破裂），中毒性巨大結腸症などがある．これらは患者の生命を脅かす危険の高い状態であり，大腸内視鏡検査の施行は慎むべきである．また，危険ではあるが，前処置を工夫し，注意深く挿入して，観察範囲を限定すれば，比較的安全に検査を行える状態を相対的禁忌とすると，腸閉塞，高度な炎症性腸疾患，妊娠，高度な腹水，高度な腸管癒着，検査に対して非協力的な患者，などが挙げられる[2]．

・大腸内視鏡検査の絶対的禁忌は，消化管穿孔，心肺疾患の急性期，腹部大動脈瘤（切迫破裂），中毒性巨大結腸症など

重要

経口腸管洗浄法による重篤な合併症としては，腸管穿孔，腸閉塞が重要である．腸閉塞あるいは腸管狭窄の状態の患者が経口腸管洗浄薬を飲用すると，腸管内圧の上昇により，腸閉塞の増悪，腸管穿孔を引き起こす可能性がある．

・経口腸管洗浄法による重篤な合併症は，腸管穿孔，腸閉塞が重要

重要

より安全な大腸内視鏡検査の前処置を行うためには，問診と腹部の触診がもっとも重要である．最初の診察の段階で腸閉塞などの兆候を見逃さないことが肝要であり，その疑いがあれば，腹部単純X線検査や腹部超音波検査，腹部CT検査の施行を躊躇してはならない．また，腸管洗浄薬を全量服用しても排便が得られないときには，医師が診察を行うべきである．

・最初の診察の段階で腸閉塞などの兆候を見逃さない

重要

経口腸管洗浄法の合併症としては，上記以外にも，虚血性腸炎，アナフィラキシー様症状，電解質異常，腹痛，嘔気・嘔吐，マロリーワイス症候群などがあり，とくに高齢者への投与にあたっては注意する必要がある．

●検査前日・当日の食事指導，注意点

検査前日は，可能であれば大腸検査食の摂取が望ましい（検査食併用腸管洗浄法）．検査食の摂取ができない場合，腸管内に残渣として残存しやすい食物の摂取を避ける必要がある．すなわち，繊維成分の多い野菜（ごぼう，セロリなど），種の多い果実（すいか，ブドウなど），海藻類，きのこ類，こんにゃくなどの摂取は控えていただく．

糖尿病治療中の患者では，絶食に伴う血糖値の変化に留意する必要があり，検査当日は，水，お茶以外に，スポーツドリンクや飴などの摂取は可能である[3)]．

●腸管内の気泡対策

腸管洗浄法による前処置では，大腸内視鏡検査時に腸管内に多数の気泡が発生することにより，観察がやや困難になることがある．その際には鉗子口からガスコン®（図5-7）水を注入・散布することにより，速やかに気泡は消失する（図5-8）．

また，腸管洗浄液にガスコンドロップ内用液® 5～10 m*l* を混ぜて服用することで気泡の発生を予防することができる．なお，腸管洗浄液のうちマグコロールPはニフレックに比べて気泡の発生は少ない．

・腸管洗浄液にガスコンドロップ内用液を混ぜて服用することにより気泡の発生を予防

重要

図 5-7　ガスコンドロップ内用液®

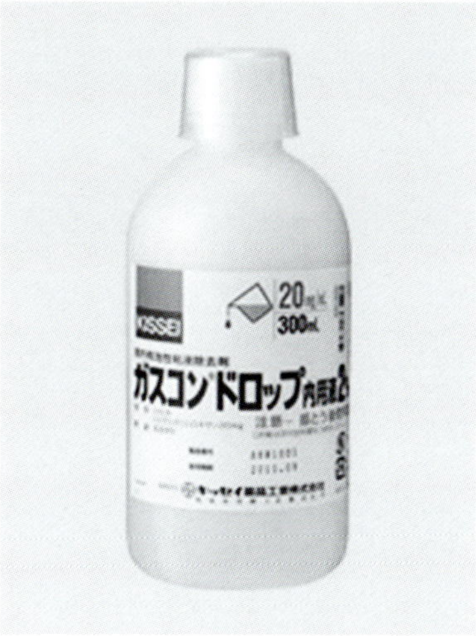

（キッセイ薬品）

図 5-8　腸管内の気泡

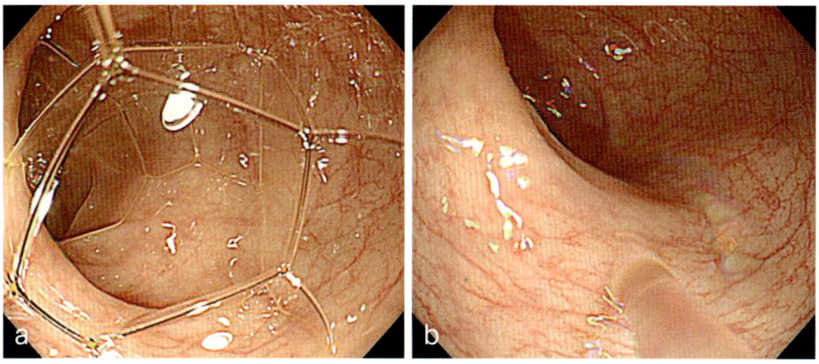

a：腸管内に気泡が充満しており，観察の妨げになっていた．
b：鉗子口からガスコン水を散布することにより，気泡は除去された．

文　献

1）田中信治，梶山梧朗：安全な内視鏡検査のために―下部消化管．前処置法―一般的注意．臨牀消化器内科　1996；11：1685-1690
2）前納健二，児玉　正，加嶋　敬：安全な内視鏡検査のために―下部消化管．禁忌について．臨牀消化器内科　1996；11：1681-1684
3）田中信治：検査食などを併用した腸管洗浄法．五十嵐正広，田中信治 編：ワンポイントアドバイス―大腸内視鏡検査法．2004，50-51，日本メディカルセンター，東京

（佐野村誠）

第6章

Sedation

Point

- 画一的な使用・不使用を決めるのではなく，使用のメリット・デメリットのインフォームド・コンセントが必要である．
- conscious sedation（意識下鎮静法）にとどめる．
- 年齢・体格・基礎疾患により投与量を加減し少量から投与する．
- 被検者の不安や緊張へのやさしい心遣いが大切である．
- 呼吸・循環動態の変動に注意が必要で，血管確保のうえ，動脈血酸素飽和度（SpO_2），脈拍，血圧のモニタリングを行い，検査医以外による監視や肉眼的被検者観察も重要である．
- 緊急時に備え，救急処置に必要な器材をすぐに使用できる状態で常備しておく．
- 検査後は拮抗薬を投与した場合でも来院時の状態に戻るまでリカバリールームでモニタリング観察する．

Sedation の適応

sedation とは投薬によって意識レベルの低下がもたらされることであり，きわめて軽度な低下から意識がまったく消失する高度な低下までさまざまなレベルがある．conscious sedation（moderate sedation，意識下鎮静法：口頭でコミュニケーションを保つことができる鎮静レベル）が内視鏡検査時の苦痛を軽減させるための一般的な sedation であり，deep sedation（昏睡鎮静法：ほぼ意識がない状態で口頭指示に答えることができないレベル．モニタリングを見ながら投薬量を管理する専任医師が必要）は上部消化管治療内視鏡などで長時間を要する場合や小児の内視鏡検査などに用いることがある．

sedation に関する認識がわが国では欧米と比べて大きく異なることや，大腸内視鏡検査は基本的には鎮痙薬のみの投与で可能であることから，わが国の大腸内視鏡検査時の鎮静薬の使用頻度は 2/3 程度〔1998～2002 年，日本消化器内視鏡学会調べ[1)]〕にとどまっている．しかし最近では，大腸内視鏡検査の需要の増大とともに「苦痛のない」検査の要望も増加しており，わが国の内視鏡医もsedationを使いこなす知識が必要とされている．このsedationの知識とは薬剤の特性や使用量，投与方法のみならず，副作用による偶発症を想定し対処する方法を熟知し即座に実行できることで，内視鏡医に求められているのは「苦痛のない」「安全な」大腸内視鏡検査である．

・sedationを使いこなすには薬剤の特性，使用量，投与方法，偶発症，対処法の知識が必要

重要

sedationが大腸内視鏡検査の被検者全員に必要とは思わないが，過剰に不安を訴える被検者や痛みの閾値の極端に低い被検者，術後の高度癒着例，定期検査が必要な炎症性腸疾患患者などには被検者の苦痛を軽減して検査を安全に行ううえでsedationが必要なことがある．ただし，挿入技術が未熟な検査医が薬剤に頼って無理な挿入をするために用いることは危険である．画一的なsedationの使用・不使用を決めるのではなく，投与の目的・作用・副作用・検査後の注意点について文書を用いて説明を行ったうえで患者の希望に応じるべきである．

・挿入技術をsedationでカバーするのは危険

重要

当院では外来の大腸内視鏡検査でsedationを使用することはほとんどないが，sedation使用時には事前に書面を用いて検査オーダー医がインフォームド・コンセントを行うことが原則で，検査当日には自動車やバイク，自転車の運転と，高所などでの危険な作業や飲酒を禁止している．検査後はリカバリーベッドで1時間以上の休息を義務としているため，帰宅までの時間がかかることも承諾を得ている．

鎮静薬・鎮痛薬の種類と使用法，注意点[2)〜4)]（表6-1）

●鎮 静 薬

鎮静薬として一般的なベンゾジアゼピン系薬剤（ジアゼパム，ミダゾラム，フルニトラゼパムなど）は，速やかな中枢神経作用を発揮し，催眠作用，鎮静作用，抗不安作用，健忘作用，抗痙攣作用，筋弛緩作用を有し，投与量により抗不安作用→鎮静作用→麻酔レベルと変化する．循環器系への影響は非常に少なく，末梢血管抵抗の軽度低下による軽度の血圧低下のみであるが，中枢性呼吸抑制が用量依存性にみられるため慢性呼吸器疾患を有する被検者にはとくに注意が必要である．肝代謝（チトクロムP450系酵素），尿中排泄のため，高齢と肝障害でクリアランスが低下する．ジアゼパムのように半減期が長い薬剤は持続時間が長いため，肝障害があると効果が遷延し，呼吸抑制への注意が必要である．被検者の体動が激しく暴れて指示に従えないような状態でも，いわゆる効き過ぎによる脱抑制の可能性もあるため，むやみに追加投与をせず状態をよく観察し，必要に応じて拮抗薬の投与も考慮する．

・ベンゾジアゼピン系は慢性呼吸器疾患，高齢者，肝障害者で中枢性呼吸抑制に特別注意

重要

●鎮 痛 薬

大腸内視鏡検査時の鎮痛薬として使用されるペチジン塩酸塩（オピス

タン®，塩酸ペチジン®）は麻薬のため処方箋や取り扱いなどが煩雑ではあるが，副交感神経末端に対するアトロピン様の作用とパパベリン様の平滑筋に対する直接作用により鎮痙作用も有するため鎮痙薬は不要である．このため炎症性腸疾患などの麻痺性イレウスや中毒性巨大結腸を起こす可能性のある被検者には注意が必要である．フェノチアジン系薬剤・バルビツール酸系薬剤などの中枢神経抑制薬，三環系抗うつ薬，β-遮断薬，アルコールなど相互作用を生じる薬剤が多いため，内服薬の聴取を必ず行い，高齢者や呼吸器疾患患者への投与も呼吸抑制に注意し減量する．

●使用上の注意点

「安全な」検査のためには適切な意識レベルへの調整が重要であり，被検者の年齢，体重，呼吸状態，肝機能・腎機能などを加味して適切な薬剤と投与量を決めるべきで，高齢者や基礎疾患を有する者にはまず1/2～1/3量を投与し反応を見ながら量を調整する．とくに鎮静薬と鎮痛薬を組み合わせて使用するときは副作用の呼吸抑制も相乗的に出現しやすくなるため，それぞれの投与量を1/4～1/2に減量する必要がある．

> ・高齢者や基礎疾患ありの人には，まずは1/2～1/3量で反応を見ること
>
> 重要

Sedationを使用しない場合の対策

●緊張・不安軽減のポイント

大腸内視鏡検査の被検者と検査医は初対面もしくはそれに近い関係のことも多く，信用を勝ち取るためにもきちんとした身なりと態度で，まずは名乗って，きちんとした挨拶から始めるのが最低限の礼儀である．基本，被検者は多かれ少なかれ不安で緊張しているものであり（場合によっては未熟な検査医も），それを緩和するためには検査を行いつつ，コミュニケーションをはかっていくしかない．

> ・被検者とコミュニケーションをはかる
>
> 重要

初回検査で緊張しているのか，以前の検査での悪しき記憶で不安なのか，悪い病気ではないかと心配しているのか…検査前の不安や緊張から頻脈や血圧上昇，過換気気味になっていることもあり，やさしい心遣いが大切である．経口腸管洗浄液の大量飲用への労い，大腸の走行や挿入の仕方に関する説明（下腹部にあるS状結腸と上腹部にある横行結腸は固定されておらずブラブラしていてとくにS状結腸は曲がりくねっていて，カメラで曲がり角をゆっくり丁寧に越えては腸を折り畳みながら入っていくので少し突っ張ったりするかもしれませんが，痛かったら教えてくださいね），おならではなく送気した空気が出ることを説明し排ガスを促したり，たわいない雑談，画面に映る見つかった病変に対する説明などなど，被検者を和ませることが目的であり，入らない言い訳ばかりしないことがポイントである．

> ・巧みなトークも技の一つ！
>
> 重要

表 6-1 内視鏡検査の sedation に用いる各種薬剤

	薬品名	商品名	製剤規格・含量	投与量	半減期	拮抗薬
鎮静薬（ベンゾジアゼピン系）	ジアゼパム	セルシン ホリゾン	5 mg/1 ml/1 A 10 mg/2 ml/1 A	5～10 mg	35 時間（20～100時間）	フルマゼニル（アネキセート®）
	ミダゾラム	ドルミカム	10 mg/2 ml/1 A	0.02～0.04 mg/kg	2 時間，作用持続時間 2～6 時間	フルマゼニル（アネキセート®）
	フルニトラゼパム	ロヒプノール サイレース	2 mg/1 ml/1 A	0.004～0.03 mg/kg，追加時は初回量の半量	7 時間	フルマゼニル（アネキセート®）
麻酔薬	プロポフォール（文献 3）参照）	ディプリバン プロポフォール	200 mg/20 ml/1 A 500 mg/50 ml/1 V 1 g/100 ml/1 V （プロポフォール®には 1%と 2%の製剤があるので注意）	0.5 mg/kg を 3～5 分かけて投与し，2 mg/kg/hr で維持．ディプリフューザーTCI 法では目標濃度 1.0～2.0 μg/ml	分布半減期 2～8 分	なし
	デクスメデトミジン塩酸塩（文献 3）参照）	プレセデックス	200 μg/2 ml/1 A	6 μg/kg/hr を 10 分間持続投与し，0.2～0.7 μg/kg/hr で維持（維持量からの開始も可）	2～3 時間	なし
鎮痛薬	ペチジン塩酸塩	オピスタン 塩酸ペチジン	35 mg/1 ml/1 A 50 mg/1 ml/1 A	17.5～35 mg，適宜 17.5 mg 追加	4 時間	ナロキソン塩酸塩（ナロキソン塩酸塩®）
	ペンタゾシン	ペンタジン ソセゴン	15 mg/1 ml/1 A 30 mg/1 ml/1 A	15～30 mg あるいは 0.6 mg/kg	1 時間（鎮痛効果は 3～4 時間）	ナロキソン塩酸塩（ナロキソン塩酸塩®） ドキサプラム塩酸塩水和物（ドプラム®）
拮抗薬	フルマゼニル	アネキセート	0.5 mg/5 ml/1 A	0.2 mg 緩徐に静注，4 分以内に覚醒しない場合は 1 分間隔で 0.1 mg ずつトータル 1 mg まで追加	50 分，効果持続時間 15～140 分	
	ナロキソン塩酸塩	ナロキソン塩酸塩	0.2 mg/1 ml/1 A	0.2 mg 静注，効果不十分時 2～3 分間隔で同量を 1～2 回追加	30～90 分，効果持続時間 20～60 分	
	ドキサプラム塩酸塩水和物	ドプラム	400 mg/20 ml/1 V	0.5～2 mg/kg 緩徐に静注，反応があれば 5～10 分間隔で追加投与	4 分，効果持続時間 5～12 分	

特　徴	注意点	禁　忌	副作用
抗不安作用あり．鎮静・筋弛緩作用が強い．前向性健忘（時に逆行性）あり．	脂溶性で血管痛や血管炎を起こすことあり．	急性狭隅角緑内障，重症筋無力症，リトナビル（HIV 治療薬）内服者	舌根沈下，血圧低下，呼吸抑制，循環性ショック，錯乱
作用発現が速く，持続時間が短い．水溶性であるため静注後 2～3 分待って効果を判定する．前向性健忘が出やすい．	吃ぎゃくが出やすい．鎮静効果はジアゼパムより強く呼吸抑制が起こりやすい．0.15 mg/kg 以上では一過性の無呼吸の頻度が増える．	急性狭隅角緑内障，重症筋無力症，リトナビルなど HIV 治療薬内服者	舌根沈下，血圧上昇・低下，頻脈，不整脈，無呼吸，呼吸抑制，頭痛，せん妄
作用発現が速い．鎮静効果，睡眠作用が強い．循環器系への影響はほとんどない．	呼吸抑制・舌根沈下にとくに要注意で，高齢者や循環器・呼吸器系疾患への投与は慎重に考慮．	重症心不全，パーキンソン病，アドレナリン投与中，妊婦，急性狭隅角緑内障，重症筋無力症	無呼吸，呼吸抑制，舌根沈下，血圧低下，錯乱
投与中止によりすぐに覚醒し，覚醒の質がよい．	患者の状態を管理する麻酔科専任医師が必要．血圧低下があるため少なくとも 5 分間隔で血圧測定をする．血管痛あり，太い血管に投与する．	妊産婦，小児（長期大量）	舌根沈下，一過性呼吸抑制，てんかん様体動，低血圧，重篤な徐脈，不整脈，覚醒遅延，アナフィラキシー様症状
呼吸抑制作用が少ない．持続投与中（鎮静下）でも呼びかけなどの刺激により容易に覚醒し，見当識を保持させることが可能．	呼吸循環動態を継続的に監視できる設備，緊急処置が可能な施設で，患者管理に熟練した医師のみ使用．緩徐な持続注入を厳守．肝代謝・尿中排泄，肝血流量依存性．	18 歳未満に対する使用経験がなく，安全性は確立していない	低血圧，高血圧，徐脈，心室細動，心停止，洞停止，低酸素症，激越，傾眠，嘔吐，嘔気，口内乾燥，心房細動，頻脈，口渇，発熱，血液量減少，疼痛
アトロピン様作用もあり，鎮痙作用もある．	麻薬のため取り扱いが煩雑．肝代謝・尿中排泄．フェノチアジン系薬剤，バルビツール酸系薬剤，三環系抗うつ剤，β-遮断剤，アルコールなどで相互作用を生じる．高齢者や呼吸器疾患への投与は呼吸抑制に注意し減量する．	重篤な呼吸抑制状態，重篤な肝機能障害，慢性肺疾患に続発する心不全，MAO 阻害薬（パーキンソン病治療薬）内服者	呼吸抑制，錯乱，不整脈，血圧変動，ショック，アナフィラキシー様症状，痙攣
鎮痛効果が高い．	めまい，悪心・嘔吐が出現することがある．尿中排泄．大量投与した場合 Oddi 氏筋を収縮する．	頭蓋内圧上昇状態，重篤な呼吸抑制状態	呼吸抑制，ショック，アナフィラキシー様症状，痙攣，悪心・嘔吐
肝で速やかに代謝されるため効果持続時間は短い．副作用の発生率は低く軽症．	拮抗するジアゼパム系薬剤よりも効果持続時間が短いため，再鎮静が起こることあり．	ベンゾジアゼピン系薬剤を長期投与されているてんかん患者（痙攣を生じることがある）	頭痛，興奮，血圧上昇，嘔気嘔吐，肝機能異常
静注後 1～2 分で効果が出現，30 分で効果は著明に減少．静注ができないときは筋注，皮下注でも可．	高血圧，心疾患患者では急激に拮抗されると血圧上昇，頻脈などを起こすことあり．	バルビツール系薬剤などの非麻薬性中枢神経抑制薬または病的原因による呼吸抑制のある患者（無効のため）	血圧上昇，頻脈，悪心嘔吐，肺水腫
呼吸促進作用，覚醒促進作用があり，呼吸中枢に選択的に作用する．	酸性溶液であるので，アルカリ溶液と混合しないこと．静脈内注射により血栓性静脈炎を起こすことあり．	てんかん，他の痙攣状態の患者，重症の高血圧症および脳血管障害患者，冠動脈疾患，明瞭な代償不全性心不全	興奮状態，振戦，血圧上昇，頻脈，不整脈，悪心，発汗，熱感・ほてり

●痛みが強い場合の対処法

不安で過換気気味であると痛みが増強し，その状態で急に痛みを感じるとだれでも過剰に反応するものである．検査開始時からコミュニケーションをはかりつつ，雑談などの会話で被検者にしゃべらせて息を吐かせるようにし，過呼吸にならないようにする．呼吸法も大切で，腹筋に力を入れないよう腹式呼吸を（おなかを膨らませたり引っ込めたりしながらゆっくり息を吸ってぇ吐いてぇ，と）指導し練習させる．多発憩室や腸管癒着がある場合はとくに，送気は最小限で吸引をこまめにし，用手圧迫や体位変換を駆使し，時間はかかっても腸管を伸ばさない覚悟でより丁寧に挿入する．

・雑談は過換気防止策！
重要

・送気は最小限，吸引はこまめ，おならも促す
重要

また，あらかじめ痛みが出そうなpush操作をするときは予告をし，痛みの理由を説明し（腸の中をカメラが通っているので曲がり角を通るときに突っ張るような痛みが出るかもしれません，癒着があるとカメラが通るときに周囲にも影響が出るので引っ張られるような痛みが出るかもしれません），痛みの度合いが安全に検査を行うための指標となるので痛みが強いときには教えてもらうように話し，ゆっくりとした腹式呼吸を促す．

・腹式呼吸の練習と，痛みの予告と説明
重要

腸蠕動に伴って痛みを訴える場合は蠕動運動には波があって次第に和らぐことを説明し，緊張が強いと蠕動が亢進することを優しく諭しながら腹部マッサージ（臍周りを時計回りにさする）や腹式呼吸をさせる．少し待っても蠕動が激しい場合は鎮痙薬を追加する．

・蠕動を制御する
重要

それでも痛みが強いときは，細く軟らかいスコープに入れ替える，送気を二酸化炭素に変更する，という手もあるが，次回の検査のことも念頭において，被検者をひどい目にあわせる前に上級医に代わってもらうか，勇気ある撤退を早めに決断したほうが賢い．

モニタリング方法と注意点

●モニタリングの適応

日本消化器内視鏡学会の「内視鏡実施時の循環動態研究委員会報告」[5)]によると，鎮静薬使用により著明な脈拍増加，血圧低下，動脈血酸素飽和度（SpO_2）低下が認められ，65歳以上の高齢者や循環器系の基礎疾患を有する場合は他と比べ有意な血圧低下がみられ，SpO_2低下に関してはミダゾラムがジアゼパムよりも有意に多く，検査時間の長さや検査医の習熟度にも影響していた．これらを踏まえ，日本消化器内視鏡学会リスクマネージメント委員会による呼吸・循環動態モニタリングのガイドライン[6)]はモニタリングが必要な内視鏡被検者として，①被検者の一般状態が悪い場合（高危険群），②高齢者，③被検者に負荷がかかる内視鏡検査（とくに鎮静薬を使用する場合で，時間がかかると予想される内視鏡治療など）を挙げ，呼吸・循環動態のモニタリングを行うことで収

・モニタリングが必要なのは，①一般状態が悪い人，②高齢者，③sedation時，④治療内視鏡時
重要

縮期血圧の低下，不整脈，心筋虚血，呼吸抑制といった重大な変化をできるだけ早期に発見して適切な処置を行うことができるとしている．

●モニタリングの実際と注意点

1）モニタリングとは

モニタリングとは内視鏡実施前から後まで被検者の呼吸・循環動態の変化を正確に把握することであり，変動が起こった場合に早期に速やかに対処できるようにしておく必要がある．前述の呼吸・循環動態モニタリングのガイドライン[6]で推奨されているモニタリング方法はパルスオキシメーターによる動脈血酸素飽和度（SpO_2）および脈拍数測定で，血圧測定や心電図，モニタリング装置も必要に応じ適宜追加が望ましいとしている．重篤な不整脈の既往や心不全，大量出血などの緊急内視鏡検査時には血圧モニターほか心電図モニター装着が推奨される．

・モニタリングにパルスオキシメーターは必須

重要

2）モニタリングの実際

モニタリングの機器にはパルスオキシメーター，自動連続血圧計，心電図モニター，自動患者監視装置などがあるが，モニタリングの基本は被検者の外見観察であり，介助している看護師やコメディカルスタッフによる肉眼的観察が機器に頼るよりも有効であるとされている．被検者の一般状態（既往症の確認，とくに呼吸器・循環器疾患の有無，現在の内服状況，アレルギーの有無など）を把握し，患者の声かけに対する反応や顔色，呼吸状態，生あくびやいびき，冷汗の出現に注意する．検査前のバイタルサインをチェックし，検査中・後と比較する．パルスオキシメーターを SpO_2 90%以下，脈拍が一定の範囲を逸脱したときにアラームが鳴るように設定しておけば，変動時にただちに気づくことができる．鎮静薬静脈内投与3分後に SpO_2 が著しく低下し，5分後に血圧が著明に低下するという報告があり，導入後5分間はとくに注意が必要である[5]．

・モニタリングの基本は肉眼的外見観察

重要

・sedation 導入後5分間は特別注意

重要

3）機器のレイアウト

当院ではパルスオキシメーターと自動連続血圧計，心電図モニターが一体となった自動患者監視装置を内視鏡モニターの下に配置し，検査医ならびに看護師が検査中いつでも確認可能で（図6-1a, b），アラーム設定により呼吸・循環動態の著しい変化に速やかに気づける状態にある．また，他のスタッフがいる処置室に，全検査台とリカバリールームのモニタリングデータが繋がっている集中監視画面を設置し，常に複数人が監視できる態勢になっている（図6-1d）．検査前，被検者に自動患者監視装置を装着し，通常は脈拍，血圧，SpO_2 を5〜10分ごとに測定し，リスクの高い被検者や治療内視鏡時には心電図も装着している．

●緊急時対策

緊急時に備え，緊急薬品や挿管セットなど救急処置に必要な器材を救

図 6-1 モニタリングの実際

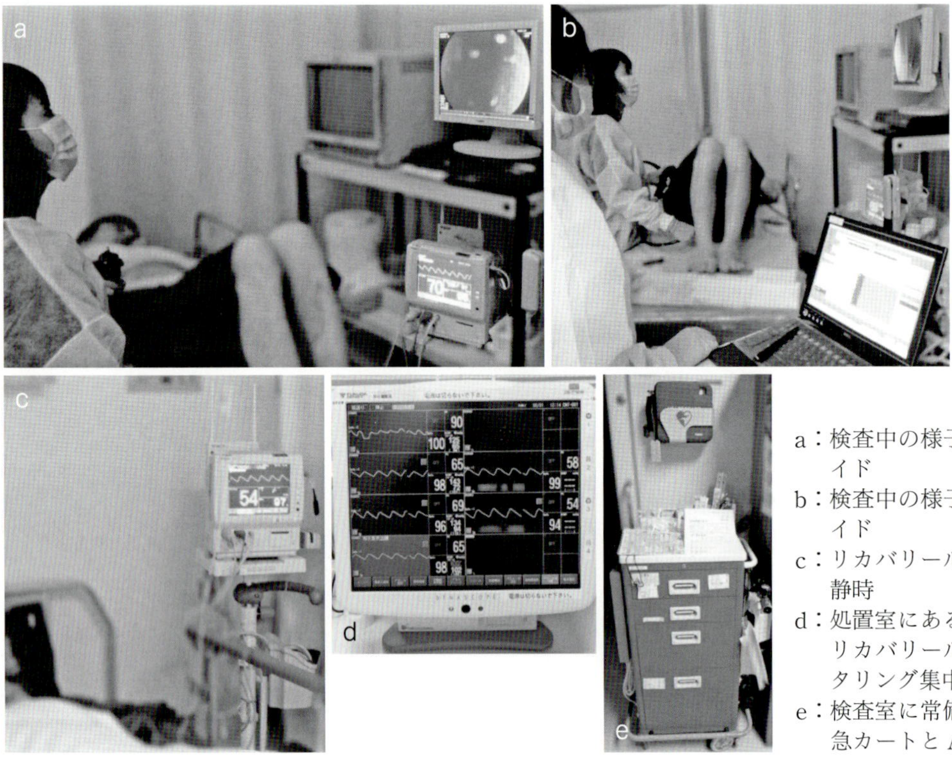

a：検査中の様子，検査医サイド
b：検査中の様子，看護師サイド
c：リカバリールームでの安静時
d：処置室にある全検査室とリカバリールームのモニタリング集中監視画面
e：検査室に常備している救急カートと AED

急セットとしてすぐに使用できる状態で常備しておく必要がある（**図 6-1e**）．具体的には，アンビューバッグ・マスク，経鼻酸素カニュラ，酸素配管またはボンベ，挿管セット，点滴セット，気管吸引チューブ，除細動装置，緊急薬品として輸液製剤，エピネフリン，ノルエピネフリン，重炭酸ナトリウム，抗不整脈薬（リドカイン，硫酸アトロピン，プロカインアミド，イソプロテレノール），昇圧薬（エチレフリン塩酸塩，ドパミン，ドブタミン），亜硝酸薬，気管支拡張薬，ステロイド薬，拮抗薬（表 6-1）（フルマゼニル，ナロキソン塩酸塩，ドキサプラム塩酸塩水和物）などをいつでも使用可能な状態にしておく．

呼吸・循環動態の急変時に備えて血管確保を行ってから鎮静薬・鎮痛薬を投与すれば，血圧低下時の補液や呼吸抑制時の拮抗薬の投与などの緊急処置を速やかに行うことができる．アナフィラキシーショックなど急変時に対する処置をマニュアル化するなど，緊急の際に誰もが冷静かつ迅速に対応できるように日ごろから準備をしておくことも大切である．

> ・血管確保をしておくと安心
> ・急変時に対する日ごろからの準備が大切
>
> 重要

●リカバリー，帰宅に際しての注意

検査終了後はリカバリールームや病棟へ車椅子やストレッチャーで移動し，モニタリング観察を継続しつつ，覚醒し呼吸・循環動態が安定するまで1時間程度の休息を取らせる（図 6-1c）．外来検査の場合は休息後，来院時の状態に戻ったことを確認し，検査結果の説明を行い帰宅していただく．検査当日は自動車やバイク，自転車の運転と，高所などでの危険な作業や飲酒を行わないよう指導する．高齢者には転倒防止のため可能なかぎり付き添いの方との帰宅をお願いしている．検査終了直後に拮抗薬を投与した場合でも再鎮静が起こる可能性があり，経過観察は必要である．

偶発症に対する対処法（表 6-1）

内視鏡の偶発症は手技自体よりも呼吸・循環器系偶発症のほうが高頻度であり，その多くは鎮静薬・鎮痛薬が関与していると考えられている．1998～2002 年の日本消化器内視鏡学会による集計[1]では前投薬に関連した偶発症の発生頻度は 0.0059％で，そのほとんどが sedation に関わるものであり，死亡例の半数以上が sedation に起因するものであった．モニタリングを行うことで SpO_2 90％以下，急激な脈拍低下，収縮期血圧 90 mmHg 以下もしくは検査前に比べ 20％以上の低下などの呼吸・循環動態の異変を早期に発見し，速やかに対処することで重篤な事態への進行を食い止めなければならない．

- 最初の異変を察知し対処する
- SpO_2 90％以下，急激な脈拍低下，収縮期血圧 90 mmHg 以下もしくは検査前に比べ 20％以上の低下
- 急変時には人を集める

重要

●呼吸抑制

鎮静薬の直接作用（とくにベンゾジアゼピン系）のみならず，鎮静による舌根沈下による気道閉塞によっても低酸素状態となる．

1. 呼名しながら刺激を与え，腹式での深呼吸を指導し促す．
2. 経鼻カニュラを装着し（口からしか呼吸できない場合はマスクで）酸素 1～2 *l* の投与を開始し，続けて鼻からの深呼吸を促す．
3. 効果がみられないときは検査を中断し，酸素投与量を増量，腸管内の空気を可能なかぎり吸引し，拮抗薬の投与を行う．SpO_2 が改善し状態が落ち着けば検査を続行する．
4. それでも SpO_2 が戻らないときは検査を中止し，拮抗薬の追加投与を行いつつ，腸管内の空気を可能なかぎり吸引しながら速やかにスコープを抜去し，頭部後屈・下顎挙上により気道確保を行い，応援を呼んでエアウェイ挿入や場合によっては気管挿管による気道確保を行う．

●循環動態の変動

1. 意識レベルの変化のない血圧低下の場合は迷走神経反射の可能性が高く，検査を中断し，腸管内の空気を可能なかぎり吸引し，点滴速度を速めて，血圧の再測定を行う．
2. 効果がみられないときは，検査を中止し，腸管内の空気を可能なかぎり吸引しながら速やかにスコープを抜去し，拮抗薬を投与して下肢を

挙上する．徐脈を伴う場合は硫酸アトロピン* 0.25 mg をルートから静注する．

❸ それでも血圧が上がらないときは，エホチール®** を生食で希釈し 2～3 mg ずつ血圧が上がるまで静注する．

---

* アトロピン硫酸塩水和物(硫酸アトロピン注®，アトロピン硫酸塩®，アトロピン注 0.05%シリンジ®) 0.5 mg/1 ml/1 A

** エチレフリン塩酸塩（エホチール®) 10 mg/1 ml/1 A

文 献

1）金子榮藏，原田英雄，春日井達造，他：消化器内視鏡関連の偶発症に関する第 4 回全国調査報告―1998 年より 2002 年までの 5 年間．Gastroenterol Endosc 2004；46：54-61
2）峯 徹哉，竹下公矢，上西紀夫：Sedation ガイドライン．日本消化器内視鏡学会卒後教育委員会 編：消化器内視鏡ガイドライン（第 3 版）．2006，37-44，医学書院，東京
3）日本麻酔科学会：麻酔薬および麻酔関連薬使用ガイドライン第 3 版．2009
4）乾 和郎，田妻 進，加藤元嗣：循環動態モニタリングガイドライン．日本消化器内視鏡学会卒後教育委員会 編：消化器内視鏡ガイドライン（第 3 版）．2006，45-52，医学書院，東京
5）中澤三郎，浅香正博，小越和栄，他：内視鏡実施時の循環動態研究委員会報告．Gastroenterol Endosc 1997；39：1644-1649
6）日本消化器内視鏡学会リスクマネージメント委員会：消化器内視鏡リスクマネージメント．Gastroenterol Endosc 2004；46：2600-2609

（平賀裕子）

第７章

挿入時における基本事項

Ⅰ．被検者の体位，光源・モニタの配置

被検者の体位

❶ 挿入時，被検者はまず左側臥位となる（図 7-1）．被検者は膝を胸のあたりまで十分に曲げた状態にする．

❷ 上部直腸に挿入した時点で仰臥位としそのまま盲腸まで挿入する．仰臥位では両足を曲げて右足を左足に組むようにする（図 7-2）．

❸ 仰臥位では頭を上げて無理にモニタを見ようとすると腹筋に力が入り挿入しにくくなるため，頭は枕につけて力をぬく．

❹ 術者は常に，S 状結腸を過伸展することなくたたみ込むように挿入することを心がける．左側臥位から仰臥位になることで自由腸管である

図 7-1　左側臥位

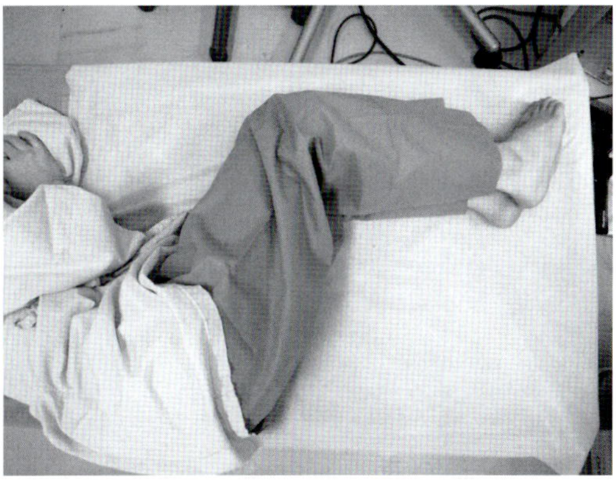

図 7-2　仰臥位

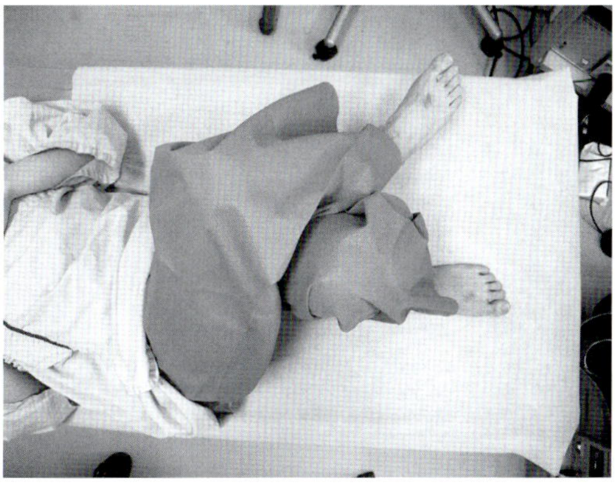

図7-3　右側臥位

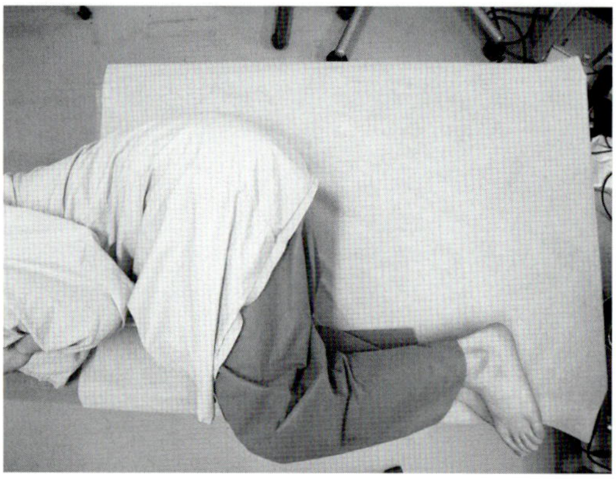

S状結腸と下行結腸の移行部が鈍化しさらに用手圧迫もしやすくなる.

❺ 通常，右側臥位での挿入はあまりなく，横行結腸肝彎曲部が通過しにくいときに利用することがある．右側臥位では術者は被検者の足がスコープ操作時に邪魔にならないように検査台を若干通常より低くすると楽である（図7-3）.

❻ 鎮静薬を使用しないときは，被検者と会話をしながら挿入すると緊張がとれて挿入しやすくなることがある.

光源・モニタの配置

施設の広さ，医師数，看護師数などにより光源・モニタの配置は変わってくるものと思われる．われわれの施設では図7-4のように検査室の

図7-4　光源・モニターの位置

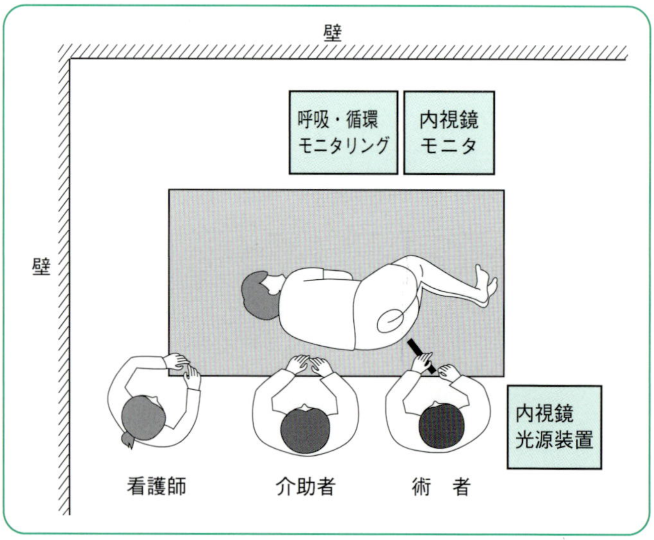

広さの影響のため検査台の2面が壁に接しており内視鏡光源装置は検査台の足元，内視鏡モニタは術者の正面に配置している．可能であれば検査台の4方向からいつでも被検者の急変時などに対応できるように配置するべきである．呼吸・循環モニタリングは内視鏡モニタと並べて配置したほうが術者の視線の動きが少なくなり把握しやすい．また，最近は壁掛けや天井からつるすタイプのモニタもあり，コード類も足で引っかけることがないように配慮されている．

・呼吸・循環モニタリングは内視鏡モニタと並べる

重要

（永田信二）

Ⅱ．スコープの操作法

Point

- スコープは肛門から約30～40 cm離して柔らかく握る．
- 右手でスコープ操作部を操作することはきわめてまれである．

スコープの名称

スコープのおもな名称を図7-5に示す．

図7-5　内視鏡スコープの名称

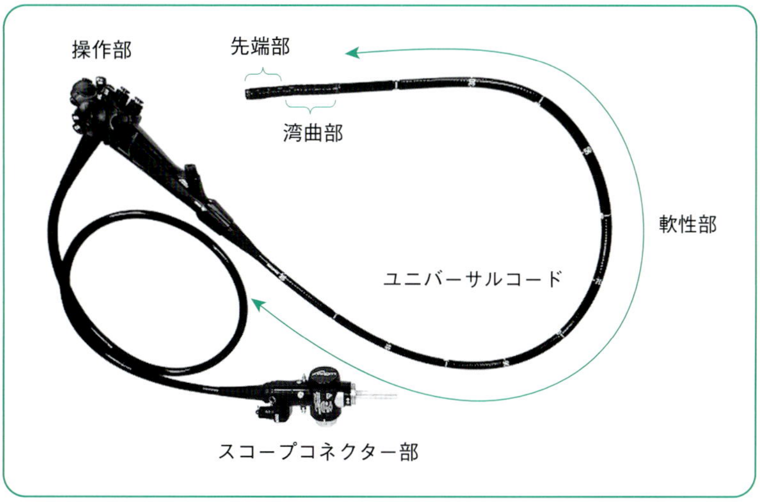

術者の立ち位置

図7-4のように術者は検査台の右側に立つ．われわれの施設では介助者は術者の左側に立つ．被検者が検査台の中央にくると術者は前屈の状態で内視鏡を操作することとなり腰痛などの原因にもなる可能性があるので，被検者はどの体位でも検査台の右端に位置するようにする．

・術　者→検査台の右側
・介助者→術者の左側
・被検者→検査台の右端

重要

スコープ操作部の持ち方

❶ スコープ操作部とは，上下アングルノブ，左右アングルノブ，送気・送水ボタン，吸引ボタンなどがある部分をさす（**図7-5，6**）．
❷ 操作部は左手で把持し，左手指でこれらのボタンを操作する（図7-6）．右手で操作することはきわめてまれである．
❸ スコープ操作部を強く握ると手指がスムーズに動かなくなり正確な操作ができなくなる．第一指で上下アングルノブ，左右アングルノブを操作する．吸引ボタン，送気・送水ボタンをone finger（第二指のみ）で操作する方法もあるが著者の場合は，第二指で吸引ボタン，第三指で送気・送水ボタンを操作している．

・右手で操作はしない

重要

スコープ軟性部の持ち方

右手でスコープ先端から約30～40 cm離して軽く握る．スコープ先端に近い部分を握ると挿入時に何度も握りかえることになる．また，最近のスコープは固くスコープ先端から離れた部分を握っても十分トルクが伝わる（**図7-7**）．

・先端から離れた部分を握る

重要

図7-6　スコープ操作部

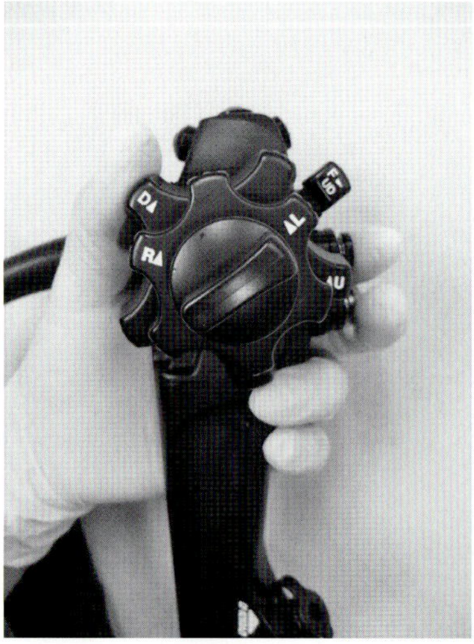

図 7-7　スコープの持ち方

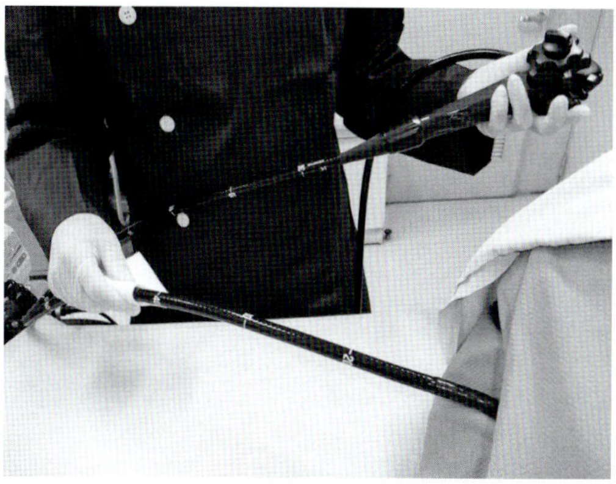

スコープ全体の持ち方

スコープ先端部から操作部までねじれやたわみ，曲がりを極力作らないように直線的に保持する．ねじれはスコープが直線的に挿入できていない証拠である．スコープ先端部から操作部にかけてのねじれの解除は，いったん光源の電源を切りスコープコネクター部を光源からはずしねじれを解除する．

・ねじれは解除する

重要

文　献

1）荒川廣志，河合良訓：挿入と観察・撮影．田尻久雄 監修：上部消化管内視鏡挿入・観察のポイント．2008，75-77，日本メディカルセンター，東京
2）高木　篤：体外基本操作法．高木　篤 著：腸にやさしい大腸内視鏡挿入法．2005，12-21，医学書院，東京
3）光島　徹：scope 挿入時の体位変換と用手圧迫．五十嵐正広，田中信治 編：ワンポイントアドバイス―大腸内視鏡検査法．2004，90-91，日本メディカルセンター，東京

（永田信二）

Ⅲ．軸保持短縮法

Point

- hooking the fold 法，right turn shortening 法を駆使して軸保持短縮法での挿入が理想的である．
- 送気をできるだけ少なくして，ゆっくりとした挿入を心がける．
- 右旋回と引き戻し操作のみでスコープがS状結腸を進んでゆく感覚をマスターする．
- 脾彎曲までにはS状結腸で形成されたloopを必ず解除してから横行結腸へと進む．
- 用手圧迫と体位変換を利用することが重要である．
- 右側横行結腸から肝彎曲部は引き抜き操作と空気の吸引によるparadoxical movementにより通過する．

挿入に関する基本的事項

大腸内視鏡挿入法の目標は「短時間で安全かつ苦痛の少ない挿入」である．挿入法には一人法と二人法があるが，無透視下の一人法が推奨される．一人操作法の基本は，スコープの軸を大腸の軸に一致させ全腸管にわたる短縮直線化を行う「軸保持短縮法」である．

・一人操作法の基本は軸保持短縮法

重要

スコープの操作は，左手のみでスコープのアングルを操作し，右手はスコープの出し入れと旋回操作（左右のひねり操作）のみに使用する．左手の上下アングル操作と，右手の左右の旋回操作により内視鏡を360度，自由に操作できることが重要である．その際，右手のスコープの動きが忠実にスコープ先端に伝わる状態（one to one movement）を常に感じるように短縮操作を繰り返すことがポイントである．

・右手のスコープの動きが忠実にスコープ先端に伝わる状態

重要

軸保持短縮法による大腸内視鏡挿入のためには，スコープの先端で屈曲部の粘膜ひだを引っかけた後にスコープを引き戻して角度を鈍角にしてひだをかき分けながら進んでゆく「hooking the fold 法（図7-8）」や，屈曲部に先端を引っかけてスコープに右旋回と引き戻し操作を加えることで，スコープを直線化させながら屈曲部を通過する「right turn shortening 法（図7-9）」の併用が必須である．挿入が困難になる原因の一つとしてloop形成があるが，loop形成を防止するための用手圧迫や体位変換が重要である．

・ループ形成を防止するための用手圧迫や体位変換が重要

重要

図 7-8　hooking the fold 法

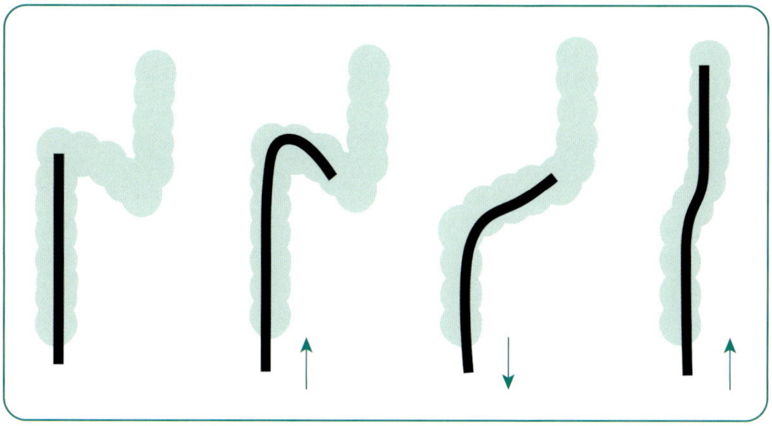

スコープの先端で屈曲部の粘膜ひだを引っかけた後にスコープを引き戻して角度を鈍角にしてひだをかき分けながら進んでいく方法．

図 7-9　right turn shortening 法

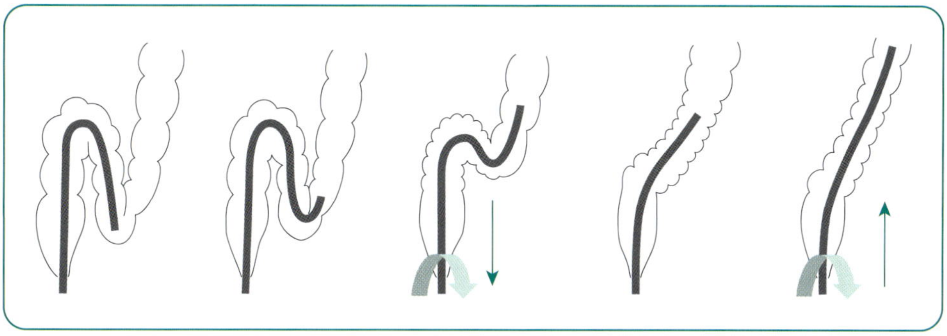

屈曲部に先端を引っかけてスコープに右旋回と引き戻し操作を加えることで，スコープを直線化させながら屈曲部を通過する方法．

直　腸

●直腸指診の方法

被検者を左側臥位として右手第 2 指にキシロカイン®ゼリーを塗布して，直腸指診を行う．その目的には以下の項目がある．

・直腸指診の目的
重要

❶ 患者をリラックスさせ余分な体の力を抜かせて，内視鏡検査をスムーズに行うための内視鏡挿入前に行う必須事項である．

❷ 直腸癌の多くは指の届く範囲にあり，いきなりスコープを挿入すると病変を傷つけたり，出血をきたしたりすることがあるので，あらかじめ直腸下部の病変の有無を確認する．肛門の硬さや狭窄の有無，痔核の有無なども確認する．また，指の抜去時に血液付着の有無も観察する．

❸ 肛門部の麻酔，滑りをよくする．

❹ 表面麻酔をしてあっても，スコープをいきなり挿入すると，被検者の

肛門は反射的に収縮し，抵抗や疼痛を生じる．直腸指診の際にも，一声かけてからゆっくりと指を挿入する．また，入れた指はすぐ抜かずに5秒ほど入れたままにしておくと，肛門部の筋肉の緊張がとれてくる．

●直腸へのスコープの挿入

キシロカインゼリーまたは潤滑剤を十分に塗布した後に，スコープを右手の人差し指で押さえながら，スコープ先端の端から，そっと肛門に滑り込ませる．これも疼痛軽減のためである．いったん直腸に入ったら，スコープを真っ直ぐにし，ゼリーをスコープの40 cm程度の所まで塗布し，その遠位側を把持した後，術者も姿勢を正して挿入を開始する．直腸内の残液を吸引し，なるべく送気しないように注意しながら進めていく．送気しなければRs-S junctionまで10 cm程度なので，すぐに到達する．

●RS-S junctionの越え方

SD junctionと同様に挿入に関してもっとも重要な部分の一つである．通常この部では次のS状結腸の管腔は7〜8時方向に見えることが多いので（**図7-10 a**），ここからスコープを強く左（反時計方向）に旋回し，RS-S junctionのfoldが12時方向にくるようにスコープを調節（**図7-10 b**），hooking the fold法を用いてupアングルにてS状結腸に挿入していく．通常，次のS状結腸の管腔は右に展開する（**図7-10 c**）．この部で腸管の走行が複雑で上述の方法ではS状結腸が展開しない場合もあるが，hooking the fold法を用いてhaustra foldを一つずつ丁寧に越えていく．この部分は決して pushで越えてはならない．初心者が穿孔を起こしやすい部位の一つであり，またこの部の過伸展が起これ

・RS-S junctionは決してpushで越えてはならない

重要

図7-10　RS-S junctionの越え方

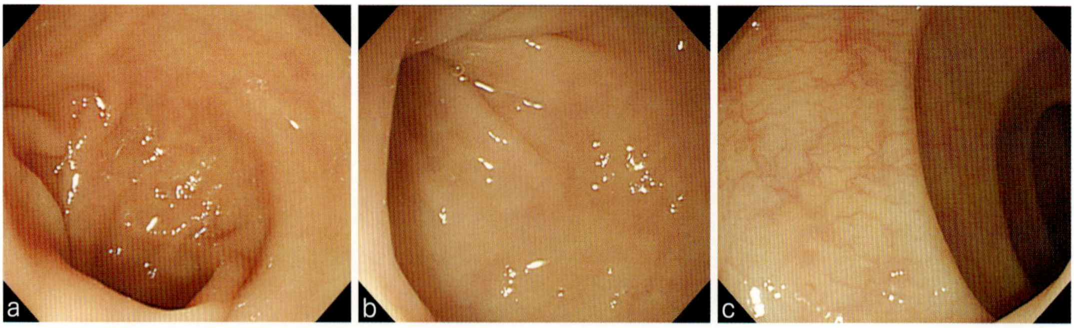

a：通常，RS-S junctionの管腔は7〜8時方向に見えることが多い．
b：スコープを左（反時計方向）に旋回し，12時方向に管腔がくるようにする（写真は反時計方向に旋回途中で次の管腔は9時方向に見えている）．
c：upアングルをかけながらhooking the fold法でスコープを進めると，右方向にS状結腸の管腔が展開する．

ば SD junction 到達時にダブル loop が形成されやすくなる．また，RS-S junction を通過する前に直腸の余分な空気を十分に吸引しておくことで，次の S 状結腸から SD junction の通過がより容易となる．

S 状結腸から SD junction への挿入

●S トップの越え方

RS-S junction を通過し S 状結腸に入ったら，患者を左側臥位から背臥位にし，両膝を立て，その後右足を左膝の上にのせてもらう．通常 S 状結腸の管腔は右方向に見えてくるので，hooking the fold 法を用いながらスコープを進めてゆく．AV 15〜20 cm 付近で強い屈曲が現れるので，そこが通常 S トップである．S トップの強い屈曲も hooking the fold 法を使用してスコープの引き戻し操作と右旋回操作を使用しながら通過していく．その際に，以下のような操作を行う．

❶ S トップでは次の管腔が 3〜6 時方向にくるようにスコープを旋回する．
❷ 介助者に恥骨の上部を手のひら手首側で背側に押さえてもらう（用手圧迫法）．このとき，次の管腔が近づいてくる位置を探して押さえてもらう（図 7-11）．
❸ できるだけ空気を抜き，管腔を虚脱させる．内視鏡をゆっくり操作する．
❹ スコープを押して進むのではなく，右旋回操作のみで，スコープが直線化しようとする力（すべてのスコープは右に旋回すると直線化しようとするよう設計されている）により進んでいく感じを習得する．

・右旋回操作のみでスコープが直線化しようとする力を利用
重要

これらが S 状結腸で loop を形成せず患者の苦痛を最小限に抑えて SDJ を通過し，下行結腸へ到達する軸保持短縮法のコツである．

図 7-11 S トップの越え方ー用手圧迫法のポイント

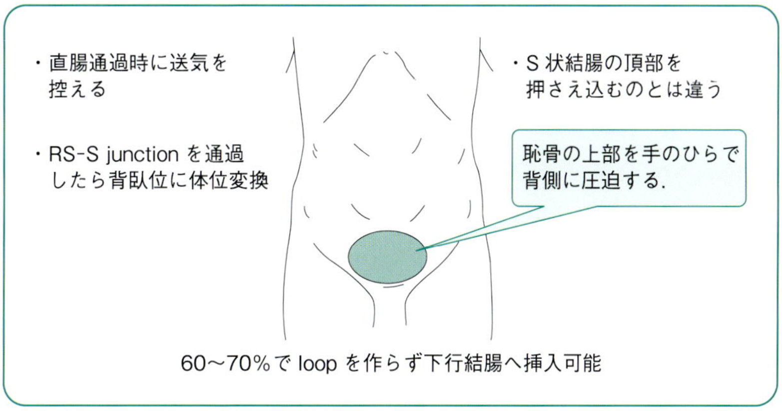
・直腸通過時に送気を控える
・RS-S junction を通過したら背臥位に体位変換
・S 状結腸の頂部を押さえ込むのとは違う
恥骨の上部を手のひらで背側に圧迫する．
60〜70％で loop を作らず下行結腸へ挿入可能

●SD junction の越え方

SD junction (SDJ) は大腸内視鏡挿入において，もっとも難しい場所である．したがってその越え方にはいくつかのパターンがあるが，本稿では誰もが習得しておかなければならない基本的な越え方を解説する．基本的な越え方には，①S状結腸からSDJを短縮しながら越える方法と，②S状結腸からSDJをpush操作で越える方法がある．

1）S状結腸からSDJを短縮しながら越える方法

Sトップから開始される一連の軸保持短縮法により，とくにSDJを意識することなく下行結腸への挿入が可能である（Sトップの越え方参照）．

2）S状結腸からSDJをpush操作で越える方法

S状結腸からSDJを短縮しながら越える方法が患者の苦痛が少なく理想的ではあるが，すべての症例に対してこの方法を用いることはできない．S状結腸過長症など，短縮できない場合はpush操作によってSDJを越える．この場合，N-loop，α-loop，γ-loopなどのloopを形成しながら内視鏡先端部を下行結腸～脾彎曲部の間にまで挿入する（**図7-12**）．いずれにしてもpush操作は，被検者に苦痛を与える可能性が高いため，苦痛に対する配慮が必要になる．技術的には余分な送気で腸管を過伸展しない，用手圧迫を併用する，単にpushするだけでなく引き戻し操作を加えてloopの大きさが小さくなるよう心がける．Push時は内視鏡をゆっくり操作するなどの工夫が重要である．またpush主体の挿入はS状結腸のloopを形成するのみでなく，RS-S junctionでもloopが形成され，ダブルloopになりやすくなる．このダブルloop形成防止の

> ・余分な送気で腸管を過伸展させない
> ・pushだけでなく引き戻し操作を加える
> ・push時は内視鏡をゆっくり操作
>
> 重要

図7-12 S状結腸で形成されるloop

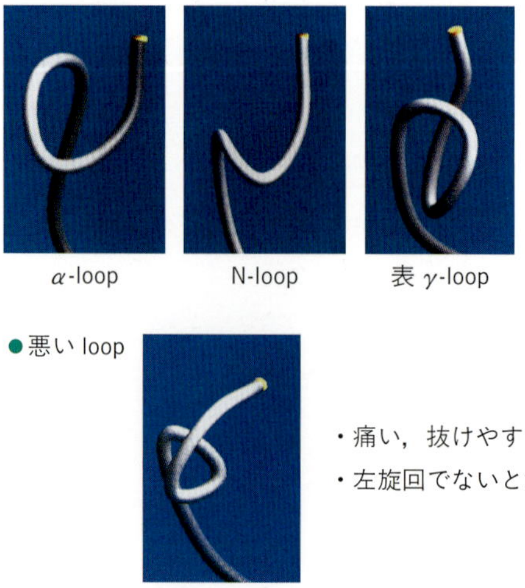

ためにも右旋回と引き戻し操作を多用しながらの挿入を心がける．また，とくにＳ状結腸過長症では図 7-12 に示す苦痛が強く，左旋回操作を用いなければ loop が解除できない，裏 γ-loop を形成しやすく，患者の苦痛が強い場合は必要に応じて鎮痛薬投与も考慮すべきである．Push 操作で挿入した後は，内視鏡を必ず直線化しなければならない．直線化は内視鏡シャフトに右旋回と抜き戻し操作を加えて行うが（right turn shortening 法），内視鏡先端が SDJ を越えて後腹膜に固定された下行結腸内に入っていることが必要である．なお，push 操作による挿入には，安全性からみても細径内視鏡が適している．

・挿入後は，内視鏡を必ず直線化

重要

脾彎曲の越え方

脾彎曲までは直線化すると日本人では 40〜45 cm である．横行結腸特有の三角形の管腔が見えてきた時点でそれ以上の長さが挿入されている場合，Ｓ状結腸で loop を形成しているのでスコープを直線化する．直線化したスコープは手元でこまかく出し入れすると先端もまったく同調して動く（one to one movement）ことで確認する．Loop が形成されていると，このこまかな手元の動きがスコープ先端に伝わらないことからも容易にわかる．横行結腸へ挿入する前には必ずＳ状結腸の loop を解除しておく（**図 7-13 a**）．

・Ｓ状結腸の loop を解除

重要

横行結腸へ挿入する際にはシャフトをやや右（時計方向）に旋回しながら，挿入時にややアングルを弱めるように押すことでステッキ現象（スコープの急なアングルにより，スコープ先端と反対方向に大きな力が加わり，腸が過長して疼痛の原因となる現象）を防止し，スコープ先端に推進力が伝わりスムーズに進むことができる．このとき，左側横行結腸の管腔の中央にスコープを向けるのではなく，アングルをゆるめた方向の大腸壁に沿うようにして進めていく（**図 7-13 b，c**）．ただし，痩せ型

・アングルをゆるめた方向の大腸壁に沿うように

重要

図 7-13　脾彎曲の越え方

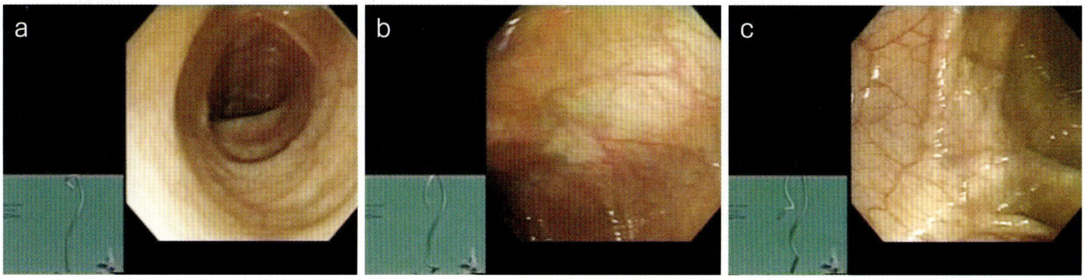

a：脾彎曲部ではスコープは 40〜45 cm であり，これ以上の長さが挿入されているときにはＳ状結腸の loop を解除してから横行結腸に挿入する．
b：横行結腸挿入時にはスコープを軽く右（時計方向）にひねりながら，up アングルを弱めて鈍角にし，壁に沿うようにして挿入する．Ｓ状結腸の用手圧迫法を併用する．
c：横行結腸中部まで挿入される．

で横行結腸の長い女性の場合，左側横行結腸が鈍角なまま，右側へ移動していくため，横行結腸で γ-loop を形成しやすくなるため注意が必要である．

S 状結腸で再ループを形成する場合は，以下の方法を試みる．

❶ 硬度可変機能付きスコープを使用している場合は，まず硬度を上げてみる．

❷ それでも loop を形成する場合には用手圧迫法を試みる．圧迫する部位は臍部のやや下方の右から，またはこの部分に加えて臍部の左上部を圧迫する．

❸ それでもスコープが進まない場合は右側臥位にして十分吸引してから挿入を試みる．

なお，挿入困難時の体位変換はすべての部位で有用である．時に脾彎曲部でも腸管が数回屈曲している場合があり，この場合は S 状結腸の通過と同様に hooking the fold 法を用いて丁寧に屈曲を越えてゆく．

横行結腸での挿入

横行結腸中部の次の管腔は通常 6～8 時方向に見えることが多いため（**図 7-14 a**），左側横行結腸を進む途中から左（反時計）旋回を加え，中部横行結腸に達した時点で次の管腔が 11～12 時方向にくるようスコープを調節する．中部横行結腸まで達したら up アングルをかけ hooking the fold 法で右側横行結腸に入っていく．管腔が見えたら管腔の方向に合わせて（通常左旋回を加えながら）十分に吸引しながら引き戻し操作により（**図 7-14 b**）スコープは肝彎曲に達する（paradoxical movement，**図 7-14 c**）．通常は十分に吸引しながら右に旋回するのみで上行結腸にスコープは進んでゆく．痩せ型で横行結腸の長い患者では時に横行結腸で γ-loop を形成する．γ-loop の形成は，横行結腸で極端に強い屈曲があること，引き戻し操作を加えてもスコープが肝彎曲に到達しな

> ・十分に吸引しながらの引き戻し操作
>
> 重要

図 7-14　横行結腸での挿入

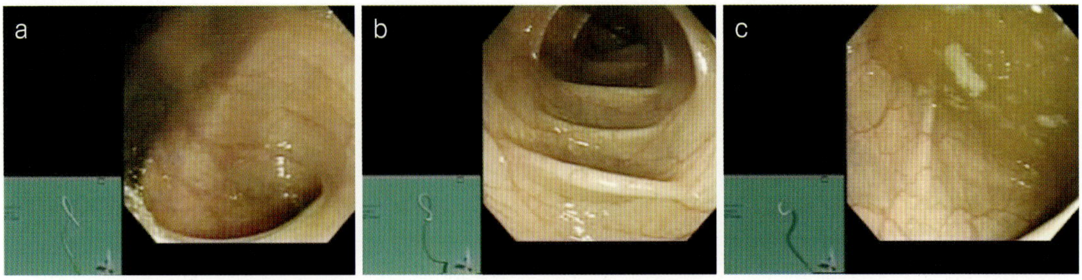

a：中部横行結腸では次の管腔は 6～8 時方向に見えるので，左（反時計方向）に旋回する．
b：hooking the fold 法を用いて up アングルをかけて右側横行結腸に入ってゆく．
c：管腔に沿って引き戻し操作と吸引により肝彎曲部に到達する（paradoxical movement）．

図 7-15　肝彎曲部の越え方

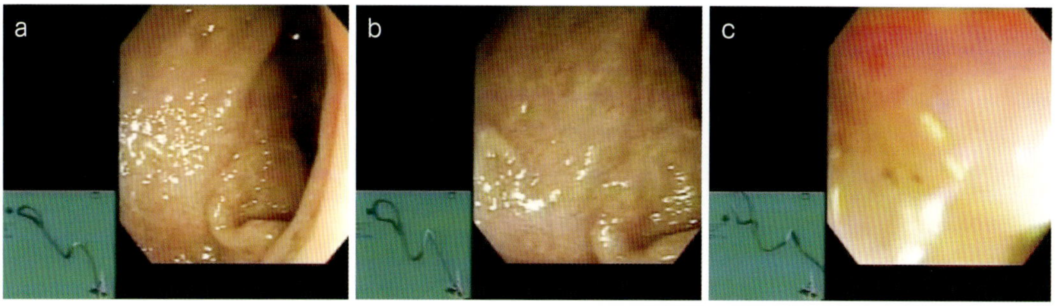

a：十分な suction と引き戻し操作により肝彎曲に達する．上行結腸は右方向に見える．
b：一ひだ越えられないときには壁が近づく場所を介助者に探してもらい，用手圧迫法を加えて，通過する．深吸気や体位変換（左側臥位）も重要な方法である．
c：用手圧迫法により壁が近づき，右（時計方向）旋回で上行結腸に到達する．

いことでわかる．このときには横行結腸のループ解除を試みる（多くは左ひねりで解除される）．

肝彎曲の越え方

通常は十分な suction とスコープの引き戻し操作のみで肝彎曲の通過が可能である．上行結腸へは通常右（時計方向）旋回で到達する（図 7-15 a）．肝彎曲の位置が高い患者（高齢者で多い）ではあと一ひだが越えれられないことがあるが，スコープが肝彎曲に近づく場所をモニター画面を見ながら介助者に探してもらい（右季肋部が多い，時に心窩部から左季肋部の圧迫が有効なこともある），用手圧迫法を加えて肝彎曲を越える（用手圧迫法は指一本の弱い力で十分である，図 7-15 b，c）．患者の深吸気を利用したり，体位変換（左側臥位が有効）を用いることも重要な方法である．

盲腸～回腸終末部の挿入

● 上行結腸から盲腸への挿入

通常，上行結腸は容易に通過し，盲腸へ到達できるが，肥満者で S 状結腸や横行結腸がたわみ，挿入が困難なことがある．患者の臍部付近を圧迫してもらうと S 状結腸，横行結腸とも loop を形成しにくくなり，容易に盲腸へと挿入されることがある．また，深吸気や体位変換（とくに上行結腸では右側臥位が有用なことが多い）も多用する．

● 回腸終末部への挿入

スコープに loop が形成されておらず，たわみのない，きれいな「7 の字」の形状で盲腸に到達していれば，通常，回盲弁は 8～9 時方向に観察

図 7-16　盲腸から回腸終末部へ

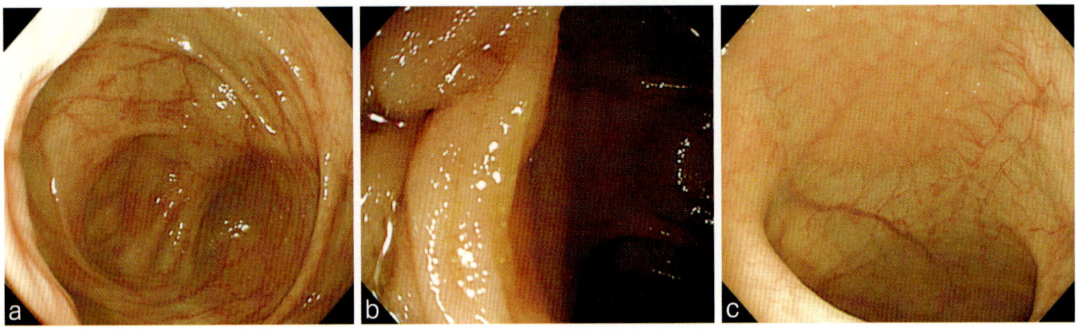

a：スコープに loop が形成されずに盲腸に到達していれば，通常，回盲弁は 8〜9 時方向に観察される．
b：回盲弁を一度越え，徐々に引き戻しながら左旋回（反時計方向）を加え，回盲弁の上唇に引っかける，または回盲弁の下唇を滑るようにしながら up アングルをかけて回盲弁を通過する（回盲弁下唇の近接像になっている）．
c：リンパ装置が発達し，小腸絨毛を有する回腸終末部へと到達する．

される（**図 7-16 a**）．回腸終末部に挿入する際には，以下の方法を試みる．

❶ 盲腸の余分な空気を十分に吸引する．
❷ 回盲弁を一度越えるまで挿入する．
❸ 徐々に引き戻しながら左旋回（反時計方向）を加え，回盲弁の上唇に引っかける，または回盲弁の下唇を滑るようにしながら up アングルをかけて回腸終末部に挿入する．

回盲弁の通過から回腸終末部挿入直後には近接像になることが多いため（**図 7-16 b**），滑るように近接画面が続いた後，少しスコープを引き戻しながら送気し，回腸終末部に挿入されていることを確認する（**図 7-16 c**）．腹部手術後や Crohn 病などの炎症性腸疾患では癒着により回盲弁から回腸終末部への角度が鋭角になり，回腸への挿入が困難な場合がある．その場合，上行結腸から回盲部付近で，画面が回盲弁へ近づく場所，スコープを押して先端に力が伝わる場所を探し用手圧迫を併用することで回腸への挿入可能となる場合がある．回腸深部への挿入は，小腸が固定されていないため一般には困難であるが，hooking the fold 法とアングル操作を多用することで回腸の 30 cm 程度は観察が可能である．回腸深部への挿入が必要な場合は無理せず，バルーン内視鏡の使用を考慮する．

（斉藤裕輔）

Ⅳ．ループの種類と解除方法

Point

- スコープを時計軸方向に捻るとＮおよび γ ループが，反時計軸方向に捻ると α ループができやすい．
- ループを作る時点から解除のことを考えて，できるだけ解除しやすいループ（＝なるべく小さいループ）を作るのがポイント．
- ループ解除の際は，free な感覚を感じるまできっちりスコープを抜去する．

大腸内視鏡の挿入法は，大きく軸保持短縮法とループ挿入法に分けられる．大腸内視鏡検査中に生ずる疼痛の原因のほとんどがループに関するものであることから，軸保持短縮法によってループを形成させずに挿入することが痛みを起こさないもっとも大切なポイントである[1]．しかし，実際はすべての症例を軸保持短縮法で挿入することは不可能であり，腸の長さ，癒着の程度や術者の技量などでどうしてもループは形成されてしまうものである．よって，ループの種類，その解除方法について熟知しておくことは，大腸内視鏡検査を行ううえで必要不可欠である．ループの大半はＳ状結腸で形成されるため，ここではＳ状結腸にできる各ループのでき方とその解除法を中心に述べる．

ループ形成有無の見極め方

無透視下での内視鏡検査中にループができているか否かを術者の目で実際に見ることはできない．よって，スコープの追従性と挿入長からループ形成の有無を判断する必要がある．すなわち，スコープを握った術者の手の動きが速やかに先端に伝わる（いわゆる free 感）場合はループを形成していないが，free 感がない場合はループを形成している可能性が高い[2]．また，ループを形成せず最短距離で挿入された場合のスコープ挿入長の目安は SD junction 30 cm，脾彎曲 40 cm，肝彎曲 60 cm，盲腸 70 cm であり，それより挿入長が長い場合はループを形成している可能性が高い[1, 3]．

ループの種類と解除方法

●Nループ（図7-17）

被検者にとって一番苦痛の少ないループである．S状結腸の管腔を右方向に捉えながら時計軸方向に捻って挿入していき，hooking the foldとright turn shorteningを繰り返して，できるだけスコープを直線化するよう心がけて挿入したときに生じやすいループである．

スコープを時計軸方向にわずかに捻りながら引き抜くとループを解除できる[3]．

●αループ（図7-18）

S状結腸の管腔を左方向に捉えながら，反時計軸方向に捻って挿入していくとできやすいループである．下行結腸に挿入されるまでの間，管腔が土管状に見えるため挿入・観察は容易であるが，ループが大きくなり腸間膜を伸展させると疼痛の原因となるだけでなくループ解除も困難となる．腹部圧迫やpull back操作（随所でスコープを引くこと）によって，できるだけ小さなループ形成を心がける．

・ループの小型化

重要

スコープを時計軸方向に捻りながら引き抜くとループを解除できるが，ループの大きさによってスコープを抜くときに必要な捻りの強さが違ってくる．すなわち，ループが小さい場合（small α loop）は1回（180度）程度のrigh turnでループを解除できるが，ループが大きい場合（big α loop）は2回（360度）程度のdouble right turnが必要となる．さらに大きなループの場合，right turnで抜いてもスコープがズルズルと抜けてしまいループを解除できないことがある．そのときは，スコープ先端を脾彎曲部まで挿入し，フックしてから同様の操作を行うと確実である[4,5]．

図7-17　Nループ

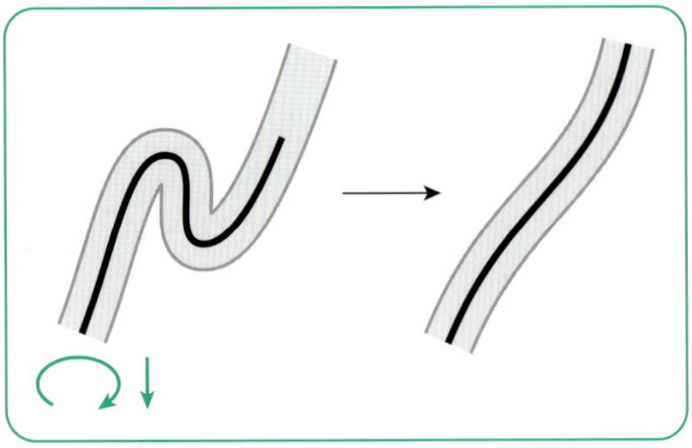

図7-18　αループ

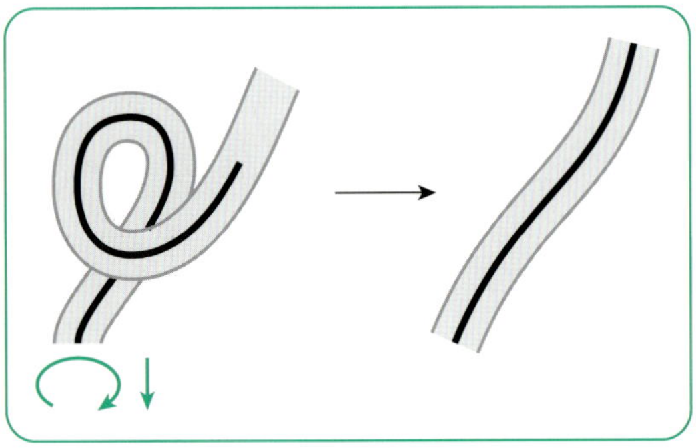

図7-19　裏αループ

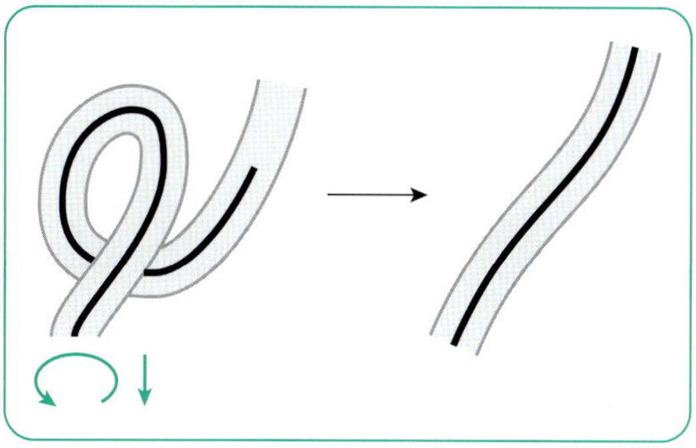

図7-20　γループ

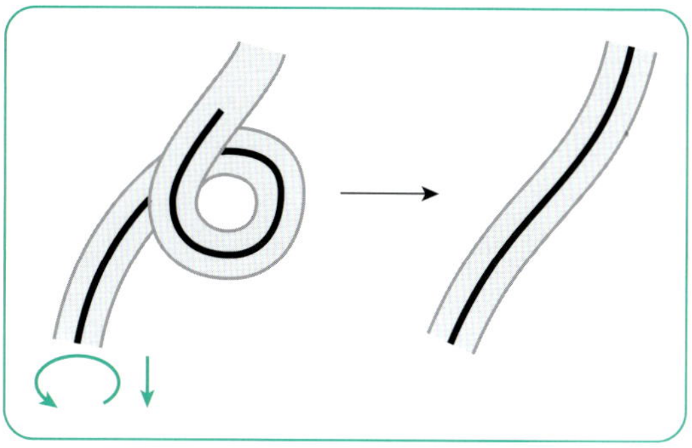

●裏αループ（図7-19）

αループはスコープ先端が挿入されたスコープの腹側を通るものであるが，裏αループは背側を通るものである．

αループとは逆に，スコープを反時計軸方向に捻りながら引き抜くとループを解除できる[4),5)]．

●γループ（図7-20）

S状結腸が長い場合にできやすいループである．Nループの場合と同様に，S状結腸を時計軸方向に捻って挿入していったときに，S状結腸が長いために過剰なright turnとなってしまい，結果的にS-D junctionに強い鋭角の屈曲ができてしまったものである．スコープ操作の際も抵抗を強く感じ，挿入に困難をきたす場合が多い．被検者の苦痛ももっとも強く，なるべくこのループを作らないように挿入すべきである．

スコープを反時計軸方向に捻りながら引き抜くとループを解除できる[4),5)]．

・必要最小限度のright turn

重要

【スコープ挿入時のポイント】

❶ 被検者にとって一番苦痛の少ないNループを目指す．hooking the foldとright turn shorteningを繰り返して，できるだけスコープを直線化するよう心がけて挿入（すなわち軸保持短縮法）．

❷ Nループが難しい場合はαループに切り替える．土管状の管腔をpushで挿入していくため比較的操作は容易であるが，ループが大きくなると疼痛の原因となる．

❸ ループを作る時点から解除のことを考えて，できるだけ解除しやすいループ（＝なるべく小さいループ）を作るのがポイント．

【ループ解除時のポイント】

❶ 挿入時のスコープ操作感から，できてしまったループ形状を推測する.
❷ 空気を十分吸引して，pull back 操作を行い，できるだけループを小さくする.
❸ スコープを引いても抜けずにかえって前進する方向にひねりを加える.
❹ free な感覚を感じとることができるまで，きっちりスコープを抜去する.
❺ ループ解除がうまくいかないときは，無理せず，いったん直腸までスコープを抜去して再挿入したほうがよい.

おわりに

S状結腸にできる各ループのでき方とその解除法を中心に解説した.上記事項を理解したうえで，実際にスコープを押したとき，引いたときの画面の変化，手に伝わってくる感覚を経験的に覚えていくことがもっとも重要である．また，ループを形成する仕組みを理解することで，挿入しながら未然にループ形成を予防できるため，結果的に軸保持短縮法での挿入率 up にもつながると思われる.

文　献

1）工藤進英：大腸内視鏡挿入法―ビギナーからベテランまで. 1997，医学書院，東京
2）山野泰穂，今井　靖，前田　聡，他：大腸スコープ挿入困難例の克服―挿入の基本と考え方. 消化器内視鏡　2001；13：1165-1170
3）光島　徹：汎用内視鏡による total colonoscopy の挿入法 (1)汎用内視鏡の挿入法　b. 細径. 早期大腸癌　2000；4：17-30
4）多田正大：何の助けも借りない SD 移行部通過法. 消化器内視鏡　2009；21：530-536
5）五十嵐正広：大腸内視鏡―挿入困難例への対処 (1)大腸過長による挿入困難例に対する対応　a. S状結腸・横行結腸過長への対応. INTESTINE 2010；14：233-238

（大江啓常，東　玲治，水野元夫）

V．挿入の補助手段

Point

- 基本的な挿入の補助手段には，用手圧迫，深吸気，体位変換がある．
- 用手圧迫は内視鏡のたわみと腹壁の緊張を取り除いてから行う．
- ループを形成して挿入する場合には，補助手段を用いてできるだけ小さなループで挿入する．
- 体位変換は挿入しようとする腸管を高位にすることが基本である．

高齢化が進み，われわれ内視鏡医が経験する大腸内視鏡症例は多種多様となり，熟練者でも挿入困難例に遭遇する．それとともに，内視鏡関連機器（細径内視鏡，高度可変機能，先端フード，CO_2 送気など）の開発も進み，より苦痛の少ない検査が可能となってきているが，これらの機材はどの施設にでもあるわけではない．大腸内視鏡挿入法のもっとも基本的な補助手段である用手圧迫，深吸気，体位変換は挿入困難例においても非常に有用であり，その使用法のポイントについて解説する．

補助手段の原理

●用手圧迫の原理

用手圧迫は自由腸管であるS状結腸や横行結腸でスコープが余分なループやたわみを形成することを防止し，スコープ挿入を円滑に進めることを補助するために用いる手段である．その原理は大きく二つに分けられる．一つは，腸管を内視鏡先端に近づける圧迫である．内視鏡を引くとスコープ先端が次のひだに届かず，押すと逆に離れてしまう場合に用いる．もう一つは，内視鏡のたわみを予防あるいは内視鏡のループを小さく保つ場合に用いる．実際の挿入では適宜状況に応じて使い分けることになる[1]．

- 腸管を内視鏡先端に近づける圧迫
- ループを小さく保つ圧迫

重要

また，用手圧迫の原則は，伸展予防を目的として行うため，腸管が伸展している状態では行わない．つまり，用手圧迫を行う前には腸管の空気を極力抜いて，内視鏡のたわみを取っておくことが重要である．また，腹壁の緊張が強い場合には，用手圧迫による効果が期待できないため，圧迫前にその趣旨を被検者に説明して腹壁の緊張を和らげてから行うほうが効果的である．

●体位変換の原理

体位変換により重力の向きが変わり，腸管内の空気移動が起こる．これにより，屈曲部の角度や腸管の走行が変化する．高位の腸管は屈曲部が鈍角化し空気の移動により送気を追加しなくても視野が開けて見えやすくなり，下位の腸管はしぼんでたわみにくくなったりする．原則として，挿入しようとする腸管を高位にすることが基本であるが，うまくいかない場合にはいろいろな体位を試してみたほうがよい．とくに右側臥位はやや面倒な体位であるが，困ったときに威力を発揮することがある[2]．

・体位変換は挿入しようとする腸管を高位に
・困ったときの右側臥位

重要

●深吸気の原理

被検者に深吸気で息止めをしてもらうことにより，肝臓，脾臓，横隔膜などによる内部からの圧迫効果が期待できる．おもに肝彎曲や上行結腸，脾彎曲の挿入時に効果を発揮するが，簡単にできるためどの部位でも試してみる価値のあるよい方法である．

・深吸気による圧迫

重要

部位別の補助手段の実際

軸保持を行いつつ，腸管をできるだけ伸展させず挿入することを目指すが，ループを形成する例も少なからず存在する．しかし，小さなループであれば被検者の苦痛も最小限に抑えられる．ここでは，部位別の補助手段について解説する．

●RS〜S-top の挿入

RS から S-top を伸展させずに挿入できるかどうかは以後の挿入の大きなポイントとなる．RS から S-top で push となりそうな局面では，仰臥位でカーブ手前の対側面が内腔に寄るような圧迫点を恥骨上部付近で探し，用手圧迫することで腸管を伸展させず挿入することができる[3]．

・RS から S-top では恥骨上部を圧迫

重要

●S 状結腸の挿入

S 状結腸はループを形成しやすく，ループのバリエーションも豊富である．そのため，形成しつつあるループに応じた補助手段を用いることで，最小限のループ形成で下行結腸に挿入することができる．

α ループはもっとも多く，ループが右上方向に向かうため臍の右下方を左下方向に圧迫する．この圧迫で最小限のループで挿入でき，被検者の苦痛が軽減する．

N ループは，痩せ型や長身の方で形成されやすい．大きな N ループは，S 状結腸が上方へ，SDJ が下方へと落ち込むため，それらを用手圧迫で防止することにより挿入が容易になる（図 7-21）．

γ ループは，肥満や太鼓腹の方で形成されやすい．脂肪が多いため圧迫

・α ループでは臍の右下方を圧迫
・N ループでは，臍部を下方へ，SDJ を右上方へ圧迫
・γ ループでは，臍部を下方へ，SDJ を内側へ圧迫

重要

図 7-21　圧迫の実際（N ループ）

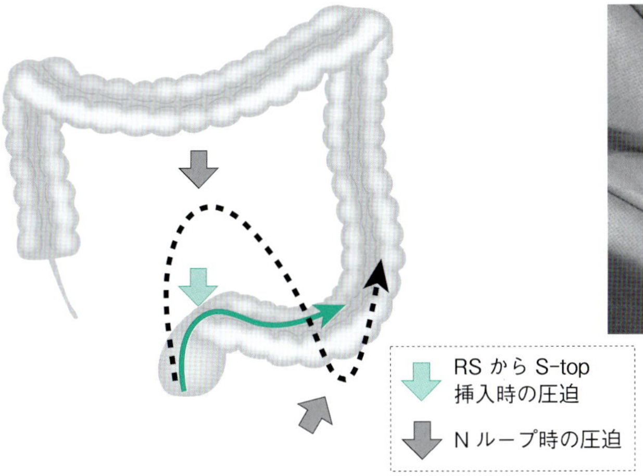

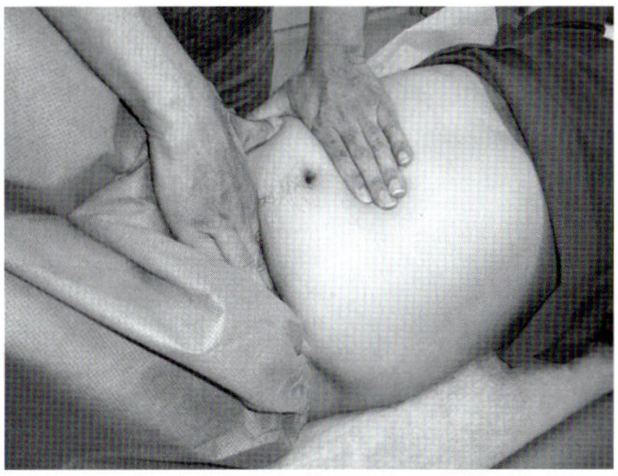

図 7-22　圧迫の実際（γ ループ）

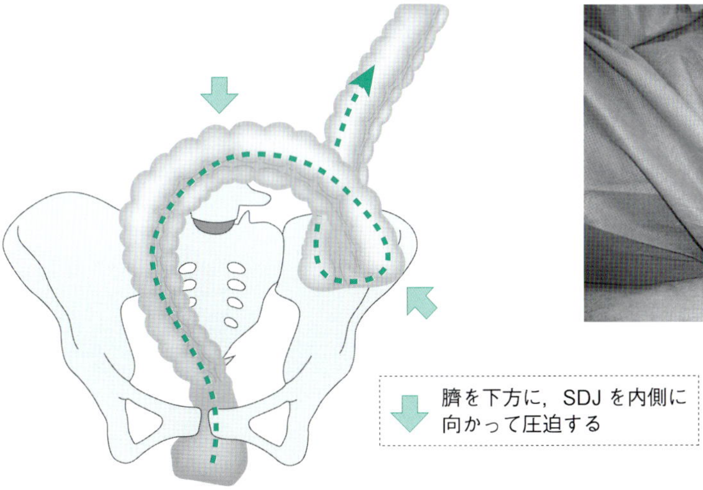

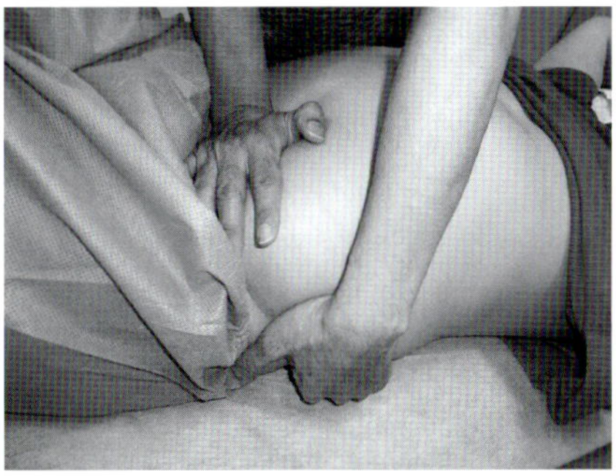

が効きにくく，力が必要である．γ ループは S 状結腸の上方への伸展と SDJ の外側方向への伸展により形成されるため，同部位が伸展しない圧迫が有効である（**図 7-22**）．また，右側臥位に体位を変換することで腸管が下がり挿入しやすくなる場合がある．

●脾彎曲の挿入

脾彎曲で挿入が困難となる場合には，脾彎の屈曲が鋭角の場合，ステッキ状となる場合，S 状結腸がたわむ場合が考えられる．それぞれ，右側臥位にすることで屈曲を鈍角にし，深吸気により横隔膜で圧迫を行い，臍

・脾彎曲では右側臥位，深吸気，臍の左側を圧迫
重要

図 7-23　圧迫の実際（横行結腸の伸展予防）

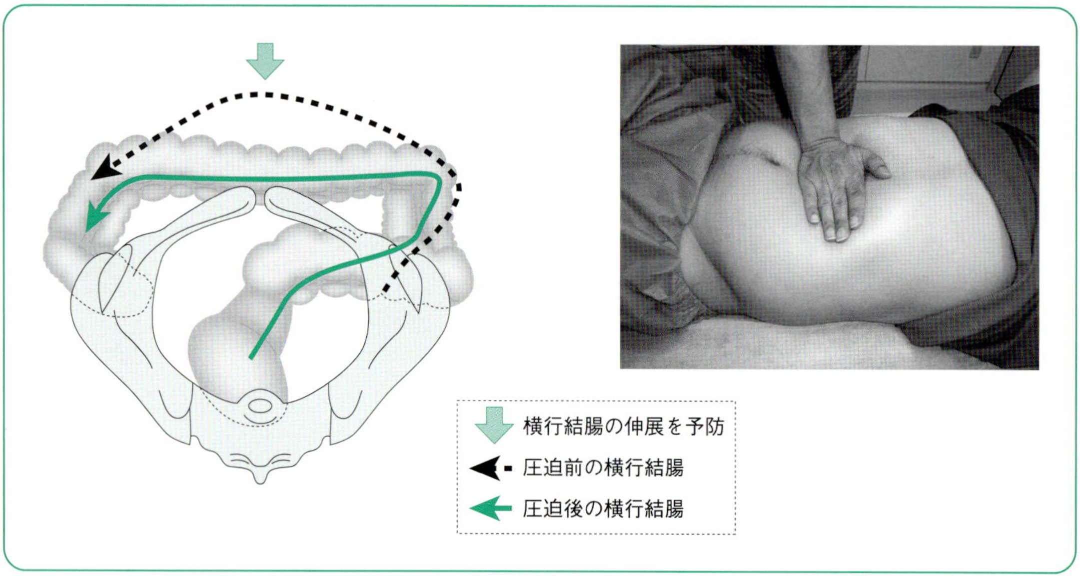

図 7-24　圧迫の実際（肝彎曲の鈍角化）

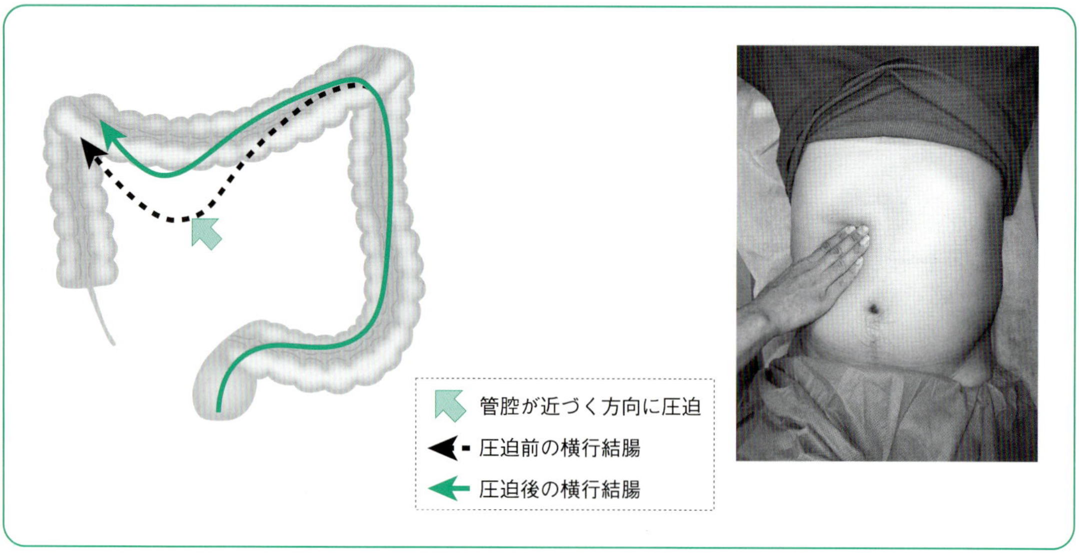

のやや左側を圧迫することで挿入が容易となる．

●横行結腸中央部から肝彎曲までの挿入

横行結腸中央部を左ひねりで短縮した後，肝彎曲へ近づく際，横行結腸とＳ状結腸が伸展し近づけない場合がある．その場合，臍上部を背側に圧迫することで，結腸の伸展を予防することができる．また，肥満症例では，スコープ挿入時に横行結腸が腹壁側に彎曲し挿入が困難となる場合があるが，その場合も同様に，上腹部を手掌全体で背側に圧迫する

・横行結腸の肝彎側では上腹部の圧迫

重要

ことで横行結腸が彎曲せず挿入が容易になる（図7-23）．

●肝彎曲の挿入

深吸気と pull back で挿入が困難な場合，もっとも腸管が近づく部位（右季肋部近傍が多い）を圧迫し深吸気してもらうことで腸管を伸展させず挿入することができる．上記で困難な場合は左側臥位で肝彎曲を鈍角化することもよい方法である（図7-24）．

（図は津田沼中央病院 加藤正久先生より提供いただいたスライドを一部改変した．）

・肝彎曲では右季肋部の圧迫

重要

おわりに

大腸内視鏡の挿入の補助手段，とくに用手圧迫，深吸気，体位変換について述べてきた．安全・確実にそして被検者が楽に検査を行うには，挿入技術はもとより，補助手段も大切である．ただ，高度癒着などの理由により，挿入がより困難な症例には，無理な挿入で長時間粘ることはせず，上級医への術者交代や検査中止の判断も大切である．

・無理はせず，術者交代や検査中止の判断も大切

重要

文　献

1）茂森昌人：理論でわかる挿入テクニック．山本博徳 編著，茂森昌人，本田徹郎，他 共著：大腸内視鏡挿入法“慣れ”より“理論”！ 3つの基本原理．2011，38-44，南江堂，東京
2）平賀裕子：大腸内視鏡挿入法（基本と偶発症）．田中信治 編：スキルアップ大腸内視鏡 診断編．2010，34-37，中外医学社，東京
3）平川智子，浦岡俊夫：大腸内視鏡をマスターする［挿入法：S状結腸からSD曲の越え方］癒着，多発憩室症への対応．消化器内視鏡 2011；9：1497-1501

（東　玲治，大江啓常，水野元夫）

Ⅵ．スコープの硬さ別の特徴からみた挿入手技の実際

1　硬いスコープ

Point

- 硬いスコープの多くは拡大機能付きスコープである．
- 硬いスコープは挿入時に腸管の過伸展に起因する疼痛が生じやすく，無理な push 操作による機械的穿孔のリスクが高い．
- 硬いスコープによる挿入は軸保持短縮操作が基本である．

スコープはその外套の材質や内部構造の差により硬さに差を認めるが，スコープが硬いおもな理由はスコープ径が大きくなることによるものである．実際，スコープ径が大きくなることで，CCD の高画素化や拡大機能などの付加機能が搭載可能である．拡大機能の付いたスコープは硬いスコープに分類されるが（図 7-25），今や日常診療において拡大観察は必須のモダリティーであり[1]，硬いスコープを使用することは避けては通れない．本稿では硬いスコープを使用する際のコツと注意点を中心に解説する．

図 7-25　大腸スコープ機種（オリンパス社製）別の挿入部外径と硬度

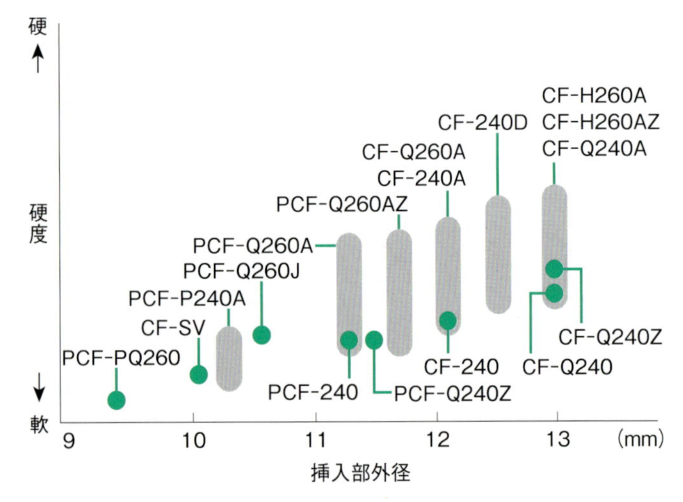

硬い大腸スコープを使用する利点と注意点

患者の状況（体型，手術歴，年齢など）や目的に応じて使用するスコープを選択することは重要なことである．軟らかいスコープと比較した際の硬いスコープの利点と注意点を以下に述べる．

【利　点】

❶拡大観察機能．いわゆる硬い大腸スコープの多くは拡大観察機能を有している（図 7-25）．大腸病変に対する腫瘍・非腫瘍の診断，組織異型度（腺腫，癌）および癌の深達度診断には拡大観察が有用である[1]．

❷腸管のたわみに対して影響を受けにくい．また，挿入時にスコープの直線化を保持しやすく，スコープのひねりや出し入れに対する追従性に優れる．

❸スコープ抜去時の観察や治療時におけるスコープの安定性に優れる．

【注意点】

❶屈曲の強い腸管や術後などによる癒着症例に対する挿入性に劣る．

❷スコープによる腸管の過伸展に起因する疼痛が生じやすい．

❸無理な push 操作による機械的穿孔のリスクが高い．

上記のように硬いスコープを使用の際には注意すべき点はあるが，最近では手元の調整用リングを回転させ挿入部の硬さを 4 段階に調整できる硬度可変式大腸内視鏡（オリンパス社製 CF-H260AZI など）が開発されており，従来ほどスコープの選択にこだわる必要はなくなりつつある．

硬いスコープ使用時における挿入の注意点

大腸内視鏡挿入法の基本は「短時間で安全かつ苦痛の少ない挿入」である．硬いスコープを使用する際には，できるだけ push 操作を避けてスコープの軸を大腸の軸に一致させ，全腸管にわたる短縮直線化を行う「軸保持短縮操作[2,3]」が基本である．

挿入の際に気を付けておくことは，左手のみでスコープのアングルを操作し，右手はスコープの出し入れと軸の回転のみに使用することである．具体的には，常にスコープのフリー感（右手のスコープの動きが忠実にスコープ先端に伝わる状態）を感じるように短縮操作を繰り返す．

- 左手→スコープのアングル操作に専念
- 右手→スコープの出し入れと軸の回転に専念

重要

また，可能なかぎり送気を避け，空気を可能なかぎり吸引し腸管腔をつぶし，ひだをかき分けながらスコープを進める「hooking the fold

図7-26　right turn shortening technique

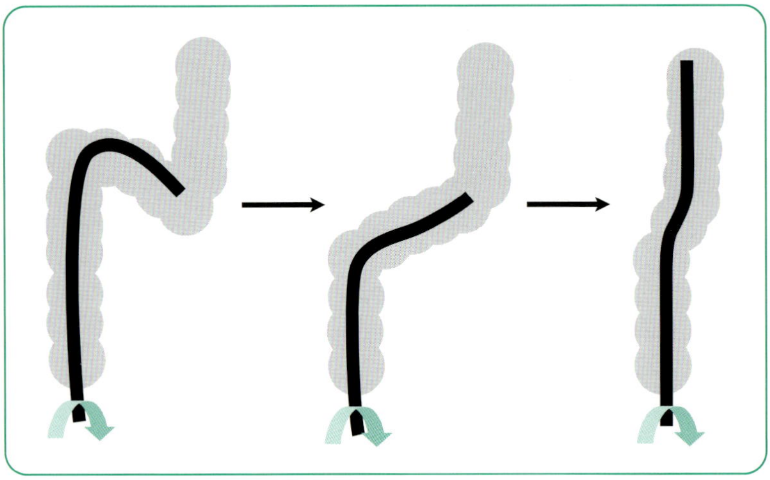

スコープに右トルクをかけて，スコープが直線上に直線化しようとする力を利用

technique」[2), 3)]，とくに硬いスコープの挿入時にはスコープを常に直線化しフリー感を維持するようにする「right turn shortening technique」[2), 3)]（図7-26）が有用である．

挿入が困難になる原因の一つとしてループ形成があるが，その予防には，ループを形成する前の用手圧迫や体位変換が重要である．なお，ループ形成後の用手圧迫はあまり効果がないため注意する．硬いスコープを使用する際，スコープ挿入時に強い抵抗を感じる場合は，穿孔の原因になりうるため決してそれ以上スコープをpushで挿入してはならない．

硬いスコープによる大腸内視鏡挿入に際しての心構え

硬いスコープで確実かつ患者に苦痛を与えずに挿入するためには，push操作によらない高度なテクニックが必要である[4)]．「軸保持短縮操作」の実際に関しては他項を参照頂きたいが，大腸内視鏡挿入手技の向上には，すでに確立されている挿入理論と挿入技術をいかに効率よく習得できるかが重要である．まずは右手のトルク操作および左手のアングル操作の協調運動により自由自在にスコープがコントロールできるようになることが内視鏡診断・治療を行うためのファーストステップである．

次に初学者において挿入技術の向上に重要なことは心構えである（表7-1）．第三者の目を気にしたり時間がいくらかかってもとにかく自力で盲腸まで到達したいという願望は捨てる．また，挿入困難な状況に陥った場合には速やかに上級者へ交代することや，挿入で困った際に上級者がどのように対処するか（とくに手元操作）を学習し，次の挿入の際にいかにフィードバックできるかがスコープの硬さに関係なく大腸挿入法上達への早道である[4)]．

・困ったときこそ上級者の対処を見て学ぶ

重要

表 7-1 大腸内視鏡挿入（軸保持短縮法）に際しての心構え

1）挿入理論を理解しておく．
2）可能な限り最小限の空気量による送気を心がける．
3）push 操作中心の挿入にならないようにする．
4）何としても自力で盲腸まで挿入したいという願望（第三者の目）を捨てる．
5）挿入困難時には上級者へ早く代わる．

おわりに

硬いスコープによる挿入法は，「軸保持短縮操作」が基本であり高度なテクニックを要するが誰でも習得可能な挿入手技であり，スコープの種類に関係なく挿入法の基本である．とくに初学者では，スコープの利点を最大限に活かし，それを意識した挿入を心がける必要がある．

文 献

1）Tanaka S, Kaltenbach T, Chayama K, et al：High-magnification colonoscopy. Gastrointest Endosc 2006；64：604-613
2）工藤進英：大腸内視鏡挿入法―ビギナーからベテランまで．1997，医学書院，東京
3）五十嵐正広，田中信治 編：ワンポイントアドバイス―大腸内視鏡検査法．2004，日本メディカルセンター，東京
4）岡 志郎，田中信治，金子 巖，他：硬いスコープによる安全な内視鏡挿入法―軸保持短縮法．消化器内視鏡 2007；19：1305-1307

（岡 志郎，田中信治）

2　軟らかいスコープ（受動湾曲スコープ）

Point

- 従来の細径軟性スコープは深部挿入性が悪かったが，オリンパス PCF-PQ260 は，受動湾曲と高伝達挿入部の開発により，苦痛が少なく深部挿入性が向上した．
- PCF-PQ260 は痩せ型の患者，複数回の腹部手術例を有する女性患者が良い適応であり，男性肥満患者には向かない．
- PCF-PQ260 は push 操作主体の挿入で，容易に全大腸内視鏡が可能である．

大腸内視鏡の挿入では，おもに腸管を過伸展させることで患者に苦痛を与える．したがって，苦痛の発生を避けるには，挿入時の内視鏡挿入部の直線化を保った軸保持短縮法が重要である．

しかし，腸管の癒着，過長，複雑な走行などを伴う症例では，挿入部を直線化しながら挿入することは不可能である．こうした症例に対しては，挿入部の push 操作を主体とした挿入法を選択せざるをえない．push 挿入自体は単純な操作であり，軸保持短縮法のような特別な技術が必要ないため，専門医以外の医師や初心者でも容易に行える方法である．しかし push 挿入を行うと，RS-S junction，SDJ，脾彎曲，肝彎曲部など，急角度のアングル操作を必要とする部位において，従来のスコープではスコープ先端に力が加わらず，腸管を過伸展させてしまうステッキ現象が生じやすく（図 7-27 a），被検者に苦痛が生じる．この問題点を解決するには，内視鏡先端部が簡単に屈曲部を通過する細く軟らかい内視鏡が適している．ただし，細く軟らかい内視鏡では直線化の維持が難しくS状結腸や横行結腸で再 loop を形成するため深部挿入が困難に

図 7-27　push 操作でうまく挿入できない理由

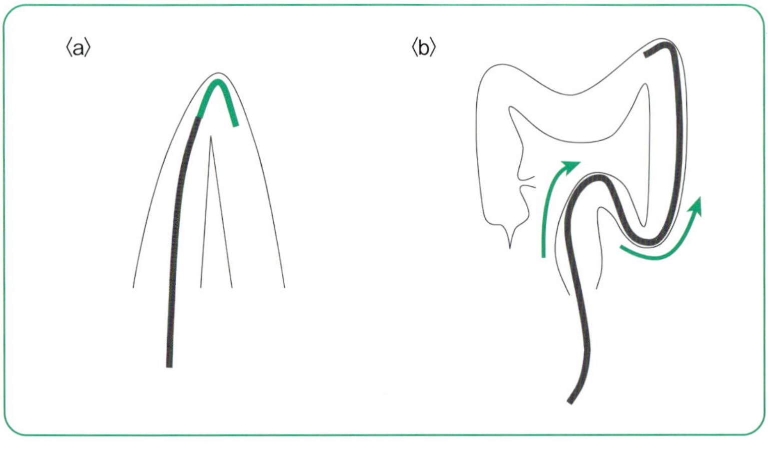

a：彎曲部が急カーブを形成しながら腸壁を押しつけるためスコープ先端が進まない（ステッキ現象）．
b：S状結腸での再 loop 形成により，loop 形成方向へ力が逃げ，スコープ先端に十分な力が伝わらない．

なるという矛盾が生じる（図7-27 b）.

オリンパスメディカルシステムズ㈱では,「受動湾曲」と「高伝達挿入部」という新しい機能を搭載し, push 操作主体で, 患者の苦痛が少なく, 深部挿入性に優れた細径スコープ, PCF-PQ260 を開発した.

PCF-PQ260 の新しい機能

●細径性と柔軟性

PCF-PQ260 が, 他の内視鏡に比較してもっとも細く軟らかいことは一目瞭然である（88 頁, 図 7-25 参照）.

●受動湾曲

通常のスコープ先端の後方約 5 cm の範囲に, もう一つの湾曲部を設定し, これを「受動湾曲」とした.「受動湾曲」は, その後方に続く内視鏡挿入部よりもきわめて軟らかいので, 先端部で屈曲部を軽く押すだけで自然に「受動湾曲」も屈曲するため, 強い屈曲部も抵抗なく容易に通過可能である（図7-28）.

●高伝達挿入部

細径軟性内視鏡のスコープ先端に力が加わらない, という弱点を克服するため, 手元側で加えた力を先端部まで伝える力を失わせないような新たな製法を開発し, これを「高伝達挿入部」と呼ぶ. 9.2 mm という細い挿入部径だが, 深部までの挿入が行える.

図7-28 ステッキ現象防止のための新技術—受動湾曲

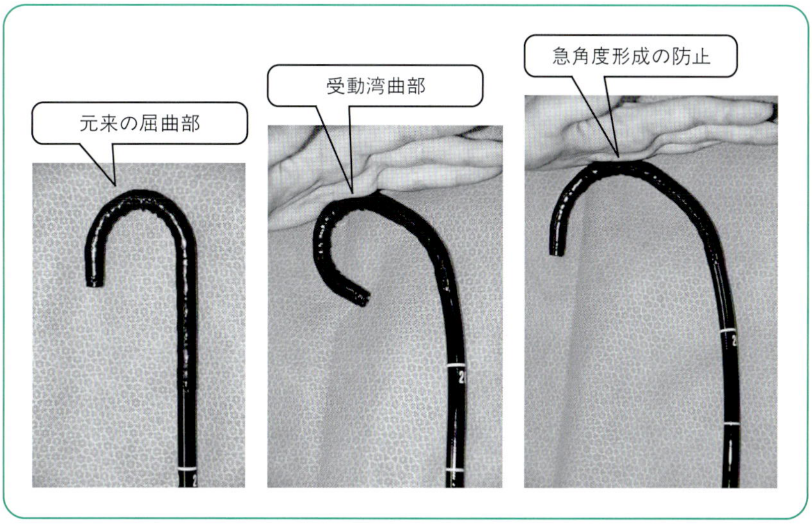

PCF-PQ260 の適応

本機種のもっとも良い適応は，とくに複数回の腹部手術歴を有し，癒着が疑われる女性患者，BMI 18.5 未満の痩せの目立つ患者（男女），痩せ型体型で，前回の大腸内視鏡検査で挿入困難，または挿入不能であった患者である．当科で施行した 431 例での検査の疼痛の程度を**図 7-29** に示す．半数以上の挿入困難例でも，visual analogue scale（VAS）を用いた疼痛の平均値は 2.6±2.5 で，挿入困難因子のない患者の 1.05±1.7 に比較して有意に高値ではあるが，無麻酔での結果であり，十分許容可能な苦痛の度合いと考えている．

しかしながら，通常の体格以上の男性患者，とくに肥満男性患者では，軟性/細径ゆえに，深部への挿入は困難な場合が多く，本スコープは汎用機としてではなく，backup スコープとしての位置づけと考えている．

> ・backup スコープとしての位置づけ
>
> 重要

PCF-PQ260 の新機能を生かした挿入とその実際

●肛門～S 状結腸

肛門管をほとんど抵抗なく通過し直腸に入り，その後の RS-S junction までは通常どおりの挿入ができる．通常の内視鏡の挿入と同様に hooking the fold 法にて簡単に S 状結腸へ挿入することができる．癒着やこの部が複雑な走行をしている場合，「受動湾曲」機能を利用して push 挿入で通過することも可能である．ただし，この部の push 操作は慎重に行い，また，S 状結腸挿入後には必ず引き戻し操作を行い，RS-S junction で生じている loop を解除してから S 状結腸に進んでいくべきである．

> ・S 状結腸挿入後に引き戻し操作
>
> 重要

図 7-29　挿入困難因子別苦痛の程度

挿入困難因子（重複あり）

- 前医で挿入不能：32
- 複数回腹部手術による癒着：88
- 前回検査が非常につらかった：18
- やせ：70（BMI：<18.5）
- S，T 過長：87
- 通常スコープから機種変更：40

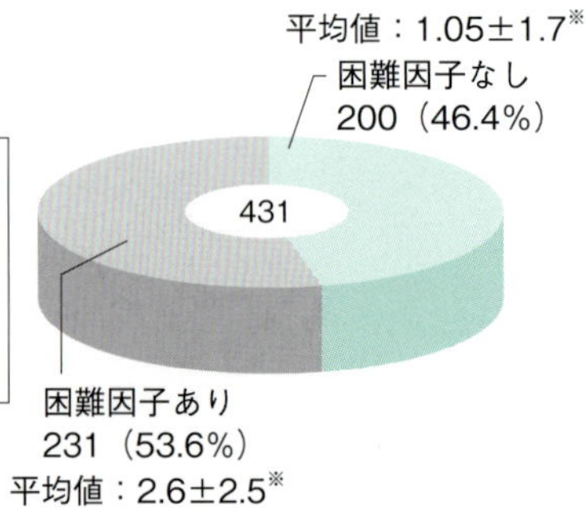

※：P<0.0001：student's t-test

0～10 の visual analogue scale で評価

●S 状結腸〜脾彎曲

S 状結腸から脾彎曲へは，基本的には push 操作主体で挿入可能である．管腔を捉えながら push 操作で，SDJ を通過し，可能であれば，先端が下行結腸に入った時点で，right turn shortning 法を用いて S 状結腸の loop を解除し，スコープを直線化した後に下行結腸から脾彎曲へと進む．患者が苦痛を訴えない場合は(訴えないことが多い)，下行結腸中部〜脾彎曲まで loop を形成したまま挿入した後に S 状結腸の loop を解除してもよい．ただし，通常の挿入と同様，横行結腸に進む前には，挿入長が 40〜45 cm で手元とスコープ先端の動きが一致する one to one movement を確かめ，S 状結腸の loop が解除されていることの確認が必要である．

・管腔を捉えながら，あるいは粘膜を滑らせながら push 操作

重要

・S 状結腸の loop が解除されていることの確認

重要

●脾彎曲〜盲腸

脾彎曲から盲腸への挿入には，挿入部に軽く右旋回を加えながら push 挿入を行うと「受動湾曲」によりスムーズに，「高伝達挿入部」により直線化状態を維持して先端部が肝彎曲まで進む．S 状結腸で再 loop を形成する場合には用手圧迫法を併用して S 状結腸の伸展を防止することで比較的容易に肝彎曲まで進んでいく．

可能であれば通常どおり，横行結腸中央部から肝彎曲へは，横行結腸中央部に先端部をフックさせて挿入部の左回旋と引き戻し操作に脱気を加えて横行結腸全体を短縮しながら肝彎曲へ挿入してもよいが，「受動湾曲」のため，引っかかりが悪いためか，引き戻し操作では肝彎曲に達せず，push 操作で肝彎曲に達する例が多いようである．

push 操作で肝彎曲に達した場合でも，引き戻し操作により先端が抜けずにスコープが直線化して肝彎曲にある場合には盲腸へも通常どおりの方法である．右回旋操作に脱気（＋用手圧迫）を加えて，挿入部に「たわみ」を生じさせないように盲腸まで挿入する．push 操作で肝彎曲に達していて，引き戻し操作で先端が肝彎曲から抜けてしまう場合には，一度先端を上行結腸まで push し，上行結腸が展開した後に，スコープを直線化してもよい．

・右回旋操作に脱気（＋用手圧迫）
・挿入部に「たわみ」を生じさせないように

重要

上行結腸から盲腸への挿入は，本機種，とくに long スコープではたわみが大きくなり，時に挿入が困難となる．S 状結腸，または横行結腸のたわみをとるように用手圧迫や体位変換を加えることで対処可能である．中間長スコープでは上行結腸も比較的スムーズに通過し，盲腸へと到達する．

PCF-PQ260 挿入上の注意点

一つは繰り返しになるが，適応である．本機種は男性，とくに肥満男性には不適なスコープであり，standard スコープとはいえない．あくま

でも backup スコープとして使用していただきたい．もう1点は，初心者が本機種のみで大腸内視鏡挿入トレーニングを行うべきではないことを力説したい．本機種の push 主体の挿入に慣れてしまうと，通常径のスコープを使用した場合，患者の苦痛が大きくなり，場合によっては穿孔などの重篤な合併症を引き起こす可能性も危惧される．まずは，通常のスコープで軸保持短縮法のトレーニングを行い，その後に挿入困難例を中心に本機種を利用することで，患者の苦痛軽減をはかることが初めて可能となるものと考えられる．

・初心者は通常のスコープでトレーニングを行う

重要

（斉藤裕輔）

3　硬度可変式スコープ

Point

- 術者の好みや状況に応じて瞬時にスコープの硬度を変更できる．
- スコープの硬度を上げることにより挿入時のS状結腸などのたわみを防ぐことができる．
- スコープの硬度を下げることにより挿入時の被検者の苦痛を軽減することができる．

大腸内視鏡挿入時に被検者がもっとも苦痛を感じるのはスコープがS状結腸を通過するときであるといわれている．スコープの硬度が低いほどこの苦痛を軽減することが可能であるが，スコープの硬度が高いほどS状結腸でのループ形成やたわみを防止し，深部挿入の際の操作性が保たれやすくなる．オリンパス社製の硬度可変式大腸内視鏡では，検査中に術者の好みや状況に応じて硬度を変更することが可能である．現在オリンパス社より市販されている通常径の大腸内視鏡全機種に硬度可変機構が標準搭載されている．

硬度可変機構[1)]

図7-30に硬度可変機能の原理図を示す．硬度可変式大腸内視鏡には，挿入部の外套管の中に極細のコイルワイヤが内蔵されており，コイル先端はワイヤの部分に固定されている．操作部の下端に備えられた硬度調整用リング（**図7-31**）を回転操作することでカム機構によりコイル自体の硬度を調節して，結果として軟性部の硬度が決定される．したがって，検査中でも容易に硬度を変更することが可能である（**図7-32**）．リングのメモリは0（軟）～3（硬）の4段階となっているが，その調節は無段階で，機種ごとに硬度やその調節の幅は異なっている（88頁，図7-25）．

硬いスコープ，軟らかいスコープのそれぞれの利点を以下に述べる．

図 7-30 硬度可変機能の原理図

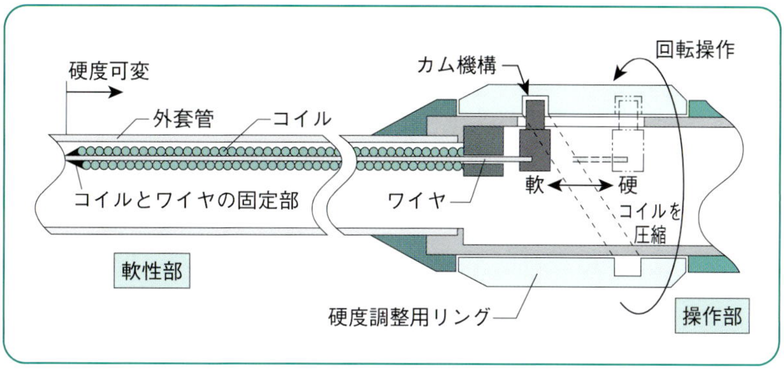

図 7-31 硬度調整用リング

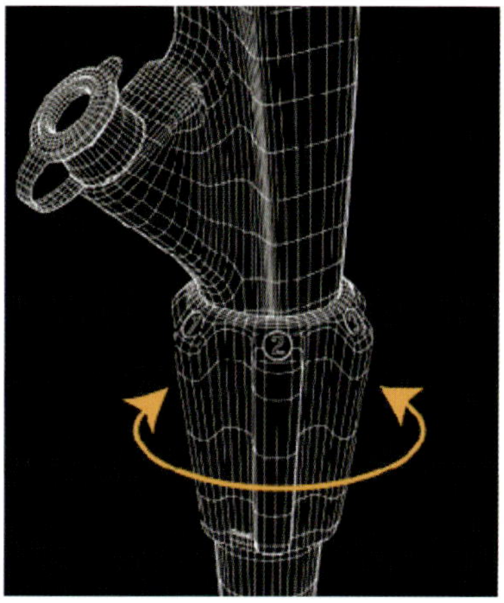

図 7-32 スコープの硬度変化

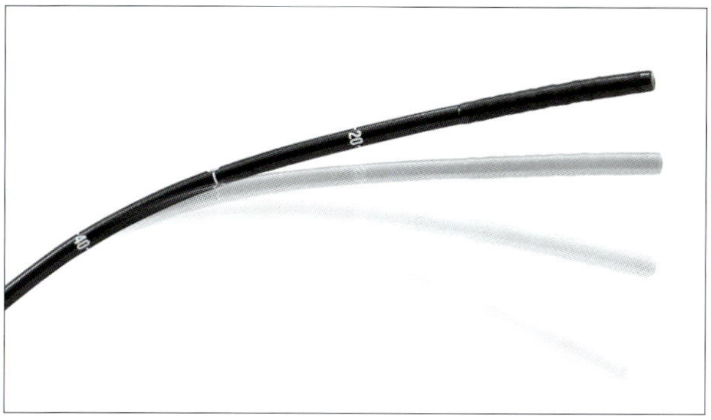

【硬いスコープの利点】

- 腸管のたわみの影響を受けにくく，軸を保持しやすく，短縮した腸管の直線化を維持しやすい.
- スコープにかけたトルクが先端に伝わりやすくいため捻り操作やスコープの出し入れなどの操作性に優れており，弾発力を利用したスコープの直線化も行いやすい.
- スコープの直線化を維持しやすいため，内視鏡治療時に視野の安定性がよい.

【軟らかいスコープの利点】

- 術後などによる癒着を有する被検者や腸管の屈曲が強い被検者において，進行方向をとらえやすく挿入性に勝る.
- push 操作を行った際などに硬いスコープと比較して腸管の過伸展に起因する疼痛が少なく，穿孔などの危険性も低い.

硬度可変機構の使用方法

●開 始 時

硬度の選択は基本的に術者の好みでよい．捻り操作への追従性という点では硬いスコープが有利なため，一般的に短縮を主体とした挿入法の場合は硬めの設定で開始する．単純な腸走行が予想される被検者の場合なども硬めの設定でよい．push 操作主体の挿入法の場合は被検者への負担を軽減するため軟らかめの設定で開始する．S 状結腸過長例で push 操作を余儀なくされることが予想される場合や術後癒着例，高齢痩身女性や小児など挿入時の苦痛が予想される被検者の場合も軟らかめの設定で開始することが望ましい．著者は硬めのスコープを好むため，通常硬度 2〜3 の設定で開始する．

●挿 入 時

原則的に短縮可能な場合は軸保持短縮[2)~4)]を心がけながら挿入を行っていくことが望ましいと考えるが，被検者によってはループを形成しての挿入のほうが苦痛を感じにくい場合もある．基本的には短縮操作は硬い設定，push 操作やループを形成する場合は軟らかい設定が適している．S 状結腸を通過する際に，強い屈曲による挿入困難または癒着などによる疼痛を生じた際には硬度を最軟へと変更する．

・強い屈曲による挿入困難または癒着などによる疼痛を生じた際には硬度を最軟へ

重要

下行結腸または脾彎曲部へと達した後，さらに深部へ挿入するためにはこの時点でスコープが直線化されている必要がある．挿入長や先端の追従性で S 状結腸が直線化されていることを確認することができるが，ここでスコープの硬度を上げることにより，さらにスコープを進める際の S 状結腸のたわみを防止できる．この点が硬度可変機構の最大の利点である．最硬状態としてもさらにたわむ場合には，少しだけトルクをかける（通常は時計方向），体位変換（右側臥位），深吸気，用手圧迫などを併用しながら横行結腸へと進める．

・スコープを進める際の S 状結腸のたわみを防止できる

重要

横行結腸の通過，さらに上行結腸への挿入の際は，著者はスコープが硬いほうが容易に S 状結腸や横行結腸でのたわみを防止することができ挿入が容易となるケースが多いと感じるが，術者の挿入パターンや横行結腸・肝彎曲の複雑な走行などにより軟らかくしたほうが容易となる場合もある．

挿入中に硬度可変機構を使用する際の注意点としては，硬度を軟→硬へ変更する際には確実にループが解除されスコープが直線化されていることが原則である．ループを形成した状態や，過度または不自然なねじれが存在する状態での硬度アップはループ部や屈曲部において腸管が過伸展され，疼痛や腸管の損傷，最悪の場合は腸管穿孔をきたす危険性がある．硬度アップの際には硬度可変リングの抵抗や被検者の反応などに

・硬度を軟→硬へ変更する際には確実にループが解除されスコープが直線化されていることが原則

重要

十分注意する必要がある．

●抜 去 時

抜去・観察時は，屈曲部でのスコープの抜けやひだ裏の見逃しなどを防ぐため，著者は硬度0で観察する場合が多いが，内視鏡治療時などはスコープ先端の追従性や視野の安定性が良い硬度2〜3で行う場合もある．状況や術者の好みで使い分けることができる．

おわりに

検査中でも状況に応じて容易かつ瞬時にスコープの硬度を変更できることが硬度可変式内視鏡の利点である．スコープ硬度の硬・軟それぞれのメリット，デメリットを十分理解したうえで，常にスコープがどのような状態にあるかを予測しながらスコープ操作を行うことが重要である．

文 献

1）五十嵐正広：硬度可変式大腸内視鏡．消化器内視鏡　2005；17：853
2）工藤進英：大腸内視鏡挿入法ービギナーからベテランまで．1997，医学書院，東京
3）五十嵐正広，田中信治 編：ワンポイントアドバイスー大腸内視鏡検査法．2004，日本メディカルセンター，東京
4）岡　志郎，田中信治，金子　巌，他：硬いスコープによる安全な内視鏡挿入法ー軸保持短縮法．消化器内視鏡　2007；19；1305-1307

（金子　巌）

Ⅶ．至適距離と空気量の重要性

Point

- 大腸内視鏡の挿入においてもっとも重要なことは空気を極力入れないことである．
- 赤玉は危険信号である．
- 腸管の方向の確認はひだの走行や腸管液（洗腸液）の吸引により確認する．
- 常に空気吸引を心がける．
- CO_2 送気は腹部膨満感，疼痛の軽減につながる．

至適距離（図 7-33 a〜c）

至適距離とは，スコープ先端と対側腸管粘膜との間の距離のことで内側ひだを越えてなおかつ対側腸管粘膜に接していない距離のことである．

●赤玉は危険信号

赤玉とはスコープ先端が腸管粘膜に接し内視鏡画面が赤くなってまったく管腔が見えない状態である（図 7-33 a）．大腸壁は非常に薄いので無理にスコープを押し込むと穿孔につながる危険性がある．被検者が痛みを訴えるときは要注意の合図であり，初心者は安易に鎮静・鎮痛薬を使用しないほうがよい．赤玉になったときはスコープを少し手前に引いて腸管の方向を確認し再挿入しなければならない．

・被検者が痛みを訴えるときは要注意

重要

適切な空気量（図 7-34 a〜d）

大腸内視鏡の挿入手技の習得において重要なポイントはたくさんあるが，そのなかでもっとも重要なのは挿入における空気量である．大腸内視鏡の挿入において過度の送気が挿入の妨げになることは内視鏡医のだれしもが一度は経験することである．上級医でも送気していないつもりでも視野を確保するために無意識に送気ボタンに指がかかり送気しているのである．

・もっとも重要なのは挿入における空気量

重要

送気が過度になると腸管が鋭角に屈曲し挿入が難しくなる．S 状結腸で過度の送気を行うと，SD junction（S 状結腸-下行結腸移行部）の角度が急になり挿入が難しくなるため，過度の送気をしないように細心の

図 7-33　スコープ先端と対側腸管粘膜との距離

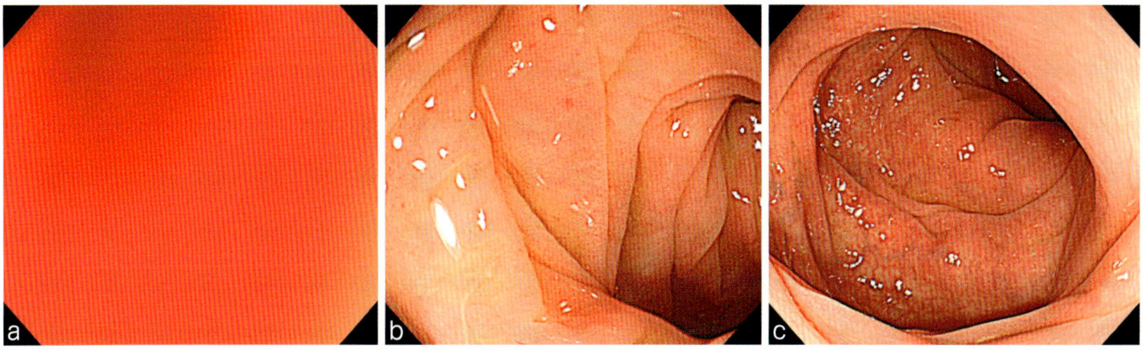

a：赤玉（悪い）．スコープが対側粘膜に接近しすぎた状態．
b：至適距離（良い）．スコープが内側ひだを越えており，ちょうど良い状態．
c：未接近．手前に内側ひだがありスコープが接近していない状態．

図 7-34　適切な空気量

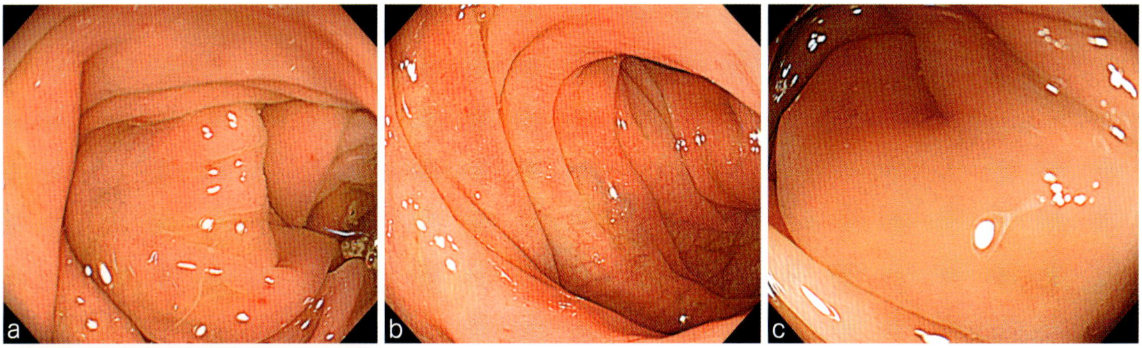

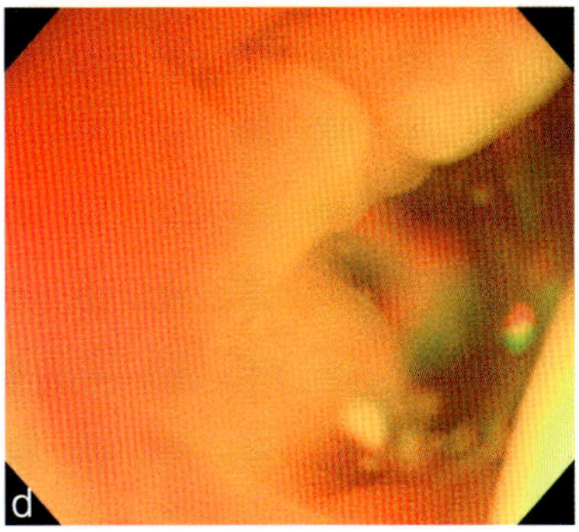

a：無送気の内視鏡像．空気が少ないときの内視鏡像で腸管の方向は2時方向にある．
b：送気過多の内視鏡像．a と同じ部位である．送気により管腔は開いてきて腸管の角度が鋭角になりつつある．
c：挿入方向の確認．空気の少ない内視鏡像で，ひだの方向で腸管の方向の確認ができる．11 時方向が挿入方向である．
d：挿入方向の確認．この状態で粘膜を吸引することなく洗腸液のみ吸引すれば腸管の方向の確認ができる．2 時方向が挿入方向である．

注意が必要である．とくに初心者は腸管の方向がわかりにくいときに空気を挿入すると土管のように管腔が広がり逆に挿入が難しくなる．腸管の方向がわかりにくいときはひだの走行や吸引によって腸管液（洗腸液）の流れてくる方向を目印に挿入すればよく，過度に送気をしないようにすることが肝心である．過度に送気し腸管が伸展するといくら吸引しても腸管は元の形には戻らない．当然であるが挿入時の空気量は少なけれ

・腸管の方向はひだの走行や洗腸液の流れを目印に
・挿入時の空気量は少なければ少ないほどよい

重要

図 7-35　洗腸液の吸引

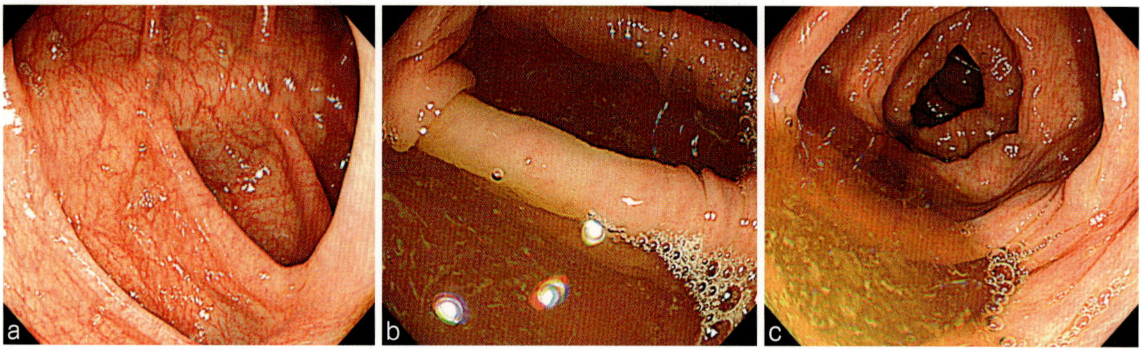

a：肝彎曲部に近づいた内視鏡像．通常，横行結腸肝彎曲部は2時方向になる．
b：肝彎曲部通過時の内視鏡像
c：上行結腸挿入時の内視鏡像

ば少ないほどよい．

空気吸引

過度に送気し伸展した腸管は吸引してもなかなか腸管は元の形には戻らない．腸管の空気を減じる方法として，粘膜を吸引することなくひだを越えるたびに少し up アングルをかけ，ひだを丁寧に pull back 操作で吸引をかける．この操作の繰り返しで腸管が自然と近づいてきてスコープをコントロールすることで挿入できる．この方法を，①Sトップから S 状結腸，下行結腸，② 横行結腸肝彎曲部において利用すると挿入しやすくなる．

・ひだを丁寧に pull back 操作で吸引
重要

❶ Sトップが送気により伸展した場合または通常より高い位置にあるときに，空気吸引によりSトップの位置が下がり腸管が近づいてきて右回旋を加えることでS状結腸，下行結腸への挿入が可能となることがある．

❷ 横行結腸中央から肝彎曲部を越えて上行結腸に挿入する場合，空気吸引により自然と肝彎曲部は近づいてきて右回旋を加えることで上行結腸に挿入可能となる．空気のみでなく洗腸液の吸引も効果的である（**図 7-35 a〜c**）．

その他，吸気吸引以外の方法として腹部を圧迫することで患者に排ガスを促したり，スライディングチューブを挿入する方法もある．

・空気のみでなく洗腸液の吸引も効果的
・腹部圧迫
重要

CO_2 送気の利点と注意点

これまで大腸内視鏡検査・治療における送気ガスは，安全性，経済性を考慮して空気が用いられてきた．一方，CO_2 は空気に比べて 150〜200 倍の速さで生体に吸収されるため腸管内圧の上昇を防ぎ，患者の腹部膨

図 7-36　CO_2 送気の利点

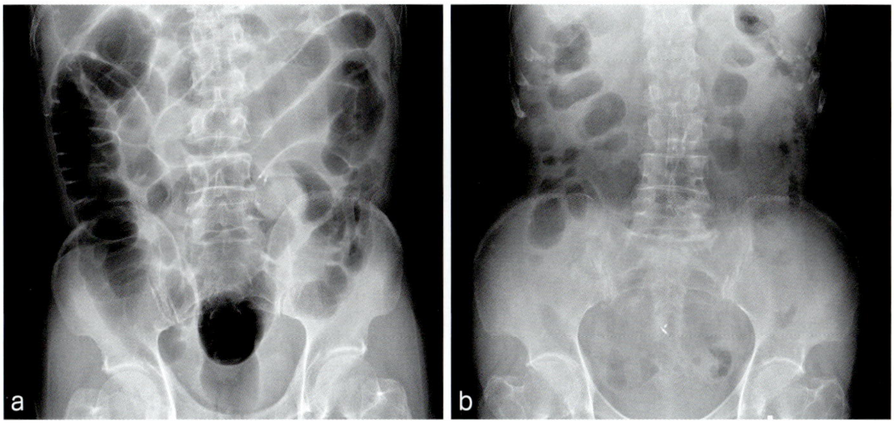

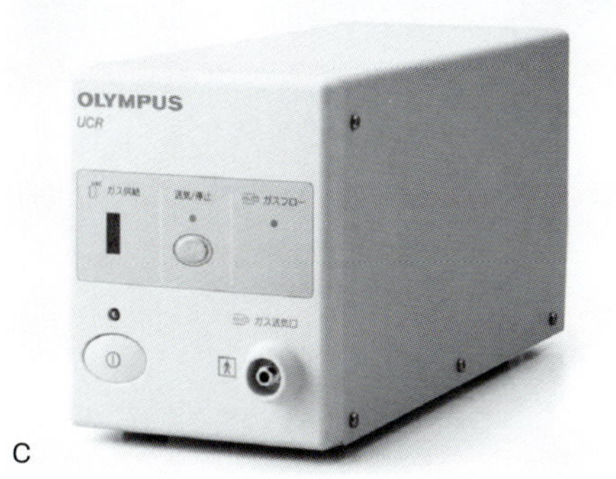

a：腹部 X 線（空気使用時）
b：腹部 X 線（CO_2 使用時）
c：内視鏡用炭酸ガス送気装置（UCR）

満感，疼痛の軽減と，鎮静薬，鎮痛薬の使用量の減量につながっている（**図 7-36 a，b**）．さらに，2008 年の夏にオリンパス社から内視鏡用炭酸ガス送気装置（UCR）が発売され急速に広まった（**図 7-36 c**）．とくに長時間かかる大腸 ESD では CO_2 送気は必須である．

●注意点と今後の課題

CO_2 送気使用中，使用後に高炭酸ガス血症の偶発症が有意に高率であったという報告はないが，慢性閉塞性肺疾患など重篤な呼吸器疾患や慢性心疾患合併患者の使用に関しては慎重に判断する必要がある．CO_2 送気使用時には血中 CO_2 や O_2 濃度のモニタリングが望ましい．また，われわれの施設の検討では CO_2（2.2 kg）で約 10 時間の検査・治療が可能であった．現在，大腸内視鏡検査・治療において CO_2 使用は保険収載されておらず，今後の課題と思われる．

・呼吸器・慢性心疾患合併患者には慎重に
重要

CO_2 送気と空気送気による大腸内視鏡検査を受けた著者としては，圧倒的に CO_2 送気が楽であったことを付け加えておく．

・被検者にとっても CO_2 送気は楽
重要

参考文献

1）田中信治：軸保持短縮法における挿入時の空気量．五十嵐正広，田中信治 編：ワンポイントアドバイス―大腸内視鏡検査法．2004，78-79，日本メ

ディカルセンター，東京
2）浜本順博：挿入時の空気量―腸管の空気量を減じる方法. 五十嵐正広，田中信治 編：ワンポイントアドバイス―大腸内視鏡検査法. 2004，84-85，日本メディカルセンター，東京
3）松田尚久：挿入時の空気量―腸管の空気と残存液を吸引しながらの挿入. 五十嵐正広，田中信治 編：ワンポイントアドバイス―大腸内視鏡検査法. 2004，86-87，日本メディカルセンター，東京
4）山口裕一郎：CO_2 送気は大腸 ESD にどこまで有効か. 消化器内視鏡 2010；22：244-245

（永田信二）

第 8 章

挿入に困ったときの対処法

Point

- 挿入困難例に対する特別な挿入法はない.
- 挿入困難例では早めに上級医に交代し上級医の挿入法を見て学べ.
- 細径スコープを用いる.
- 無理をせず勇気ある撤退も必要である.
- 挿入困難例に限らず CO_2 送気を使用する.

挿入困難例に対する特別な挿入法はなく基本は軸保持短縮法に準じて行うことが重要である. 挿入で困ったときには total colonoscopy にこだわらずプライドを捨てて長時間ねばる前に無理をせず上級医がいれば交代を考えるべきであり, 勇気ある撤退も必要である. あるいは, 注腸検査に移行する, または日にちを変えて再トライするなど柔軟な気持ちが大切である.

大腸内視鏡検査前の確認事項

検査前の患者情報の収集

大腸内視鏡検査の予約時に体型(太っているかやせているか), 手術歴(開腹手術の有無, 婦人科手術の有無など), 排便習慣 (便秘をするのかしないのか), 大腸内視鏡検査の経験の有無 (経験があれば挿入は難しかったかどうか), 基礎疾患などを確認しておくことが必要であり, まずは挿入困難例を克服するための第一歩である.

- 体型
- 手術歴
- 排便習慣
- 検査の経験の有無
- 基礎疾患

重要

前処置

前処置の段階で憩室にはまり込んだ便（団子のような固形便）が出れば憩室の存在が推測可能である．憩室が存在する場合，いったん便がきれいになっても後で憩室にはまり込んだ便が出てくることがあるので注意が必要である．この便は挿入時に邪魔をすることがある．また，普段から便秘の患者には数日前から下剤などを処方しておくとよい．

・憩室の存在

重要

使用するスコープの機種

事前の患者情報で挿入困難が予測される場合は，細径スコープが推奨される．著者は通常は拡大機能のついたオリンパス社製 CF-H260AZI をルーチン機として使用しているが高度な癒着が疑われる場合には，先端硬性部の短い硬度可変式 PCF-Q260AZI などを使用している．先端フードは基本的には装着しない．

鎮静薬，鎮痛薬の使用

挿入困難例では挿入時に疼痛を伴うことがある．著者はミダゾラム，ジアゼパムを使用することがあるが初学者は控えるべきである．鎮静薬，鎮痛薬により無理な挿入時に痛みがわからなくなり穿孔の危険性があるからである．

CO_2 送気の使用

挿入困難例に限らず当施設では CO_2 送気を用いて大腸内視鏡検査を施行している．CO_2 送気使用により腹部膨満感の軽減，疼痛の軽減につながる．

（永田信二，鴫田賢次郎）

Ⅰ．腸管癒着例

手術後癒着例の挿入法

術後の癒着によりスコープの挿入が難しい部位はＳ状結腸と横行結腸である．いずれも腸間膜を有し可動性に富む自由腸管でありいったん癒着を起こすと腸管がねじれた状態で固定され挿入が難しくなる．Ｓ状結腸の癒着は，虫垂切除（とくに腹膜炎合併例），婦人科の手術，帝王切開などで起きる．また，横行結腸の癒着は，胃の手術，胆嚢の手術などで起きる．

●Ｓ状結腸に癒着のある場合[1), 2)]

癒着例に特別な挿入法があるわけではなく，常に基本に忠実に挿入していくしかない．癒着があると腸管の屈曲が強く，Ｓ状結腸を短縮し直線化しようとすると痛みが発生する．送気が多いほど腸管は伸展され屈曲は強くなり挿入がきわめて困難となる．可能なかぎり送気は少なめにし，アングル操作でひだをかき分けながら腸管をたたみ込むイメージで直線的に挿入していく．ひとひだごとに丁寧にアングル操作でひだを引っかけては手前に引き短縮する操作を時間がかかるが行うしかない．スコープを一度に長いストロークで挿入するのではなく，ひとひだごとに越えていくことが重要である．すなわち，スコープを少し挿入しては少し手前に引くこの操作の繰り返しで我慢しながら辛抱強く挿入していくしかない．それでもＳ状結腸がどうしても直線化できないときはループを形成し，屈曲を越えたらスコープを手前に引き直線化する操作を繰り返すことが必要である．ただし，疼痛を伴うことが多い．

・基本に忠実に
重要

・ひとひだごと越えていくこと
重要

通常，硬度可変機能の付いた先端硬性部の長い拡大機能付きスコープを用いるが，癒着したＳ状結腸の場合は，疼痛，穿孔のリスクがあり，硬度可変を一番軟らかい「0〜1」に設定して挿入している．それでも挿入困難なときは先端硬性部の短い硬度可変式 PCF-Q260AZI を使用している．なぜならば鋭角な屈曲部を先端硬性部の長いスコープでは越えられないからである．また，大腸用スコープでどうしてもＳ状結腸を越えられないときは上部用スコープを用いることがある．ただし，上部用スコープではスコープ自体に腰がなく逆に挿入しづらいことがある．

・硬度可変を一番軟らかい「0〜1」に設定
重要

●横行結腸に癒着のある場合

横行結腸中央から肝彎曲，上行結腸に挿入するときは通常，空気を吸引すると自然と肝彎曲部が引き上げられて画面上に近寄ってくるが，癒着例では横行結腸中央部が固定されているため肝彎曲部が引き上げられないことがある．このときは空気を可能なかぎり吸引し，push で肝彎曲部を越え上行結腸に挿入したところでスコープを手前に引き直線化する．あるいは直線化が難しければループを形成したまま，なるべくループを大きくすることなく深部大腸に挿入していく．

憩室の挿入法[1), 2)]（図 8-1）

最近，S 状結腸，上行結腸に憩室を認める症例を多くみかける．S 状結腸憩室でも簡単に挿入できる症例と，高度な癒着あるいは狭窄を生じている症例がある．しかし，このことは前処置の段階で団子のような便が出れば憩室を疑うことは可能であるが，高度な癒着あるいは狭窄は検査前にはわからない．前処置が不良な例が多く，便塊がレンズに付いたり吸引口で詰まったりして挿入に手こずることがある．レンズに付いた便塊は粘膜にこすりつけて取り除くとよい．

憩室が多発し癒着を起こしていると挿入方向がわからないことがあり，憩室内にスコープを挿入しないように十分注意することが必要である．

- 憩室内にスコープを挿入しないように
- 丁寧にひだを乗り越えていく

重要

アングル操作で管腔を探してかき分けながら丁寧にひだを乗り越えていくことが重要である．スコープの操作は丁寧に慎重にゆっくり行う．ひだを乗り越えたらスコープを手前に引き，たわみ，ねじれを解除し直線化する．この操作の繰り返しで深部大腸に挿入していく．憩室部分を過ぎると癒着もなくスムーズに挿入できることがあるため，我慢して丁寧に挿入することが重要である．

- 別の検査に切り替える気持ちも大切

重要

しかし，癒着が強く疼痛が強いとトルクをかけても進まないことがあり，そのときは挿入をあきらめ CT colonography か注腸検査に切り替

図 8-1　憩室症例の挿入

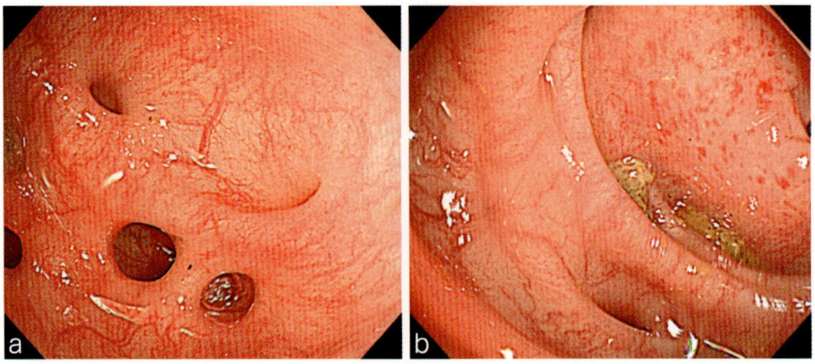

a：S 状結腸に憩室を多数認める．間違っても憩室内にスコープを挿入しないことが大切である．
b：憩室内にはまり込んだ便塊を認める．スコープの挿入方向は 2 時の方向である．

える気持ちも大切である．

炎症性腸疾患の挿入法

クローン病や潰瘍性大腸炎のような炎症性腸疾患では，粘膜の炎症の程度，手術回数，狭窄の有無，瘻孔の有無などにより挿入の難易度は変化するし予測がまったくできない．炎症の強い炎症性腸疾患では苦痛を伴うことがあり検査自体が病態の悪化を招くことがあるので，適応に関して十分に注意しなければならない．著者は腸管に負担がかからないように先端硬性部の短い細径スコープであるPCF-Q260AZIを用いて検査を行っているが，最近は上部用スコープを用いて挿入を行うこともある．それでも患者が痛みを訴えたときは無理をせず注腸検査に変更するなど柔軟な気持ちが大切である．炎症性腸疾患では癌のサーベイランスが必要であり，一度検査で苦痛を伴うと二度と検査を受けてもらえないことがあるので初学者は早めに交代するべきである．

・適応に関して十分に注意
・無理な場合は注腸に変更するなど柔軟に

重要

最近はオリンパス社製超細径高伝達受動湾曲スコープPCF-Y0005-L[3] あるいは小腸用バルーン内視鏡を使用した挿入法の報告がある．

文　献

1）野崎良一：癒着例・多発憩室例はこう克服する．消化器内視鏡　2011；23：219-224
2）松田耕一郎：癒着例・多発憩室例はこう克服する．消化器内視鏡　2011；23：225-228
3）應田義雄，小川智弘，野上昇司，他：炎症性腸疾患を中心に大腸内視鏡挿入困難例に対するオリンパス社製超細径高伝達受動湾曲scope　PCF-Y0005-Lの使用経験．日本大腸検査学会雑誌　2011；28：33-39

（永田信二，鴫田賢次郎）

Ⅱ．高度肥満例

高度肥満例[1] では腸管周囲に付着した脂肪が腸管の短縮を難しくする．高度肥満のため圧迫が効かずpush操作になることが多く，しかも短縮が難しくスコープ長が足りないことがある．push操作で挿入しても痛みを訴えることは少なく，しかも腸管が拡張しひだに引っかけて短縮することが難しい．S状結腸をただpushしてもS状結腸が伸展するのみである．硬度可変式スコープを使用する場合は，硬度をもっとも硬く

図 8-2　高度肥満例への圧迫

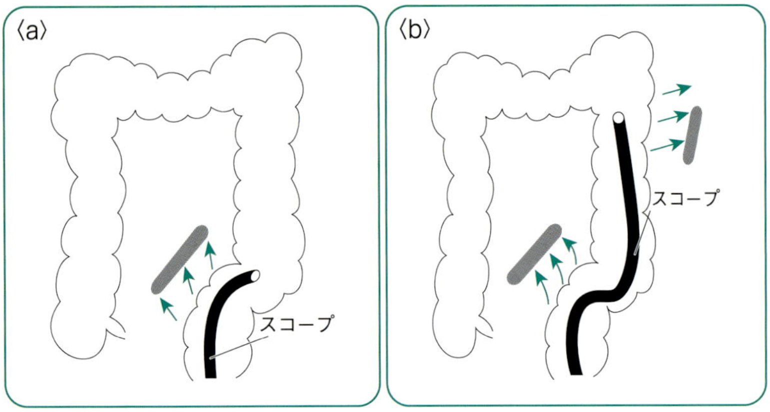

a：S 状結腸
b：下行結腸〜横行結腸

し右ひねりの強いトルクをかけて挿入するようにしている．この操作はS 状結腸のみならず大腸のどの部位でも右ひねりの強いトルクをかけ腸管を押さえ込むようにしている．

・右ひねりの強いトルク

重要

圧迫は高度肥満のため有効でないことがあるが，まずは直腸上部では恥骨上部を圧迫する．S 状結腸では，**図 8-2 a** に示すように S 状結腸が伸展するので圧迫を強く行う．高度肥満のため圧迫の指の下を腸管がくぐり抜けることがあるが，このとき圧迫は有効でないことがあり，われわれは圧迫は面で押さえるのではなく指の先で pin point で押さえるようにしている．さらに下行結腸から横行結腸へ進めていくと**図 8-2 b** に示す 2 カ所でスコープがたわむことがあり，そのときは両手で腸管を押さえ込むようにしている．それでも挿入が難しいときがあり，挿入ができないことがある．挿入の基本はどんな場合でも送気を極力控え空気を吸引し，挿入することである．

・指の先で pin point で押さえる

重要

文　献

1）津田純郎：挿入困難例への対策ー高度の肥満症例．五十嵐正広，田中信治編：ワンポイントアドバイスー大腸内視鏡検査法．2004, 244-245, 日本メディカルセンター，東京

（永田信二，嶋田賢次郎）

Ⅲ．やせた女性

やせた女性は高齢者に多いような気がする．やせた女性では骨盤腔が狭くスコープがたわむ空間がない．S状結腸の屈曲も強く痛みが生じやすい．無理な挿入は穿孔につながる危険性もある．やせた女性に対する特別な挿入法はなく，基本に忠実に空気量を少なくし軸保持短縮法で挿入するしかない．スコープは細径スコープのほうが挿入しやすいと思われる．鎮静薬，鎮痛薬を使用することもあるが，初学者はまずは上級医への交代が妥当と考える．

・空気量を少なくし軸保持短縮法で

重要

（永田信二，鴫田賢次郎）

Ⅳ．腸管過長症

腸管過長症における挿入困難例はただ単に全大腸の長さに起因しているわけではなく，腸管トーヌスの低下，腹壁の筋力の低下，そして初学者に多いpushで挿入する方法など多くの要因が考えられる．

S状結腸過長症はいったんS状結腸を土管のように伸ばすと，SD junctionを越えて下行結腸に挿入しても直線化できないことがある．そのため，早目に用手圧迫を用いることが重要である．送気を最低限にし，屈曲部を越えるたびに，ひだにスコープを引っかけて手前に引くことを繰り返すことである．

軟らかいスコープではコシが弱くて直線化ができないことがある．硬度可変式スコープの硬度を「2〜3」に設定して挿入するのがよい．

・硬度可変式スコープの硬度を「2〜3」に設定

重要

S状結腸過長症

S状結腸過長症には二通りあると思われる．

❶ 骨盤腔内で屈曲が多い場合

❷ S状結腸が長く腸管トーヌスが低下しておりひだも目立たなく伸びる場合

❶ の場合，送気は必要最低限にし，屈曲部を越えるたびに，ひだにス

コープを引っかけて手前に引くことを繰り返すことである．この操作を繰り返すことでSD junctionに到達することができる．腸管を折りたたむことが難しいときは体位変換を利用するとよい．著者は通常，左側臥位で挿入を開始し，Raを越えたあたりで早めに仰臥位に体位変換し恥骨上を用手圧迫すると挿入できることがある．

❷の場合は，いわゆる「だらんとした腸」のことでpushで挿入しても痛みがないことがあり，さらにスコープを引っかけて手前に引くことができない状況である．このときはなるべくループを小さくしS状結腸を越え，さらに深部大腸でスコープを引っかけて手前に引くことでループを解除し直線化する．このときにスコープを右にひねるか左にひねるかは画面上のスコープの動きと右手の抵抗の感覚で判断しスコープが肛門側に抜けないようにアングル操作を行う必要がある．

横行結腸過長症

横行結腸は可動性に富んだ腸管であるためS状結腸同様にたわみやすい．通常，横行結腸中央から肝彎曲，上行結腸に挿入するときは，空気を吸引すると自然と肝彎曲部が引き上げられて画面上に近寄ってくる．横行結腸が長い場合，屈曲が存在することがある．その場合は，横行結腸が下方に伸びないように臍上部を用手圧迫し可能なかぎり空気を吸引しスコープを進めpushで肝彎曲部を越え上行結腸に挿入したところでスコープを少し手前に引き直線化する．

（永田信二，鴫田賢次郎）

[付] 用手圧迫と体位変換のコツとポイント

挿入困難例に対する挿入法はこれまで述べてきたとおりであるが，忘れてならないことは用手圧迫と体位変換を利用することである．以下，当施設における内視鏡技師による用手圧迫のコツとポイントを解説する．

どのようなときに用手圧迫を行うか

用手圧迫を行う場合は，腸がたわむ前の場所からどの部分の彎曲に向けて挿入するのかを確認してから圧迫部位を探す．これから挿入しようとする彎曲部が外側に押し出されないように片手で保持し，反対の手はその前の彎曲部が押し戻されないように保持するイメージで2点を固定するとスムーズに挿入できる．

また，一つの彎曲部を越えて直線化された場合は，速やかに圧迫を解除し，緊張をとるようにする．

・2点を固定する
・直線化されたら圧迫を解除

重要

圧迫部位を変更するタイミングは，スコープが手にあたる，あたらないはもちろん，スコープをpushしているのに画像が進まない場合である．手前の彎曲部が違う方向に伸展していることが多々あるので，的確な場所を探し，彎曲部間を挟み込むようにすると効果的である．

・彎曲部間を挟み込む

重要

痛みにより力が入ると圧迫の効果がなく，挿入と圧迫の痛みだけが増強するので，スコープをpushしていないときにゆっくり長く息を吐きながら全身の力を抜くように配慮するとよい．

普段の検査から，挿入している画像をよく見て，どの部分の挿入中で，スコープが何cm挿入されているかを気にかけておくことが大切である．また，患者の訴えに耳を傾けることで，たわみの方向が確認できることがよくある．それにより，なるべく無駄のない効果的な圧迫が行える．

・画像をよく見る
・患者の訴えに耳を傾ける

重要

用手圧迫の実際

● S状結腸

直腸を通過しS状結腸にスコープ先端が入ったら，骨盤腔内に腸が押し込まれないように，右手で右下腹部を腸骨に添わせるように圧迫する．左手は軽く左鼠径部（SD部分）を腸骨に添わせるようにあて，挿入とともにあたり出したら徐々に圧迫を強め，下行結腸に到達するまで圧迫を保持する（図8-3）．

図8-3　S状結腸通過時の圧迫

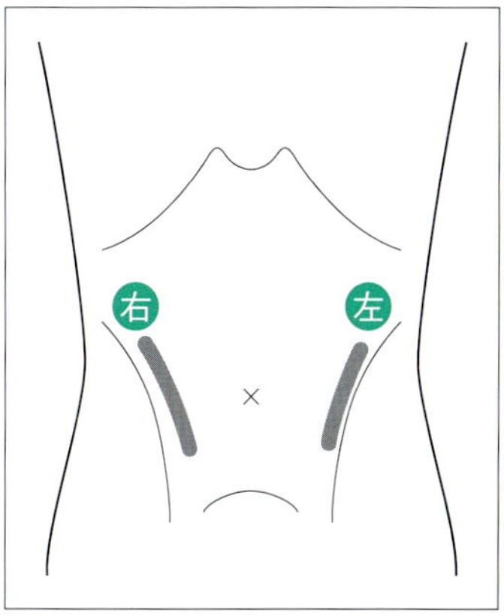

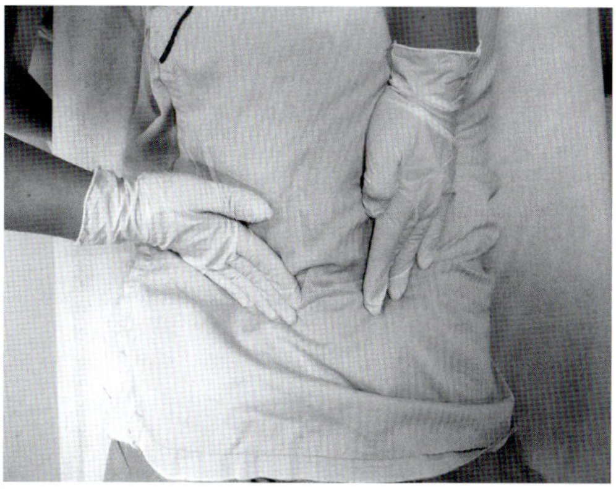

腸骨の内側に腸が入らないように押さえ込む．

図 8-4　肥満例への圧迫

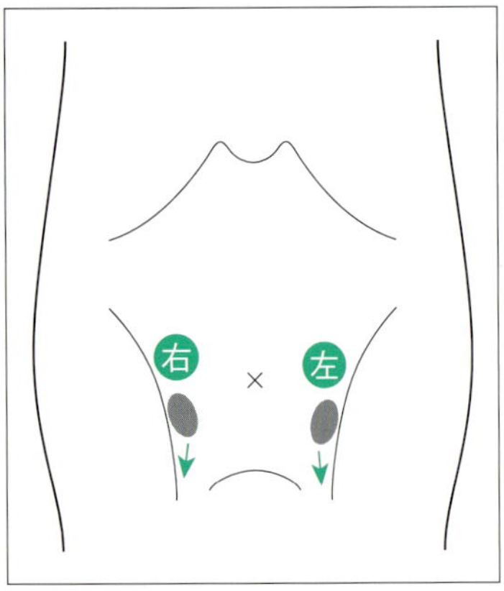

図 8-5　やせた人への圧迫

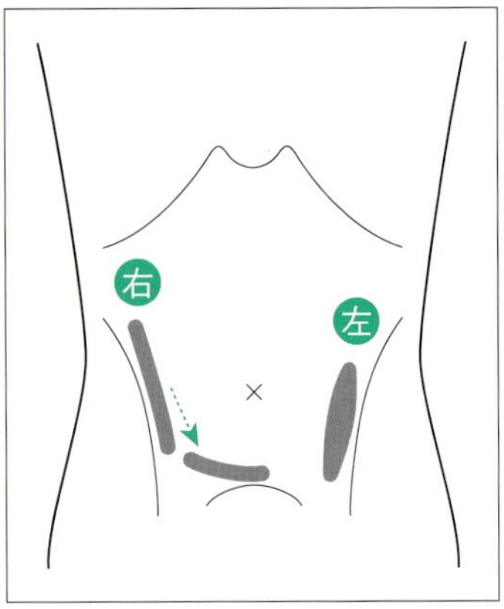

●肥満の人

肥満の人の場合も圧迫する部位は上記と同様だが，圧迫する前に腸骨のラインを確認し，指先をまっすぐ背部に向けて押すように圧迫する(図 8-4).

●やせた人

やせた人の場合は，左右同部位を第5指側の手の側面を使って，腸骨に添わせて広くブロックする．必要時，挿入に合わせて右手を恥骨上部に移動させる(左手は固定)．また，下腹部をブロックするとスコープが表面に浮き上がってくる場合があるので，そのときにはブロックしたまま手のひらを腹部にあてるように倒し，背部に向けて押すようなイメージで圧迫する（図 8-5).

●腸が伸展する場合（S 状結腸）

S 状結腸の途中で腸が伸展してスコープが進まなくなってきた場合は，S 状結腸の屈曲部が右上腹部へ押し上げられないように，右手の圧迫を右側腹部上方から左鼠径部 (SD 部分) に向けて腸を挟み込むように圧迫する（図 8-6).

●脾彎曲部

S 状結腸を通過し，直線化されたら，速やかに圧迫を解除する．脾彎曲部通過時の圧迫は，左手で左の上側腹部（肋骨下縁）を臍部の方向に指先を使い点で圧迫する．その際，右手は S 状結腸が押し上げられないように，臍部の右上方に軽く手のひらをあてるように添え，押し上げられるようなら左鼠径部の方向に圧迫を加える（図 8-7).

●腸が伸展する場合（脾彎曲部）

それでも腸が伸展して脾彎曲部通過が困難な場合は，右側臥位に体位

図 8-6　腸が伸展する場合（S 状結腸）の圧迫

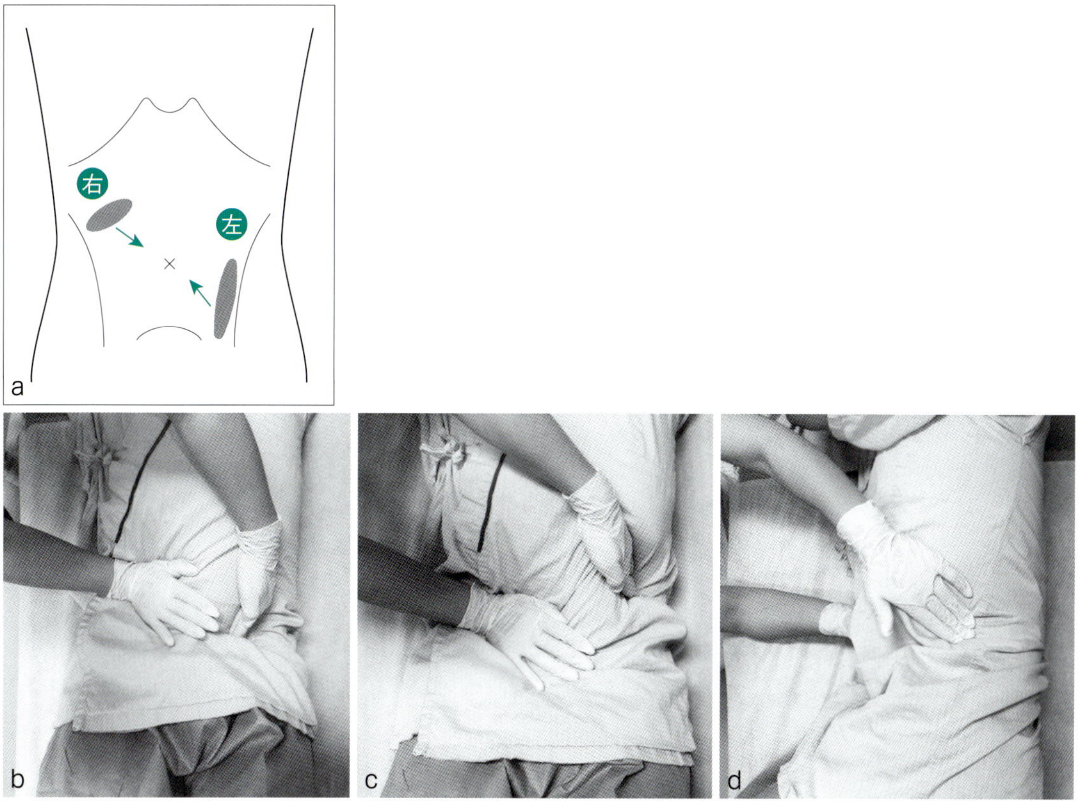

a：圧迫部位
b：右手で左ななめ下にＳ状結腸が押し上げられないように押さえる．左手は SD 部分を押さえ，両手でＳ状結腸を挟み込む．
c：SD 部分を越えるときは左手で SD 部分のカーブを内側に押さえて，右手でＳ状結腸が上がらないようにする．
d：それでも左側全体に出る場合には，右側臥位になってもらい，右手でＳ状結腸を少し持ち上げて背側に少し押し当てるようにする．左手は SD 部分に軽く添える．

変換し右手を右側腹部にあてておき，スコープが手にあたるようなら，手のひらで少し押し上げ背部に押すようなイメージで広く圧迫する．その際，左手は軽く背部を支え，後ろに押される感じがないように体位を保持する（図 8-8）．

●横行結腸

横行結腸の途中で腸が伸展して挿入困難な場合，右手で臍部やや下に第 5 指側の側面をあて，軽く持ち上げるようなイメージで圧迫を加える．左手は脾彎曲部に軽く添えておく（図 8-9）．

●肝彎曲部

肝彎曲部手前で屈曲が強い場合には，右手で右の上腹部（肋骨下縁）

図 8-7　脾彎曲部通過時の圧迫

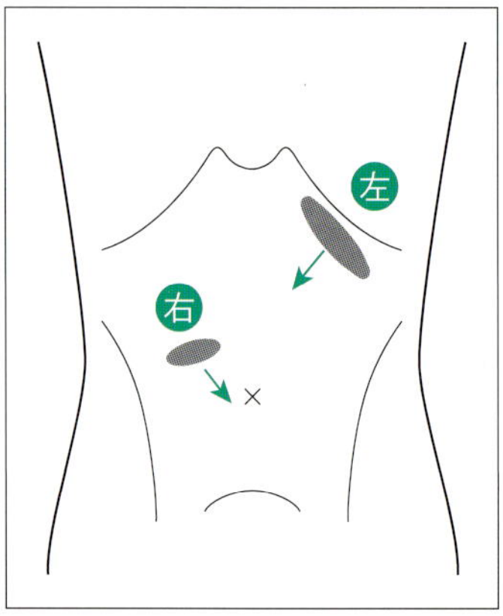

図 8-8　腸が伸展する場合（脾彎曲部）の圧迫

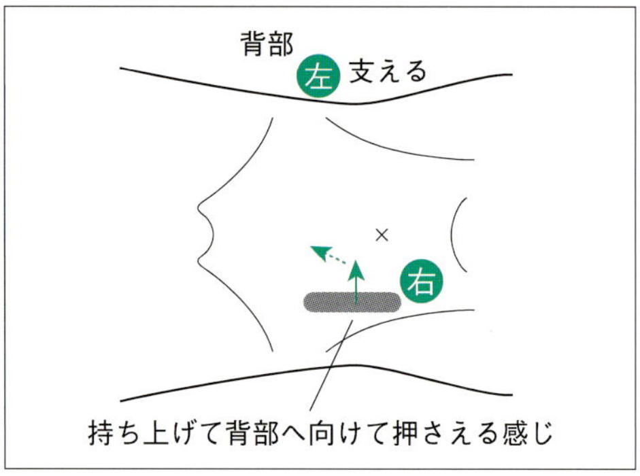

図 8-9　横行結腸通過時の圧迫

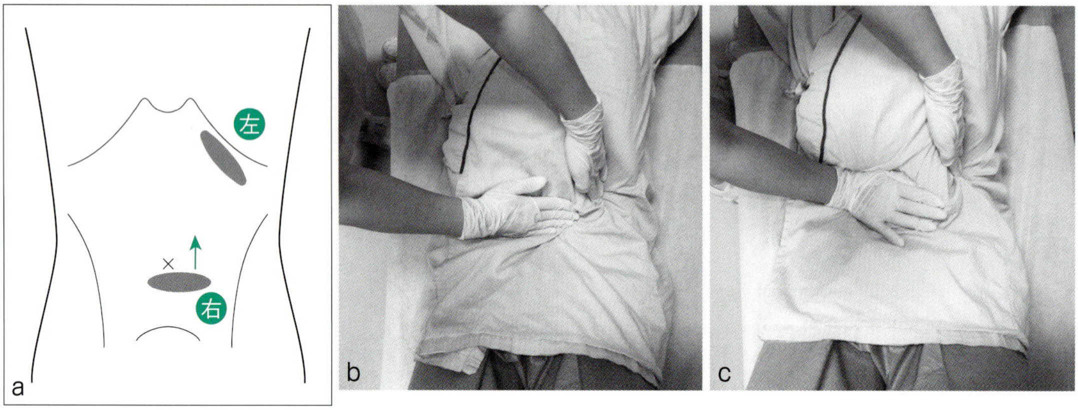

a：圧迫する部位
b：横行結腸の落ち込みに対しては左手で脾彎曲のカーブを保持して右手で臍のやや下から上に少し持ち上げるイメージ．
c：それでも横行結腸が落ち込み挿入できない場合は，左手は脾彎曲のカーブを保持して右手でS状結腸が上に上がらないようにする．

を手のひらで少し押し上げながら臍部の方向に軽く圧迫する．その際，手のひらを背部に押しつけると管腔がつぶれてしまうので注意する．スコープ先端が上行結腸に到達したら圧迫を解除する（**図 8-10**）．

（永田信二，嶋田賢次郎）
（内視鏡技師　新川友美）

図 8-10　肝彎曲部通過時の圧迫

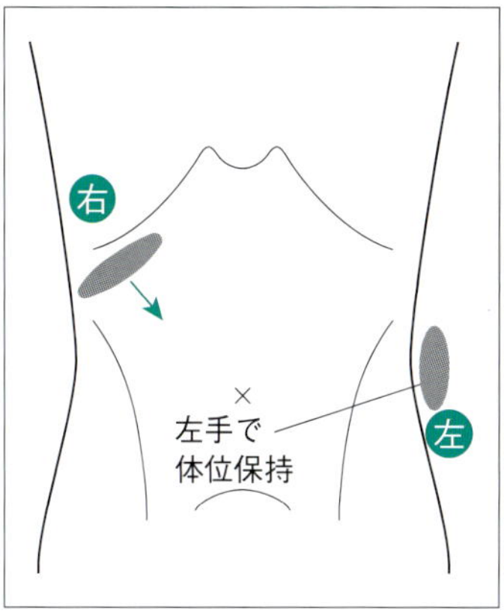

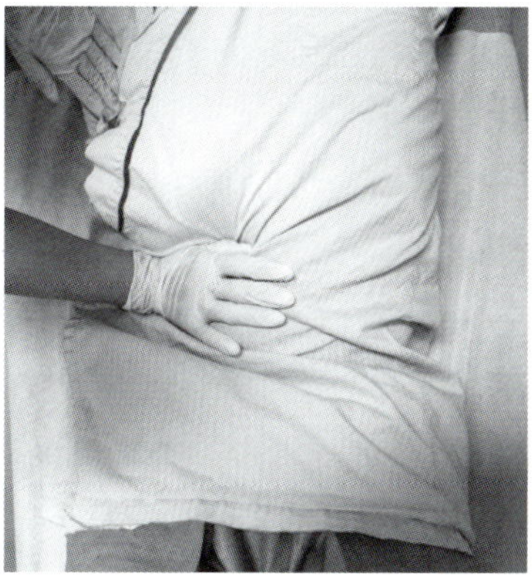

右手のひらで肝彎曲部カーブが外に伸びないように臍の方向に内側に押さえる.

V. 高 齢 者

Point

- 前処置がかかりにくいため，工夫が必要である.
- 腸管攣縮が強い場合は焦らず急がず，開くタイミングを待って挿入する.
- 腸管の脆弱化や高度癒着を認めることも多く，腸管を過伸展させないように送気は最小限に抑え吸引に重きをおき，スコープの過度のひねりにも気をつける.
- 検査中はパルスオキシメーターによる血中酸素飽和度（SpO_2）および脈拍数のモニタリングを行う.

挿入に困る原因とその対処法

● 前処置不良

高齢者は便秘であることが多く，腸管洗浄液の飲用が十分量できないことも多い．また，症状などから大腸癌などの狭窄を疑う場合は事前に腹部単純 X 線検査や腹部超音波検査を行い，腸管洗浄液大量飲用によるイレウスにならないように気をつける必要もある.

対 策

排便習慣を聴取し数日前からの下剤投与などの下準備や，認知症の有無や嚥下困難の有無，麻痺などによる歩行障害の有無などの ADL により前処置の種類や量，介助者への協力の依頼などオーダーメードの前処置を考える.

・排便習慣や ADL によりオーダーメードの前処置を考える

重要

図 8-11　メラノーシスの強い腸管

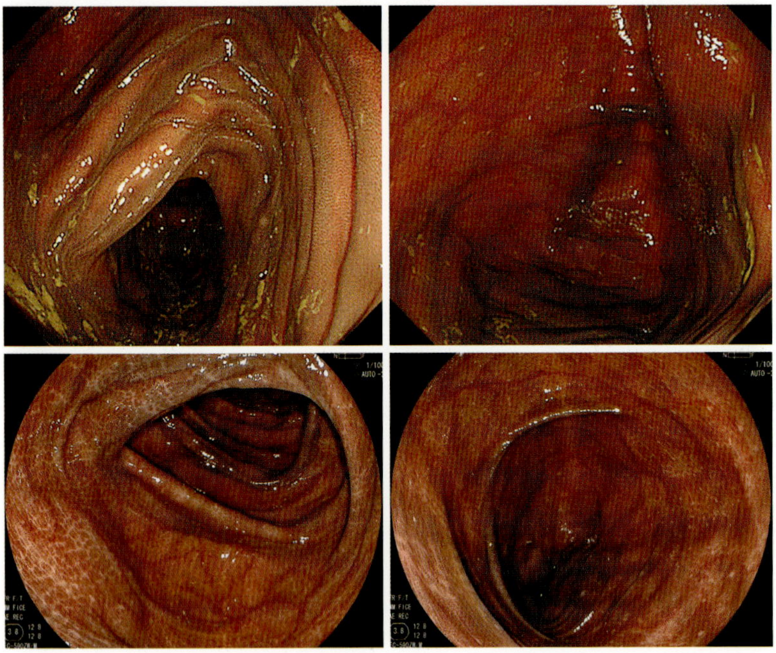

高度のメラノーシスをきたしていると視野が暗く，前処置も不良なことが多いため，過剰送気に気をつけなければならない．

●腸管攣縮や高度のメラノーシスによる視野不良

多発大腸憩室などにより腸管攣縮が強い被検者に対して抗コリン薬などの鎮痙薬が投与できない基礎疾患を有していることも少なくなく，長年の便秘に対する下剤内服で高度のメラノーシスをきたしていると視野が暗く，管腔の行き先を捉えにくい（図 8-11）．挿入がはかどらないからと視野確保のため送気をし続けるとかえって自分のクビを絞めることになりかねない．

対　策

焦らないこと，急がないことが大切で，腸管攣縮は強引な挿入操作で誘発されることも多いため，ソフトタッチの操作を心がけ，送気ボタンを深押しし送気の代わりに送水で視野を広げたり，場合によっては二酸化炭素送気に切り替える．腸管攣縮は寄せては引く波のように逆らうとスコープが押し出されそうになるが待っていればいずれは管腔が開くはずであり，大縄跳びの要領でタイミングを待って挿入するといった心のゆとりをもとう（図 8-12）．

S状結腸の強い攣縮のために深部大腸でのスコープの操作性に影響が生じている状況で抗コリン薬やグルカゴンが使用できない場合は，上部内視鏡検査にしかまだ認可されていないペパーミントオイル（ミンクリア®）の散布や，漢方薬である芍薬甘草湯の散布（1包を微温湯 250〜500 ml で溶解し少量ずつ使用）も局所の鎮痙効果を認めるようである．

- 送気が過剰にならないよう注意する

重要

図 8-12　腸管攣縮の越え方

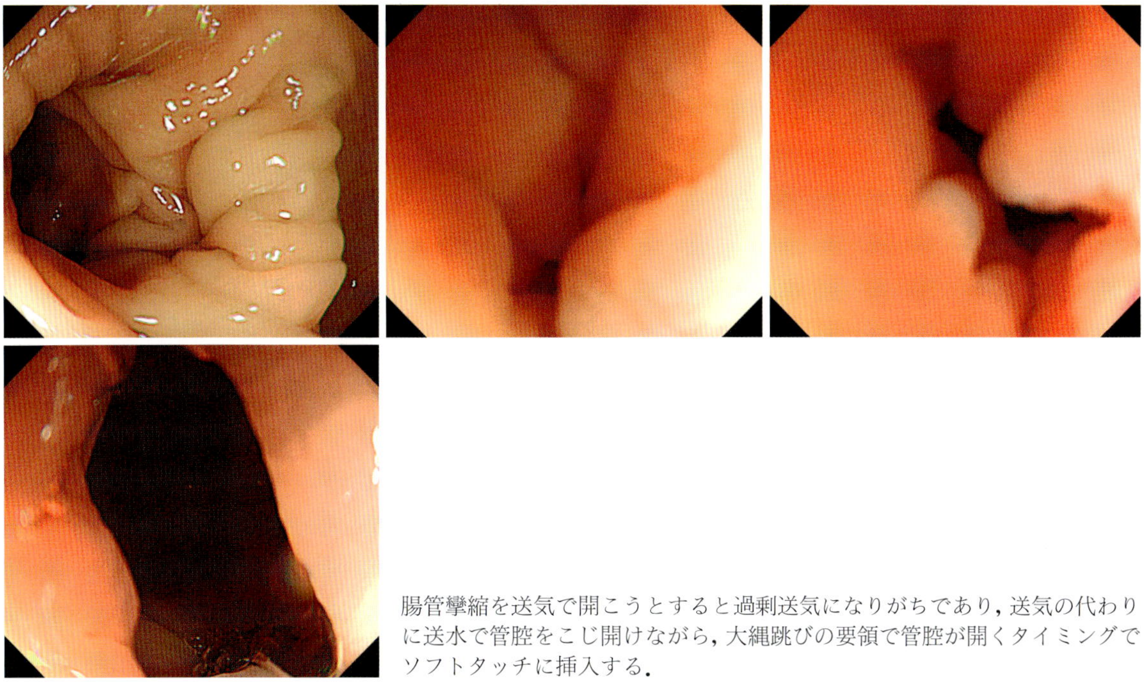

腸管攣縮を送気で開こうとすると過剰送気になりがちであり，送気の代わりに送水で管腔をこじ開けながら，大縄跳びの要領で管腔が開くタイミングでソフトタッチに挿入する．

●腸管壁・支持組織の脆弱化や高度癒着

高齢者では腸管壁が脆弱で弛緩していて固定性が悪いことも多く，腸管が伸びやすくループを作りやすい．また，複数回の腹部手術歴を有する場合も少なくなく，婦人科・泌尿器科疾患など腸管周囲の影響やＳ状結腸多発憩室により腸管癒着が高度なこともまれではない．腸管の過伸展などに対して疼痛を訴えないこともあり，スコープの過度のひねりやそれを解消するための無理な短縮直線化は穿孔の危険を招くおそれがある．

- 腸管が伸びやすく，高度癒着や腸管壁の脆弱化のため穿孔の危険がある
- 疼痛を訴えないから大丈夫と思ってはいけない

重要

対 策

送気は最小限に抑え，腸管内に溜まっている液体や空気を抜くことによって腸管の全長を短縮する意気込みで吸引に重きをおき，一つひとつの屈曲を越えては均すイメージで丁寧に処理し，辛抱強く挿入することがかえって早道だったりする．

高度癒着がありそうな場合は細径スコープや硬度可変スコープを最軟設定で使用し，被検者の疼痛の程度と，スコープシャフトを持つ自分の右手に感じる抵抗に細心の注意を払いながらゆっくり挿入する．スコープの直線化にこだわらず，無理なスコープシャフトのストレッチはせずに，できたループはユニバーサルコードに逃がすのも手である．スコープ抜去時にも腸管内の空気を可能なかぎり吸引することを忘れてはならない．

- 無理なストレッチはせずにループをユニバーサルコードに逃がす

重要

●全身的予備力の低下

高齢者は呼吸・循環動態が変動しやすく，大動脈圧迫により血圧が下がることもあり，用手圧迫の力加減にも注意が必要である．麻痺や関節拘縮，関節痛などのため可動制限があり体位変換や呼吸協力（深吸気を利用した横隔膜による圧迫）が困難なことも多い．

対　策

高齢者ではとくに事前の基礎疾患，既往歴，内服薬などの情報収集が大切で，紹介医以外にも通院していることがあるため家族や介助者からも詳細な聴取が必要である．

日本消化器内視鏡学会リスクマネージメント委員会[1)]でも高齢者の内視鏡検査時には，パルスオキシメーターによる血中酸素飽和度（SpO_2）および脈拍数のモニタリングを行うことを強く推奨しており，心臓への影響が懸念される場合には自動血圧計や心電図によるモニタリングを適宜追加することが望ましいとしている．呼吸・循環動態のモニタリングを行うことで偶発症の発生を早期に発見し対応することができるため，SpO_2 90％以下や脈拍が一定の範囲を逸脱したときにはアラームが鳴るようにパルスオキシメーターを設定し，介助している看護師やコメディカルスタッフによる肉眼的観察（声かけに対する反応や顔色，呼吸状態など）を行うことも重要である．体位変換を行うときは介助しながらゆっくりと行い，麻痺や拘縮のある場合には骨折にも気をつける必要がある．検査終了後もバイタルサインに気をつけ，遅発性腸管穿孔などにも注意する必要がある．

一番大切なことは無理をしないことであり，検査を中止する時期の判断を誤らないことである．

> ・一番大切なことは勇気ある撤退である
>
> 重要

文　献

1）日本消化器内視鏡学会リスクマネージメント委員会：消化器内視鏡リスクマネージメント．Gastroenterol Endosc　2004；46：2600-2609

（平賀裕子）

Ⅵ. 小　児

Point

- 麻酔法の選択やインフォームド・コンセントの取得がもっとも重要である.
- 原則，手術室で全身麻酔下に行う.
- 検査に対するトラウマを残さないように配慮する.
- 食事内容や便の状態を考慮し前処置を行う.
- 年齢や体格によってスコープを選択する.
- 送気は最小限，抜去時には可能なかぎり吸引する.
- 無理な短縮直線化は危険である.

挿入に困る原因とその対処法

● 小児大腸内視鏡の適応と偶発症

悪性腫瘍の少ない小児に大腸内視鏡検査を行うことはまれであり，その多くは繰り返す血便や下血の精査およびポリープ切除などの処置である．適応疾患は若年性ポリープ，潰瘍性大腸炎，クローン病，結腸捻転症，Peutz-Jeghers 症候群，家族性大腸ポリポーシスなどで，母乳性血便や感染性腸炎，肛門出血なども難治性であれば対象となる．

小児はただサイズが小さいだけの成人の小型ではなく，あらゆる面で特殊性を有しており，日本小児内視鏡研究会によるアンケート調査[1]では成人より小児に，上部消化管内視鏡検査より大腸内視鏡検査で偶発症が多く，小児の場合は成人に比べ偶発症の発見が遅れがちで重篤な結果になる可能性が高い．

- 小児は成人の小型ではなく特殊である

重要

対　策

検査の適応・必要性について十分に協議し，保護者に対して検査前に以下について書面を用いて十分なインフォームド・コンセントを行うことが重要である．

❶ 検査の必要性
❷ 麻酔の必要性
❸ 麻酔の偶発症
❹ 検査・処置の手技による偶発症
❺ 二次的な偶発症（過剰送気による呼吸障害や嘔吐，吐物誤嚥による気道閉塞や肺炎など）

また，小児では腸管固定不全症や腸回転異常症，S 状結腸過長症などの腸管走行異常が潜在している可能性もあり内視鏡検査に先行して注腸検査が行われていることが望ましい[2]．

●sedation・麻酔

被検者である小児には大腸内視鏡検査に対する理解や協力はまず期待できない．幼児以下では送気による腹部膨満のため，横隔膜挙上による呼吸障害を起こす可能性や胃の圧排による嘔吐や誤嚥を起こす可能性があり，呼吸管理が必要である．また，検査に対する恐怖心で暴れている小児を押さえつけて検査を行ってもトラウマを残すばかりか十分な検査もできず，予期せぬ体動でスコープによる腸管穿孔などの偶発症を引き起こす危険も生じる．

対 策

小児の大腸内視鏡検査（**図8-13**）は基本的には小児内科医もしくは小児外科医の主治医からのオーダーであり，主治医と麻酔や前処置について相談し，検査施行時にも立ち会っていただく．とくに麻酔に関しては，年齢，体格，性格，恐怖心の有無，検査に対する理解度，検査時間，検査の目的，処置の有無，今後も定期検査が必要かどうかなどにより無麻酔，静脈麻酔，気管内挿管下全身麻酔のいずれかを主治医と相談し慎重に選択する必要がある．

・麻酔の必要性や種類は個々に応じて主治医と相談して決める

重要

年長児を除き（処置目的であれば年齢にかかわらず）原則は手術室で全身麻酔下に行い，気管内挿管を行わないときも呼吸循環動態をモニタリングし，速やかに気管内挿管に移行できる環境下で検査すべきである[3]．小学校高学年になれば体格も成人並で成人と同様の方法で検査可能と考えるが，個人差が大きく，主治医とも相談しながら個々に応じて判断する必要がある．

無麻酔や conscious sedation（moderate sedation）で行うときは内視鏡検査の恐怖心を取り除くために，親を同席させる，内視鏡スコープの細さを強調する，たわいのない会話をする，画像を見せる，検査後ほめるなど，後にトラウマを残さないように精神的フォローを行うことが

図8-13　小児に対する大腸内視鏡検査

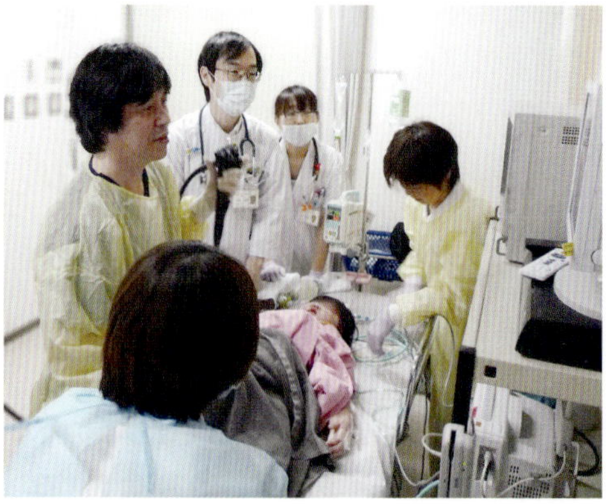

小児科医・看護師と共に，呼吸循環動態モニタリングを行いながら施行

大切である．

●前 処 置[2), 3)]

成人に用いる経口腸管洗浄剤を小児に用いることはその味や量から無理であり，十分な前処置が得られにくい．腸管内腔が狭い小児の安全な検査のためには良好な視野確保が必要であるが，前処置が不良では送気過剰になりやすく呼吸障害や嘔吐を起こす可能性がある．

・前処置が不良だと送気過剰になり危険である

重要

対 策

食事内容や便の状態を考慮し，経口的下剤投与，浣腸，洗腸などを組み合わせ，可能なかぎり十分な前処置を行う（ただし潰瘍性大腸炎など下部大腸のみの観察で十分な場合はとくに浣腸も含め前処置は不要である）．

❶ 新生児・乳児：ミルクが食事の中心で便が軟らかいため，浣腸（グリセリン浣腸もしくは生理食塩水による高圧浣腸）のみで十分で，観察範囲によって前日と当日に2～3回行う．また，検査4時間前から絶食にして全身麻酔に備える．

❷ 幼児以上：検査前日は低残渣食(具のないスープ，ウエハース，ゼリーなど）で，下剤〔ピコスルファートナトリウム（ラキソベロン®)〕適量を内服させる．通常の排便が硬い固形便であれば浣腸だけでは不十分であるため，経口腸管洗浄剤（ニフレック®，ムーベン®ほか）を経口摂取が難しければ経鼻胃管を挿入してでも投与する．

●小児の臓器特異性

小学校高学年以上で体格も成人並であれば成人と同様のテクニックで挿入可能であるが，新生児や乳幼児はS状結腸が非常に長く，大きなループを作りやすい．また，上行結腸と下行結腸の固定も不完全なため，S状結腸を無理に短縮直線化しようとすると腸管壁が菲薄であることから穿孔などの危険が生じる．

対 策

腸管腔が狭く脆弱な小児の内視鏡検査は成人の大腸内視鏡検査に習熟した医師が担当すべきである．腹部膨満による呼吸障害・嘔吐を防ぐため，送気は最小限に努め，抜去時には可能なかぎり空気を吸引する．腸管を過伸展させないようにスコープの過度のひねりにも気をつけ，体格に応じた細く軟らかいスコープでゆっくり丁寧に挿入する．基本，学童には通常の細径大腸内視鏡スコープで大丈夫であるが，新生児や乳児には細径上部消化管内視鏡スコープを，幼児には上部消化管内視鏡スコープを代用して使用する．常に画面中央に管腔をとらえ，スコープが管腔中央を通過することを意識しながら挿入し，ブラインド操作をできるだけなくすことが穿孔の危険を避けるために重要である．管腔がとらえにくい時は体位変換や腹壁圧迫を併用する．

・ブラインド操作にならないよう，体位変換や腹壁圧迫を使って，ゆっくり丁寧に挿入する

重要

また，若年性ポリープなどの直径 2 cm を超える大きなポリープの切除を行う場合，小児では腸管腔が狭いため，スネアをかけたのち十分に距離がとれず，安全を確認しながら通電切除ができないこともありうる．体位変換を試したり，あえて piecemeal polypectomy に変更することも安全に行う重要なポイントである[2]．

●検 査 後

新生児や乳幼児では検査後に送気の影響で腹部膨満が著明であることが多い．このような状態で経口摂取を再開すると嘔吐や誤嚥を起こす危険がある．

対　策

短時間の直腸鏡や成人と同じ手法で施行した場合を除いて，基本的には大腸内視鏡検査は入院して行い，翌日から経口摂取を再開するほうが安全である．

・検査後の配慮も忘れない

重要

文　献

1）長島金二：最近 5 年間における小児内視鏡施行の現況ならびに偶発症：アンケート調査による報告．日本小児外科学会雑誌　1993；29：267-272
2）世川　修：小児の大腸内視鏡．神保勝一 編：基本からわかる大腸内視鏡の前処置と挿入．2003，122-129，中山書店，東京
3）清水誠治，多田正大：小児に対する大腸内視鏡．特集：内視鏡手技とっておきのコツ．消化器内視鏡　2000；12：894-895

（平賀裕子）

Ⅶ．多発憩室例

Point

- 多発憩室例においても通常検査と同様に，丁寧に腸管を短縮しながら挿入することを基本とするが，癒着など困難例では，状況に応じて，スコープの変更，体位変換，アタッチメント装着などの工夫が必要．
- 高度癒着例で疼痛を訴える例では，無理な操作は行わず，検査を中止する判断力も大切．

憩室とは大腸壁の一部が嚢状に突出したものであり，発生部位により，右側結腸に発生する右側型，左側結腸に発生する左側型，および両側型

に分けられ，個数によって単発と多発に分けられる[1].

多発憩室例では，繰り返す憩室炎などにより強い癒着や管腔の狭小化をきたす例があり，挿入が難しくなることがある．とくにＳ状結腸多発憩室例で挿入困難となる例が多くみられる．ここでは，多発憩室例における挿入困難例の対処法について解説する．

左側型憩室

もっともよく遭遇するのは，Ｓ状結腸の多発憩室に狭窄･癒着を伴う場合である（図 8-14）．Ｓ状結腸が他の腸管や，臓器などと癒着したり，管腔が狭くなることにより，強い屈曲の原因となり，内視鏡挿入が困難となることがある．また，Ｓ状結腸は大腸内視鏡挿入時に偶発症（穿孔）の頻度の高い部位でもあるため[2]，正確かつ安全な挿入を心がけるべきである．

- Ｓ状結腸は大腸内視鏡挿入時に偶発症（穿孔）の頻度の高い部位
- 正確かつ安全な挿入を心がけるべき

重要

●使用スコープ

通常径のスコープを用いた場合，挿入時に疼痛を訴える症例では，細径スコープを使用することにより苦痛を軽減できることが多い．管腔が狭くなっている症例では，管腔方向と憩室を間違えないようにゆっくりと方向を確認しながら挿入していく（図 8-15）．スコープを押していくというよりは，スコープの軸を保ちアングルを操作しながら，一つずつひだをめくり，屈曲を越えてはスコープを引いていく感覚である[3]．管腔の方向と憩室を間違え無理に挿入すると穿孔の原因となりうる．必要最

- 細径スコープを使用することにより苦痛を軽減できることが多い

重要

図 8-14　Ｓ状結腸憩室

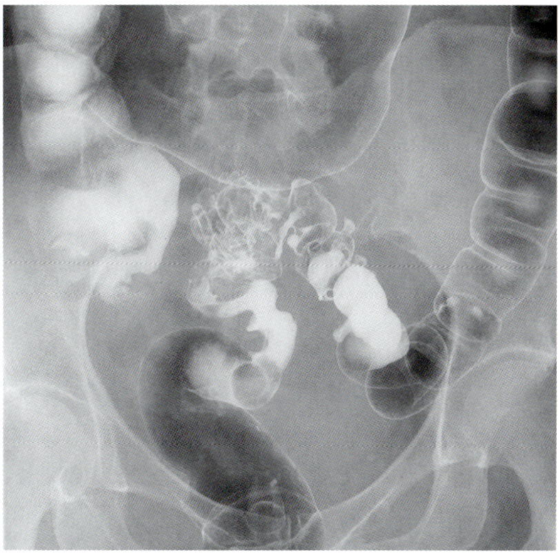

Ｓ状結腸に多発憩室を認め，繰り返す炎症の影響で腸管は癒着し管腔は狭小化している．

図 8-15　Ｓ状結腸多発憩室

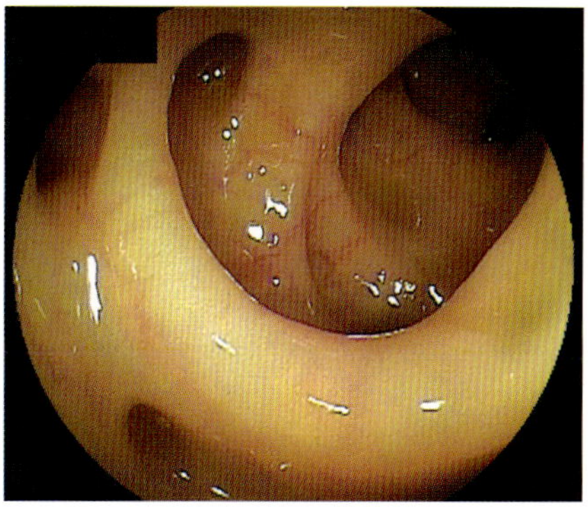

Ｓ状結腸に多発憩室を認める．必要最小限の空気量で管腔の方向を確認し，正しい方向（写真右上方向）へスコープを進めることが大切．

小限の送気量で必ずゆっくりと挿入方向を確認することが重要である．

●空気量の調節

腸管の蠕動が強い症例では，視野を確保するために過剰送気となりやすいが，その結果，空気の貯留により苦痛を与えさらにひだとひだの間隔が広がり挿入がより難しくなるので注意が必要である．最近では，炭酸ガスを用いることにより腸管内のガス貯留を減らすことも可能である．

送気量を最小限にするには体位変換も有効である．体位変換については別項を参照いただきたいが，体位変換により重力の方向を変え，腸管の重さを利用し自然にスコープに腸管を近づけたりあるいは空気の移動を利用し，進行方向の屈曲を鋭角から鈍角に変化させながら挿入していく方法である．

・送気量を最小限にするには体位変換も有効である

重要

●キャップ，アタッチメントの利用

多発憩室症において，憩室が屈曲部に存在する場合や憩室が大きい場合に正しい管腔の方向を見誤り，憩室内にスコープを進め穿孔の原因となる可能性がある．とくに初心者では少ない空気量で管腔方向を見つけるのに苦労することも多い．その場合，キャップやアタッチメントを使用するのも有効である．スコープ先端にキャップ，アタッチメントを装着することにより，レンズと腸管の間に空間ができるため，次の管腔方向の認識が容易となる．

・キャップやアタッチメントを使用するのも有効

重要

しかしながら，これらを踏まえ正しく挿入を行っても，多発憩室症では疼痛を訴える症例が多いので，この場合は適度な sedation を考慮すべきである．

・適度な sedation を考慮

重要

また，極端にスコープの抵抗が強い場合や，直線化により極度の疼痛を訴える症例では，上級医への交代や，安全のために検査中止も考慮すべきである．

右側型憩室

上行結腸に多発憩室がみられる症例は多いが，多発憩室が原因で挿入困難となることは少ない．挿入で問題となるのは，繰り返す憩室炎により上行結腸と横行結腸が癒着している場合である．この場合，肝彎曲部の前後でスコープを直線化することが難しくなり，挿入困難の原因となる．このような症例の頻度は少ないが，どうしても癒着が強く挿入困難な場合には，バルーン内視鏡の使用を考慮する．

文　献

1）信岡　純，高山哲治，新津洋司郎：大腸憩室症．日本消化器病学会 監：消化器病診療―良きインフォームド・コンセントに向けて．2004，130-131，

医学書院，東京
2）北野正剛，松井敏幸，藤田直孝：偶発症対策ガイドライン．日本消化器内視鏡学会 監：消化器内視鏡ガイドライン(第3版)．2006，64-72　医学書院，東京
3）工藤新英：大腸内視鏡挿入法ービギナーからベテランまで．1997，医学書院，東京

（國弘真己）

Ⅷ. 下 血 例

Point

- 内視鏡検査時に安定した循環動態を維持できることが大前提である.
- 可能なかぎり病歴を聴取し，検査開始前に出血源となる疾患の可能性を絞り込んでおく.

適応について

ショック状態，イレウス，消化管穿孔など全身状態が著しく悪い状態で，内視鏡検査による危険性が有用性を上回る場合は禁忌とされている[1]ため，まずは患者の全身状態を正確に把握することが重要である．

図8-16に消化管出血患者の初期治療方針を示す．まずはバイタルサインのチェックとその改善が何よりも優先される．ショック状態での内視鏡検査は，内視鏡検査中に急変する危険性があり，緊急内視鏡検査そのものが禁忌とされている．輸血なども含めた循環動態の改善に努め，安定した後に検査を施行する必要がある[2),3)]．

- まずは患者の全身状態を正確に把握することが重要
- バイタルサインのチェックとその改善が何よりも優先される
- ショック状態での内視鏡検査は禁忌

重要

可能なかぎり病歴を聴取し，出血源となる疾患の可能性を絞り込み，下部消化管出血が疑われる場合，緊急CT検査，出血シンチグラフィー，血管造影検査などを含め各施設で適切な検査法を選択する．インターベンション，緊急手術などに備え，あらかじめ他科との連絡体制を構築しておくことが望ましい．

緊急大腸内視鏡検査を施行する場合，術者は大腸内視鏡検査および内視鏡止血術に習熟した医師が行い，経験の浅い医師の場合は上級者の監督のもとに行うことが望ましい．

図8-16　消化管出血患者の初期治療方針

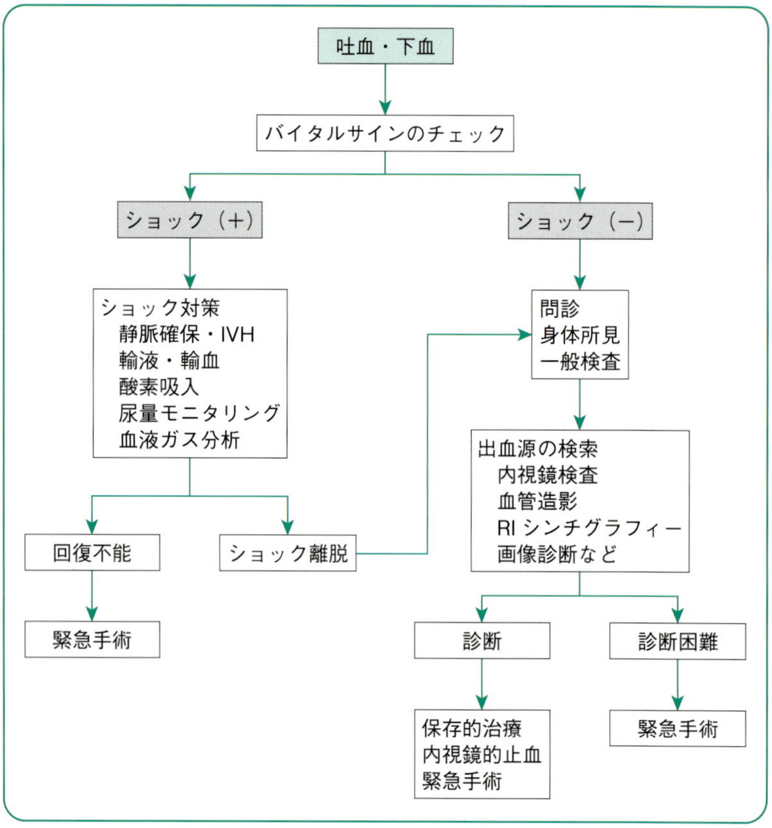

〔著作権者の許可を得て消化器内視鏡ガイドライン（第3版）[1] より引用〕

前処置

まず病歴から，出血源となる疾患の可能性と出血部位を予測し，前処置を選択する．無処置，あるいはグリセリン浣腸 60〜120 ml，微温湯 500〜1,000 ml の浣腸，全身状態や時間が許せば，腸管洗浄液で前処置を行うこともある．

> ・病歴から，出血源となる疾患の可能性と出血部位を予測し，前処置を選択
>
> 重要

一般的に，上部消化管からの出血では黒色便，下部小腸や近位大腸からの出血では暗赤色便，遠位大腸からの出血では赤色〜新鮮血便がみられることが多く，便の性状は出血病変の推定に役立つ．直腸に出血源がある場合もあるので，出血が新鮮血である場合は，まず無処置で直腸の観察を行った後に前処置を決めるのもよい．

大腸内の凝血塊や貯留した血液は検査時の吸引口のつまりや視野不良の原因となるため，状態が許すかぎりは前処置を行うほうが得策である．

観察方法

●直腸からの出血が疑われる場合

多量の下血（新鮮血）がみられる場合には，まず無処置で観察を行う（図 8-17）．慎重に直腸内にスコープを挿入し，血液溜まりを避けながら送気し視野を得る．可能であれば体位変換を行い，血液の貯留していない側の粘膜の観察を行う．多量の血液塊が貯留し観察不可能である場合には，回収ネットなどを用い凝血塊を体外に除去し視野を確保する．

●結腸からの出血が疑われる場合

検査前に可能なかぎり適切な前処置を行い，直腸の血液を除去しておくと視野が確保しやすくなると同時に，検査台の汚れも少なくできる利点がある．視野が悪いために，通常の挿入に比べ，送気，送水が多くなる傾向にあるので，注意が必要である．付着した血液を除去しながら背景粘膜を観察し，炎症性腸疾患などの鑑別も行う．

貯留液や血液の色調が鮮紅色であれば，出血部位が近く（図 8-18），残存便塊が血性でない場合は，出血部位はスコープ到達部位より口側にはないと判断できるため，貯留液や血液の性状，色調に注意をしながら出血点を探していく．

深部大腸への挿入や，検査に時間がかかる場合は，スコープのライトガイド部に血液が付着するため視野の明るさが低下し観察不良となることがある．とくに血液を長時間吸引すると，内視鏡の構造上，ライトガイド部（図 8-19）も血液が付着しやすいので，注意が必要である．

レンズに便や残渣が付着した場合は，ノズルからの送水あるいは腸壁にスコープを近接し鉗子口から水を流すことでレンズ面に付着した便や

図 8-17　放射線性直腸炎

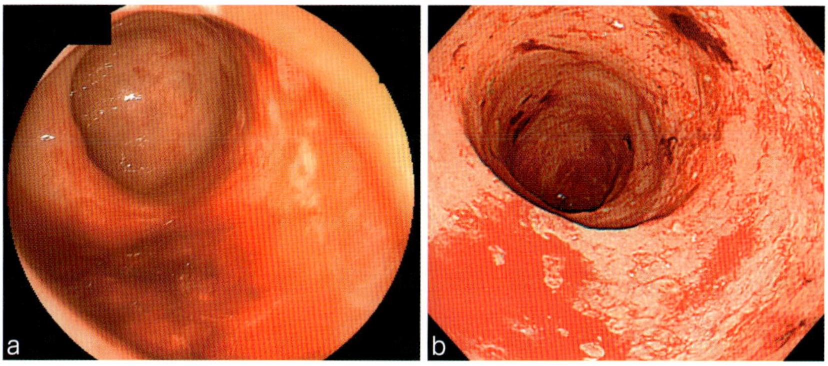

a：放射線性直腸炎症例．直腸粘膜は易出血性であり，新鮮血出血を認める．
b：蛇行・拡張した血管から oozing を認める．
（b は広島市立安佐市民病院　永田信二先生より提供）

図8-18　大腸憩室からの出血

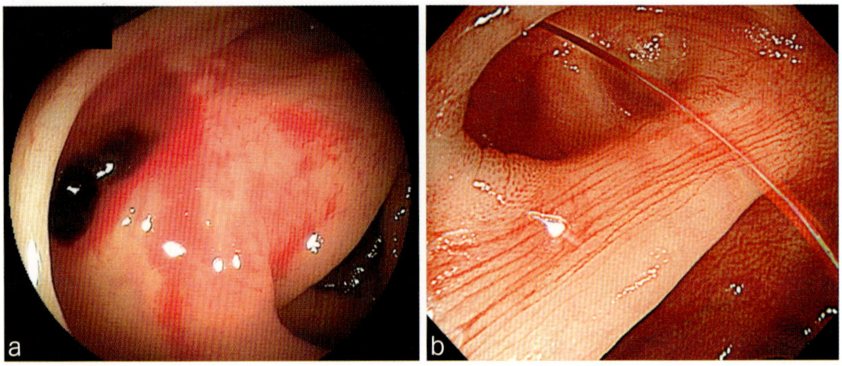

a：上行結腸憩室出血症例．上行結腸に鮮紅色の血液を認めたため，近傍の多発する憩室を確認したところ，1カ所から血液のoozingを認めた．
b：憩室内から噴出性の出血を認める．
(bは広島市立安佐市民病院 永田信二先生より提供)

図8-19　スコープ先端イメージ(CF-H260AL/I)

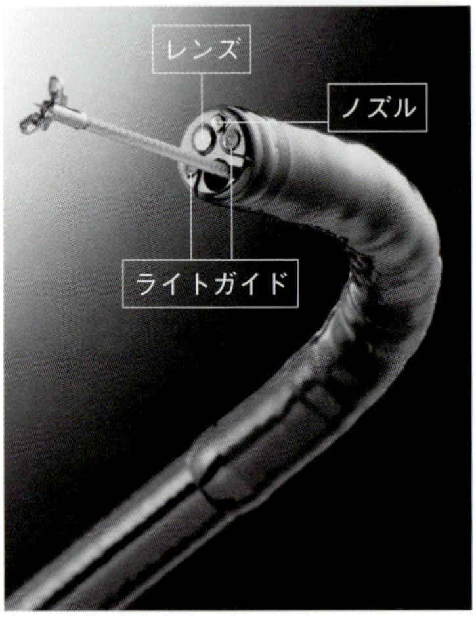

鉗子口から長時間血液を吸引すると，内視鏡の構造上，ライトガイド部に血液が付着しやすい．

図8-20　大腸内の凝血塊

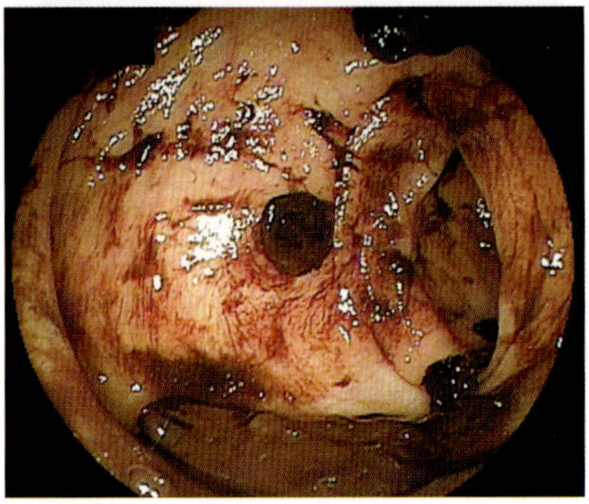

深部大腸まで観察する場合には，できるだけスコープ先端部を凝血塊に接触しないように挿入していく．

残渣を除去することが可能であるが，凝固した血液は除去が困難である．深部大腸まで観察する必要がある場合はできるだけスコープのレンズおよびライトガイド部を血液につけないように検査を行うのがよい視野を得るコツである(図8-20)．

大量出血の場合は，前処置の不十分さもあり，出血部位の診断が困難であることが多い．また，視野不良のため，送気量が多くなり通常検査に比べ軸保持短縮法による挿入が難しくpush主体の挿入となりがちである．どうしても挿入困難な場合は，出血部位の大体の領域や出血の持続性について情報を得ることを優先し，長時間の検査を避け，後日の再検査を考慮する．

文　献

1）岡崎和一，樫田博史，田村　智：緊急内視鏡ガイドライン．日本消化器内視鏡学会 監：消化器内視鏡ガイドライン（第3版）．2006，134-141，医学書院，東京
2）田辺　聡，田尻久雄，赤星和也：内視鏡的止血法ガイドライン．日本消化器内視鏡学会 監：消化器内視鏡ガイドライン（第3版）．2006，188-205，医学書院，東京
3）山野泰穂，松下弘雄，山中康生，他：大腸出血に対する処置．田中信治，小山恒男，山野泰穂 編：消化管内視鏡治療のコツとポイント（改訂第2版）．2007，262-271，日本メディカルセンター，東京

（國弘真己）

Ⅸ．人工肛門患者の挿入法

Point

- 検査前に被検者の手術情報（診断名，術式，ストマの種類と造設位置など）を入手しておくことが必要．
- 状況によっては用手圧迫や体位変換が困難であるなど通常検査との相違点に注意．

人工肛門は，治療目的で腸管を切除しその切除断端を腹壁に固定してできた排泄口である．永久的に造設されるものと一時的に造設されるものとがあるが，術後の経過観察などで，人工肛門からの内視鏡検査の依頼を受けることも多い．ここでは，人工肛門から内視鏡検査を行う際の注意点について述べる．

人工肛門の種類

人工肛門は大きく分類すると，造設部位により小腸を使用する回腸stoma，空腸stoma，結腸を使用する結腸stomaに分けられる．結腸stomaは，造設部位により横行結腸stoma，下行結腸stoma，S状結腸stomaなどがあるが（図8-21），直腸癌手術時に造設されるS状結腸stomaの頻度が多い．また，開口部の数の違う単孔式（終末式）stomaと双孔式（ループ式）stomaがあり，単孔式は開口部が一つのもの，双孔式は開口部が二つあり，口側からは便が，肛門側からは粘液が排出さ

図 8-21 人工肛門の造設部位

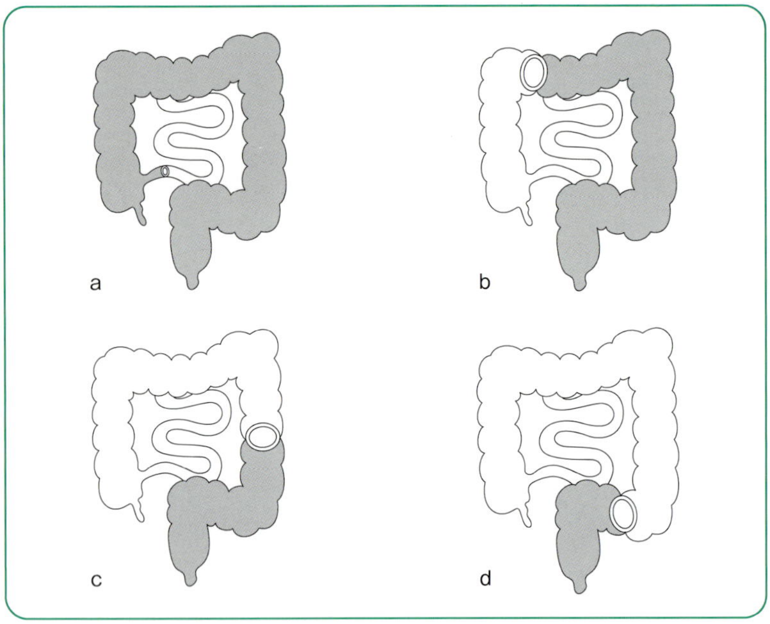

a：回腸 stoma
b：横行結腸 stoma
c：下行結腸 stoma
d：S 状結腸 stoma

れるようになっている[1), 2)].

観察部位の把握のためにも，検査施行前に，被検者の術式と人工肛門造設部位を確認しておく必要がある．

・観察部位の把握のためにも，検査施行前に，被検者の術式と人工肛門造設部位を確認しておく必要がある

重要

検査の実際

検査は，通常検査と異なり基本は仰臥位で行う．Stoma 装具を外し，腹壁に stoma を露出する．腹壁の開口部は腸の切除断端を反転し腹壁に固定した腸粘膜であるので，丁寧に扱う必要がある．まず，露出した stoma をよく観察する．通常はピンク色の均一な半球形をしている（**図 8-22**）．表面にキシロカインゼリーを塗布し，頂上中央の開口部を確認する．開口部が狭く指診できないことも多い．開口部が狭い場合は通常スコープの挿入が難しいこともあるため，その場合細径スコープに変更する．

挿入直後は，腸管は直腸のように固定されていないため，管腔方向を確認しながらゆっくりとスコープを進めていく（**図 8-23**）．横行結腸 stoma，下行結腸 stoma の場合は挿入困難となる例は少ないが，S 状結腸 stoma の場合は造設部位によって，あるいは術後癒着の程度によって挿入困難となることがある．人工肛門症例では，通常大腸内視鏡検査で用いる体位変換，用手圧迫法などが困難であることが多く，長い S 状結腸や術後癒着例では挿入に苦慮することがある．

図 8-22　人工肛門（単孔式 stoma）

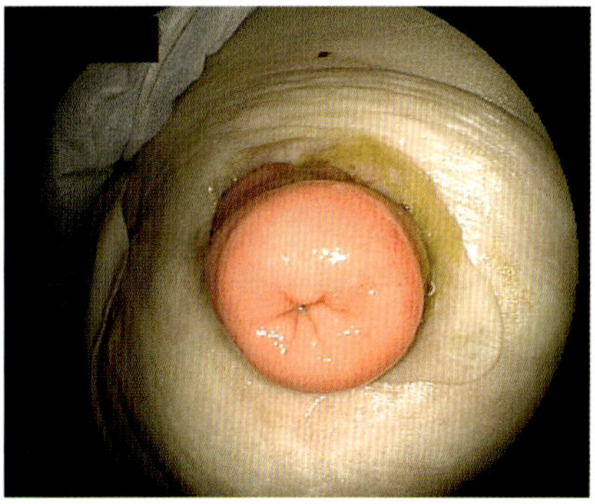

S 状結腸の単孔式 stoma

図 8-23　人工肛門への内視鏡挿入

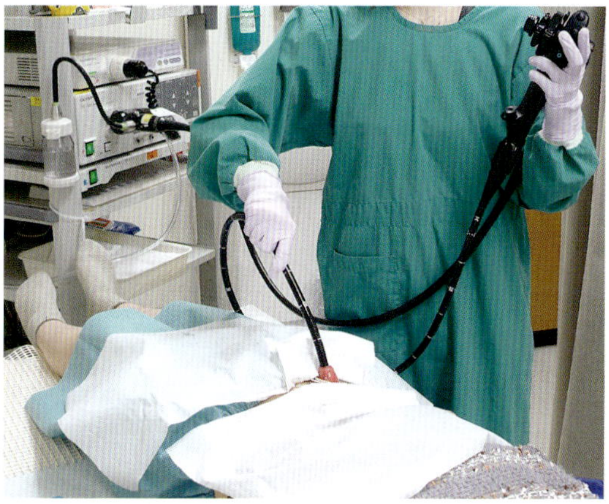

可能な範囲で用手圧迫などを行っても，スコープのループや腸管の屈曲程度の予想が難しくどうしても挿入困難である場合には，透視下で実際のスコープの走行を確認しながら検査を行うのも解決法である．

文　献

1）進藤勝久：人工肛門造設術．武藤徹一郎 編：大腸・肛門外科．1999，303-308，朝倉書店，東京

2）飯田　太：人工肛門造設および閉鎖．木本誠二 名誉監修，和田達雄 監：新外科学体系 23 A 小腸，結腸の外科　Ⅰ．1989，182-185，中山書店，東京

（國弘真己）

X．挿入の補助機材

1　スライディングチューブ

Point

- スライディングチューブは，S状結腸が伸展してループを形成し挿入困難な場合，S状結腸の伸展を防止する目的で使用するチューブである．
- S状結腸の直線化の後に挿入する．無理な挿入は機械的穿孔の危険性がある．
- スライディングチューブの先端に粘膜を巻き込まないように挿入・抜去時に注意する．
- スライディングチューブの滑入に注意する．

大腸内視鏡の挿入の際にS状結腸にできたループを直線化して深部へ挿入していくが，一度直線化しても屈曲・再ループを形成して挿入困難となる場合がある．牧石英樹・北野厚生らが開発・報告した[1]スライディングチューブは，再ループの形成防止に使用する内視鏡補助機材である（図8-24）．

図8-24　スライディングチューブの外観

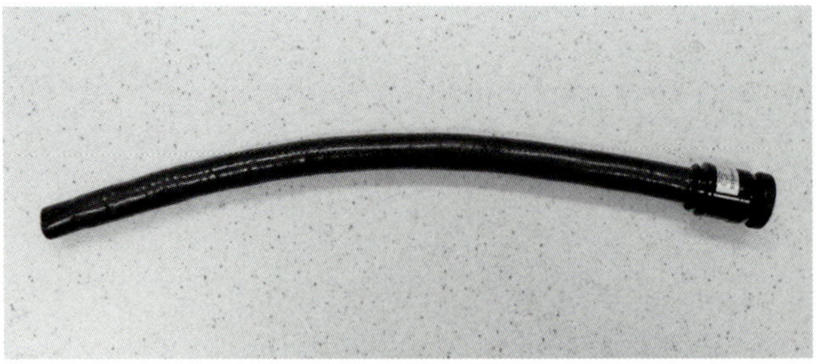

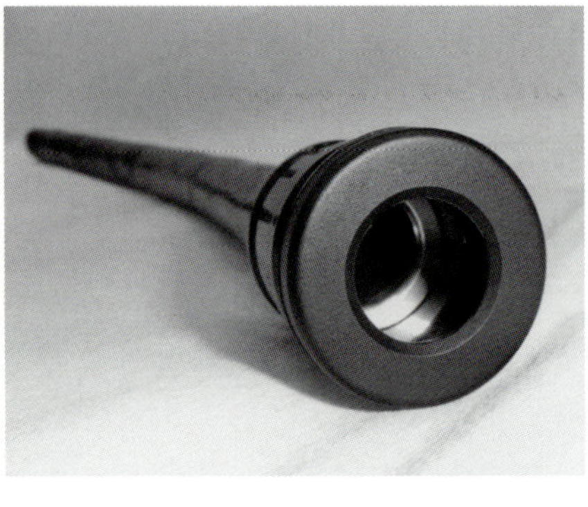

使用方法

●準　備

大腸内視鏡挿入前に内視鏡の挿入部にあらかじめスライディングチューブを装着してから内視鏡検査を開始する（図 8-25）．ただし，スリットを有するスライディングチューブの場合は，内視鏡検査開始後でもスリットを介して装着できる．

排液パイプの付いているタイプのスライディングチューブでは排液パイプにホースを接続する．陰圧下では粘膜を傷つけるおそれがあるため，排液パイプは吸引器には接続しない．

- 内視鏡の挿入部にあらかじめスライディングチューブを装着

重要

●挿　入

医療用で水溶性かつ低粘度の潤滑剤をスライディングチューブの挿入部外表面に十分に塗布し，スライディングチューブの保持部をしっかりと握ってゆっくり回しながら内視鏡挿入部に沿って挿入する[2]．

スライディングチューブは，直腸，S 状結腸，下行結腸までを直線状にしてから挿入する（図 8-26）．S 状結腸が直線化されていない状態でスライディングチューブを挿入すると，スライディングチューブの先端が S 状結腸の腸壁を巻き込み，穿孔を起こすおそれがある．また，スライディングチューブだけを使って S 状結腸を直線化することは穿孔の危険があるため絶対に行ってはならない．

●観　察

スライディングチューブ挿入中は，スライディングチューブが直腸内に滑入しないように注意する．また，スライディングチューブが不用意に動かされることで粘膜を巻き込み粘膜損傷や穿孔を起こすおそれがあるので，スライディングチューブの保持部をしっかりと把持しておく．

- 直腸，S 状結腸，下行結腸までを直線状にしてから挿入
- 先端が S 状結腸の腸壁を巻き込み，穿孔を起こすおそれ
- スライディングチューブだけを使って S 状結腸を直線化することは穿孔の危険がある
- スライディングチューブが直腸内に滑入しないように注意

重要

図 8-25　スライディングチューブの装着

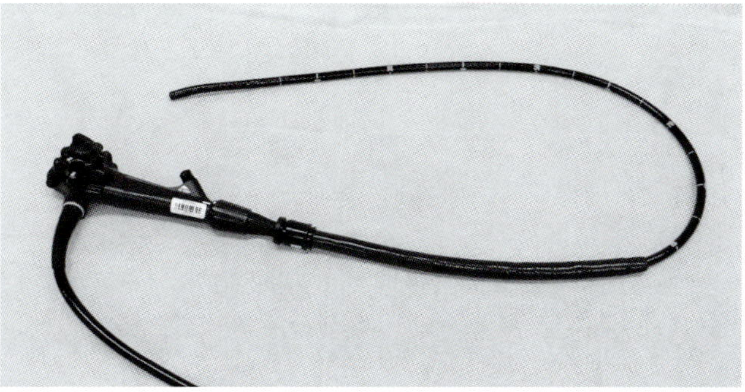

検査施行時に前もって大腸内視鏡に装着しておく．

図 8-26　スライディングチューブの挿入

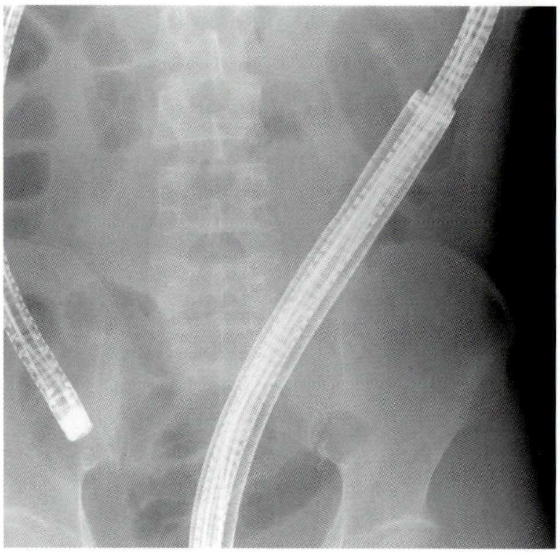

大腸内視鏡に沿わせて透視下でゆっくりと回しながら挿入する．必ず，S 状結腸が直線化された状態で行うこと．

●抜　去

内視鏡をスライディングチューブと一緒にゆっくり引き抜く．別々に引き抜くと粘膜を巻き込むことがある．

スライディングチューブが抜去しにくい場合は，内視鏡とスライディングチューブの間に粘膜を巻き込んでいるおそれがある．その場合は，スライディングチューブを固定して内視鏡を再度挿入し，粘膜の巻き込みをなくしてから抜去する[2)]．

文　献

1）牧石英樹，北野厚生，小林絢三：スライディングチューブを用いた新しい大腸ファイバースコープ挿入法の考案. Gastroenterol Endosc 1972；14：96-101

2）五十嵐正広，他：スライディングチューブの使用．五十嵐正広，田中信治 編：ワンポイントアドバイス―大腸内視鏡検査法. 2004, 108-117, 日本メディカルセンター，東京

（小野川靖二）

2 X 線透視

Point

- X 線透視は下部消化管内視鏡検査の挿入の様子を観察するのに簡便で有用ではあるが，必要不可欠なものではなくなっている．
- 内視鏡挿入の際には軸保持短縮法を心がけ，X 線透視を習慣にしないようにすることが大事である．
- ループを形成してから挿入した場合，X 線透視を使いながら解除をするのは可能であるが，経験を積み解除の感覚を覚えることが大事である．

大腸内視鏡検査が行われるようになり，当初は内視鏡の操作性の悪さから，アングル操作をする術者と，その指示のもとスコープを動かし出し入れする助手の 2 人で行う two men method が普及していた．挿入には意図的にループを用いていたため[1]，X 線透視は不可欠であった．

近年，内視鏡機器の向上から one man method になり，軸保持短縮法が普及し[2] X 線透視は使われていない施設が多い．また内視鏡挿入形状観測装置 (UPD，通称コロナビ) により X 線透視を使用しなくてもスコープの位置や，どういう形状で挿入しているのかを確認できるため軸保持短縮法での内視鏡挿入が容易になっている．しかし現在でも挿入困難例を中心に X 線透視を使用している施設もあり，必要性についていくつか述べてみる．

内視鏡先端位置の確認

内視鏡先端の位置を S 状結腸と下行結腸で間違え，位置を確認するため X 線透視を使用することがある．しかし中級者以上の医師であれば手に伝わる感覚や，内視鏡がどれだけ入っているか，また，ひだの形などで，軸保持短縮法を用いて内視鏡挿入していれば X 線透視を使用しなくても位置を推測することができる．また，挿入に関してはどの位置を通過しているかを確認することはあまり重要なことではない．

- 軸保持短縮法による挿入により，位置の推測は可能

重要

用手圧迫が困難な症例

以下のような場合，一時的に X 線透視を用いて腸管が伸びている場所を確認することで，圧迫する部位を同定でき，内視鏡挿入を容易にすることができる．

1. S 状結腸が長く何度も屈曲しているため捉えにくい場合
2. 横行結腸が下がる例，または術後の癒着などで肝彎曲部から上行結腸への挿入が困難な場合

❸ 肥満などで用手圧迫をしても内視鏡を捉えることができずに内視鏡挿入が困難な場合

術後の癒着などが疑われる場合

術後の癒着などで内視鏡挿入の困難な症例では，手に伝わる感覚に軸に対するフリー感がない．その場合，X線透視の観察下で内視鏡に連動する腸管の動き（硬さ）などで挿入を中止することができ無理な挿入により引き起こされる偶発症（穿孔）を予防することができる．一方癒着による挿入困難例であってもX線透視下でダブルバルーン内視鏡を用い全大腸内視鏡検査で100%の全大腸挿入率を達成している施設もある[3)]．

ループ解除の目的

内視鏡の挿入の長さと内視鏡の先端の位置が異なる場合，ループを形成し(α-ループ，逆α-ループ，γ-ループ，N-ループ)，たわみやねじれを起こしながら挿入していることが多い．ループを解除する場合，X線透視を使うことで容易に内視鏡を直線化することができる（図8-27）．しかし経験を積むことで，X線透視を使用せず，スコープのコントロールのみで長さやたわみを解除する感覚を覚えていくことが大事である．

> ・スコープのコントロールのみで長さやたわみを解除する感覚を覚えておくこと
>
> 重要

病変の存在部位の同定

内視鏡治療困難な症例で，開腹もしくは腹腔鏡的に手術が必要な場合，術前に切除部位の同定が必要となり確認するためX線透視を用いることがある．手術が必要な病変をもつ症例の場合，病変部位にクリップでマーキングを行いガストログラフィンを流し病変の部位を同定することにより注腸造影などの検査を一度で済ますことができる．

X線透視と放射線被曝に関して

放射線検査と被曝量に関して，日本放射線技師会での放射線診療における低減目標値は胸部X線で0.3 mGy，上部消化管造影検査では直接撮影で100 mGy，間接撮影で50 mGyといわれている[参考URL 1)]．被検者は内視鏡検査で一時的に透視を用いる場合であっても上部消化管造影検査のX線量を超えることはない．しかしX線透視を頻繁に使用することにより，内視鏡医や介助するスタッフへの被曝線量に対しても問題が残るため極力控えるべきである．

図 8-27　ループの解除方法

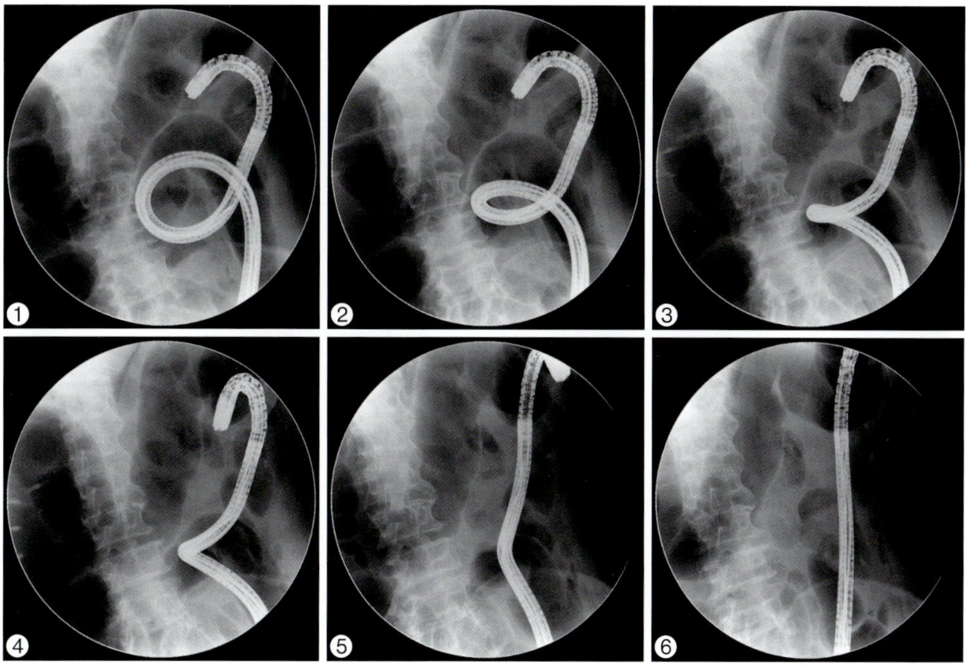

SD の屈曲部を越えたあと，スコープを左右に軽くねじりを加えながら手前に引いてみる．どちらのねじりが有効かはスコープ先端が前に進む方向である．管腔を真ん中に捉えられるように上下左右のアングル操作とスコープのねじる方向を調整することが重要である．本症例は裏 α ループを形成しており左方向にねじりながらスコープを手前に引くとスコープ先端は前に進んでいく．
（広島市立安佐市民病院　永田信二先生提供）

おわりに

One man method がほぼ全例で行われている近年，下部消化管内視鏡挿入技術の向上や内視鏡挿入形状観測装置により X 線透視は必要不可欠なものではなくなり情報の必要性は少なくなっている．また初級者が安易に X 線透視に頼ることが習慣になることが危惧されており，使用可能な施設であっても安易に使用することなく検査を行うことが望ましい．

文　献

1）田島　強，松永藤雄，他：Colonoscopy について．Gastroenterol Endosc 1970；12：221-222
2）工藤進英：大腸内視鏡挿入法ービギナーからベテランまで．1997，医学書院，東京
3）砂田圭二郎，山本博徳，他：極めつけ大腸内視鏡．極めつけ挿入法ーバルーン補助法．消化器内視鏡　2009；21：587-593

参考 URL

1）医療被ばくガイドライン 2006．日本放射線技師会ホームページ　http://www.jart.jp/guideline/index.html

（益田　浩）

3　内視鏡挿入形状観測装置（UPD）

Point

- リアルタイムでスコープの状態を確認できるため，安全かつ確実に検査ができる．
- 挿入困難例における挿入の補助として有用である．
- 正確な病変部位の確認や内視鏡挿入法の教育にも役立つ．

どんな内視鏡の達人でも挿入困難例の経験はある．癒着症例や憩室多発例などはスコープの直線化が難しく痛みも生じやすい．また，挿入困難例は穿孔などの偶発症が発生するリスクも高い[1,2]．安全かつ迅速に検査を行うためにスコープの状態を知ることは重要な情報であり，X線を使わなくてもスコープの状態が常に確認できる内視鏡挿入形状観測装置(UPD)(オリンパス社製，図8-28)はきわめて有用な補助システムである．

図8-28　内視鏡挿入形状観測装置（UPD）

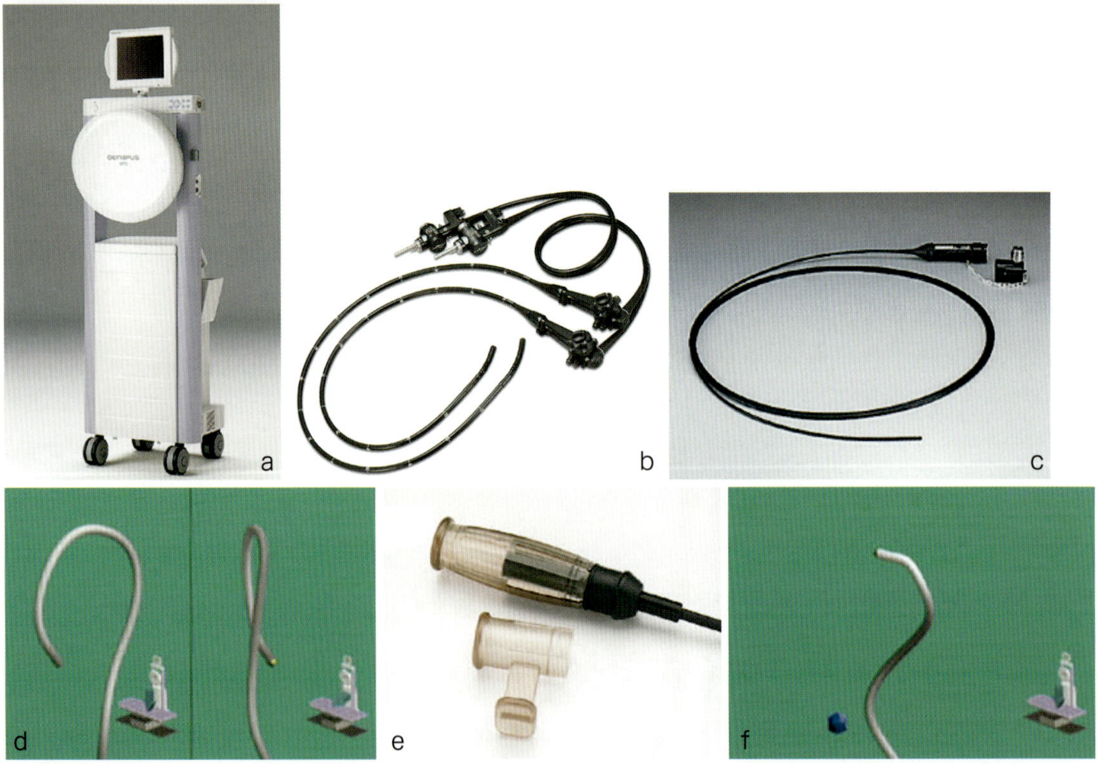

a：全体像．
b：UPD専用のスコープ（CF-H260DL/I）．
c：挿入形状観測プローブ（MAJ-1300）．通常のスコープ内に挿入して使用する．
d：2画面表示．
e：体外マーカー（MAJ-964）．
f：マーカー位置をポイントで表示し，適切な用手圧迫部位が確認できる．

図 8-29 UPD を配置したレイアウト

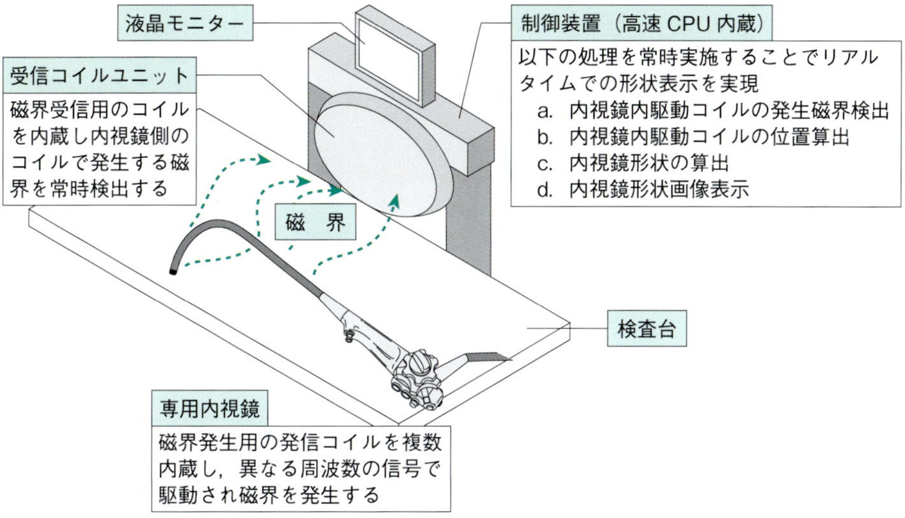
液晶モニター
制御装置（高速 CPU 内蔵）
以下の処理を常時実施することでリアルタイムでの形状表示を実現
a. 内視鏡内駆動コイルの発生磁界検出
b. 内視鏡内駆動コイルの位置算出
c. 内視鏡形状の算出
d. 内視鏡形状画像表示
受信コイルユニット
磁界受信用のコイルを内蔵し内視鏡側のコイルで発生する磁界を常時検出する
磁 界
検査台
専用内視鏡
磁界発生用の発信コイルを複数内蔵し，異なる周波数の信号で駆動され磁界を発生する

UPD の原理と使用法

UPD は電磁波を利用しており，複数の磁界発生用コイルを内蔵した専用のスコープを用い，発生した磁界を受信コイルユニットで受信し，各駆動コイルの三次元位置を算出後，コンピュータグラフィックでスコープモデルをモニターに表示する[3]（図 8-28 d）．専用スコープがなくてもコイル内蔵プローブがオプションで用意されており，通常スコープの生検鉗子孔より挿入すれば同様に使用できる．また，体外マーカーが付属しており，用手圧迫の的確な位置を把握できる．UPD で発生する磁界は微弱なため，実際には検査台の横に接するように配置して使用する（図 8-29）．

・電磁波を利用

重要

UPD の利点と欠点

以下におもな利点と欠点を挙げ，簡単に解説を加える．

【利 点】

❶ スコープの状態が常に確認できる．
❷ 正確な病変部位の確認ができる．
❸ 内視鏡挿入法の教育に役立つ．

・スコープの形状確認
・病変部位の確認
・挿入法の教育

重要

【欠　点】
❶ ベッドサイドに置くと邪魔になる.
❷ ペースメーカーや妊婦に対する安全性が確立されていない.
❸ 専用プローブを使うと吸引ができない.

・被曝しない
重要

被曝することなくスコープの状態が常に確認できることが UPD の最大の特徴であり，とくに挿入困難例では変なループを形成しないよう的確な用手圧迫を行い，「軸保持短縮法」に基づく挿入の補助として役立つ．ループを形成した場合でも安全かつ正確にループを解除することができる[4)]．このように UPD は挿入に困ったときの補助としての利点がもっとも大きい．その他，正確な病変部位の把握や初学者の挿入手技の教育（他項参照）にも役立つ．

一方，UPD は X 線装置よりはコンパクトであるが，やはりベッドサイドに置くとスタッフの動線の妨げになるなど，検査室のスペースを狭くしてしまう．また，妊婦などへの使用制限も明記されている．しかし実際には UPD で発生する磁界は 1.8 μT と非常に微弱であり，電気カーペット（11〜19 μT）の 1/5 以下にすぎない．

おわりに

大腸内視鏡検査は，できるだけ被検者に苦痛を与えず，安全かつ迅速に行うことが重要である．挿入に困ったとき，UPD はあると便利であることに異論はない．しかし，システム自体高価で設置スペースもとるため，まだまだ十分に普及していないのが現状である．

文　献

1）金子榮藏，原田英雄，春日井達造，他：消化器内視鏡の偶発症に関する第 4 回全国調査報告―1998 年より 2002 年までの 5 年間．Gastroenterol Endosc　2004；46：54-61
2）芳野純治，五十嵐良典，大原弘隆，他：消化器内視鏡関連の偶発症に関する第 5 回全国調査報告―2003 年より 2007 年までの 5 年間．Gastroenterol Endosc　2010；52：95-103
3）谷口　明：磁気による大腸内視鏡の腸管内位置の確認―内視鏡挿入形状観測システム；基礎的事項．臨牀消化器内科　2001；16：153-157
4）多田正大：コロナビを用いた新大腸内視鏡テクニック．2000，医学書院，東京

（谷本達郎）

4 内視鏡装着フード

Point

- 内視鏡装着フードを使用することにより，挿入時の視野確保が容易となり，過度の送気を行うことも防げる．
- 有効先端長が短いものでは，視野にほとんど映り込みなく装着可能である．

大腸内視鏡の挿入の際，高度の術後癒着や痩身などに起因する挿入困難な被検者において，進行方向の視野を確保するために送気を行い，結果として過送気によりさらに挿入が困難になるケースに遭遇することがある．そのような場合，挿入補助器具としてスコープ先端に装着するフードが有用である[1)~3)]．

大腸内視鏡検査における内視鏡装着フードの利点･欠点を以下に述べる．

内視鏡装着フードの利点と欠点

【利点】

- スコープ先端のレンズ面から粘膜までの距離を確実にとることができるため，レンズが粘膜に非常に近接または密着して視野を失ういわゆる「赤玉」を防止し，常に進行方向が把握できる．
- 視野の確保が容易となるため，無送気またはごくわずかな送気量で挿入が可能であり，無意識に過度の送気を行うことを防ぐことができる．
- 屈曲部などにおいて，フード先端の角を利用することにより，視野を保ったままで屈曲のひだをめくることができる．
- ひだ裏などの病変の発見や観察に有用である．

【欠点】

- フードがスコープ先端から出る分だけ，先端硬性部が長くなる．
- フードの長さによっては，観察の際にフードが画面の視野に映り込む．
- 近接での観察の際にフードが接触することにより，観察対象（病変）に機械的損傷や出血をきたす可能性がある．
- 長いフードを使用した場合，拡大観察の際に最大倍率付近でフォーカスが合う所まで観察対象（病変）に近接することができない．

内視鏡装着フード使用の実際

観察の際に視野内に映り込むという欠点については，トップ社から販売されている斜型先端フード（オブリクリア®）のうち有効長最短（3 mm/2 mm）のものであれば視野内の映り込みは右上にごくわずかであり（図 8-30），オリンパス社製の有効長約 2 mm の黒フード（model：MH-163）では，ほとんど視野に映り込みはない（図 8-31）．検査ごと

図 8-30　斜型先端フード

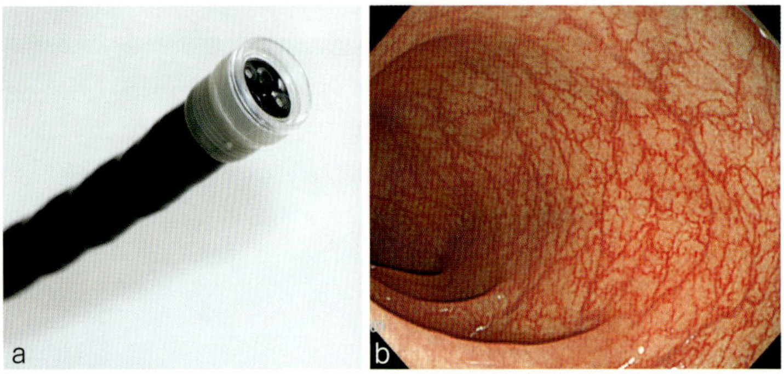

a：CF-Q260AI にトップオブリクリア® M-3（有効長 3 mm/2 mm）を装着．
b：視野内への映り込みは画面右上のわずかのみである．

図 8-31　黒フード

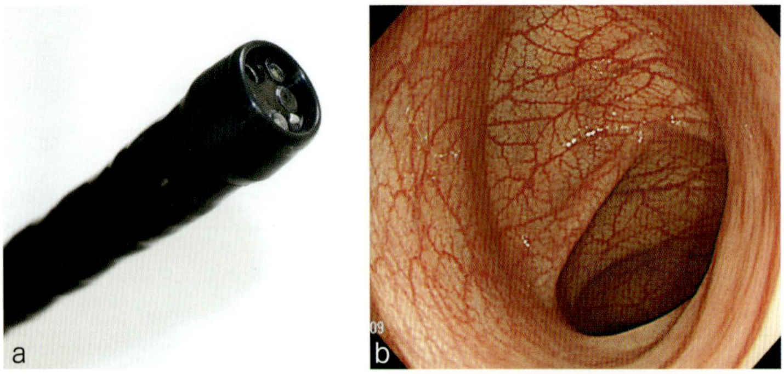

a：CF-H260AZI にリユースタイプの黒フード（オリンパス model：MH-163）を装着．
b：視野内の映り込みはほとんど見られない．

図 8-32　長めの透明フード

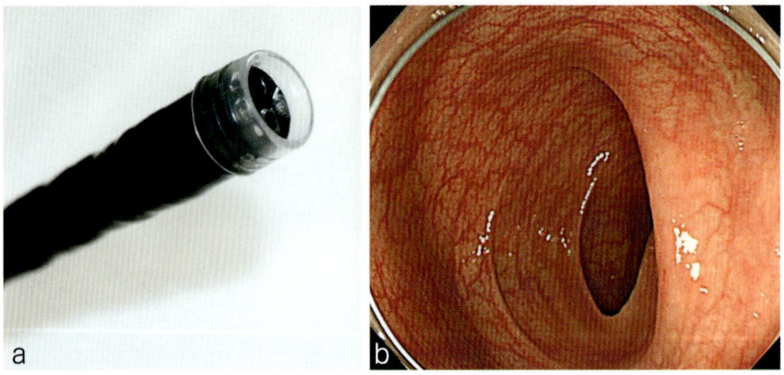

a：CF-H260AZI にディスポーザブルタイプの透明フード（オリンパス model：D-201-14304）を装着．
b：視野の四隅に映り込みを認めるが，スコープ先端と粘膜面の距離が十分保たれるため，屈曲部などでの視野確保は容易である．

に着脱し洗浄しなければならないためコストや手間を考慮すると全例に用いることは非効率的であるが，事前に挿入困難が予想される被検者の場合は検査時間の短縮や被検者の苦痛軽減に役立つと思われる．また，下部消化管出血の症例（とくに憩室出血が疑われる症例）に対する緊急内視鏡の際には，フードによる視野確保が非常に有用であり，ある程度長め（有効長 4 mm 程度）の透明フードが便利である（**図 8-32**）．憩室出血においては個々の憩室にフードを押しつけるように観察することで責任病変を特定できることがあり，責任病変を特定できればそのまま出血部位をフード内に吸引してクリッピング止血するなど治療にも応用可能である[3]．

> ・**事前に挿入困難が予想される被検者の場合は検査時間の短縮や被検者の苦痛軽減に役立つ**
>
> 重要

図 8-33　さまざまな種類の斜型先端フード

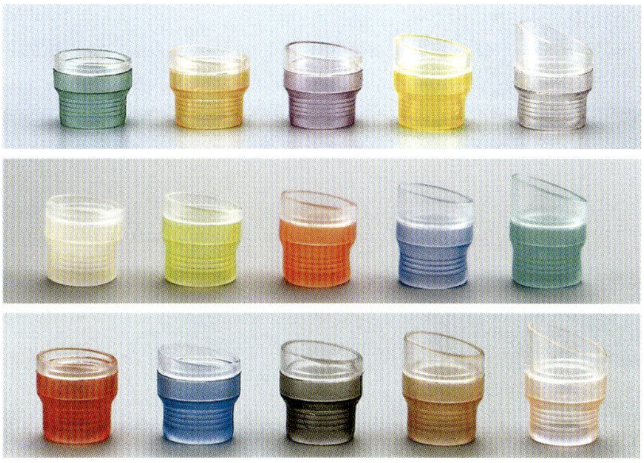

スコープ径に合わせて 3 種類，それぞれ 5 段階の有効長でラインナップされている．（オブリクリア®，トップ社）

図 8-34　透明フードと黒フード

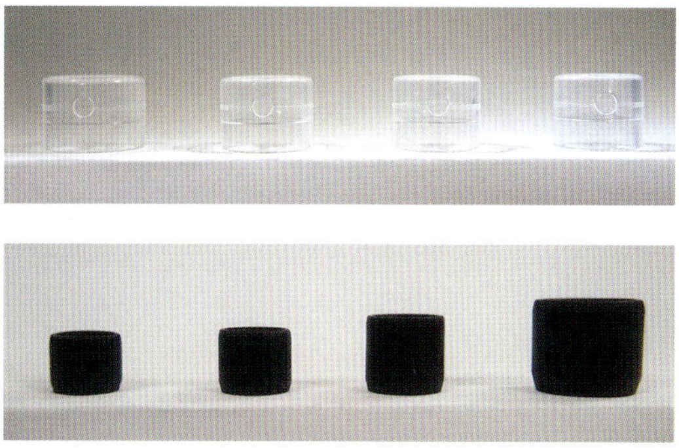

ディスポーザブルタイプの透明フードとリユース可能な黒フード（オリンパス社）

オブリクリア®は，スコープ径で 3 種類(L，M，S)，それぞれ有効先端長が最長 9 mm/4 mm から最短 3 mm/2 mm まで 5 段階でラインナップされている(**図 8-33**)．大腸内視鏡の初学者がはじめは長いものを使用し，経験例数により段階的に短いものにしていくことによって挿入時間や上達する期間を短縮することができるとの報告もある[4]．

オリンパス社からは，各スコープの外径にあわせたものが有効先端長 2〜4 mm でラインナップされており，ディスポーザブルタイプの透明フードとリユース可能な黒フードがある（**図 8-34**）．

フード使用時の注意点

フードを装着して挿入する際の注意点は，常に良好視野が確保され進行方向が見えているという安心感からプッシュ操作主体の挿入になりがちとなる点である．不用意なプッシュ操作はかえって被検者の苦痛や複雑なループ形成に繋がるため，フードを装着していても，軸保持短縮[5]で丁寧な挿入を心がけることが望ましい．

- **フードを装着していても，軸保持短縮で丁寧な挿入を心がける**

重要

文　献

1）井上晴洋，阿部　聡，竹下公也，他：透明プラスチックキャップを用いた大腸内視鏡検査の検討．Gastroenterol Endosc　1996；35：378-381
2）鳥居惠雄，金井雅史，山川雅史，他：大腸内視鏡検査に斜型先端フードは有用か．消化器内視鏡　2003；15：1639-1644
3）鳥居惠雄，日下利広，山川雅史，他：内視鏡機器と治療　(3)先端フードを用いた大腸内視鏡治療．臨牀消化器内科　2005；20：1815-1821
4）津村剛彦，鳥居惠雄，藤田真也，他：大腸内視鏡検査における斜型先端透明フードの有用性．Gastroenterol Endosc　2004；46：2589-2592
5）岡　志郎，田中信治，金子　巌，他：硬いスコープによる安全な内視鏡挿入法一軸保持短縮法．消化器内視鏡　2007；19：1305-1307

（金子　巌）

5 バルーン内視鏡

a. ダブルバルーン

Point

- ダブルバルーン内視鏡はオーバチューブの存在により腸管を過伸展することなくスコープを挿入することができる.
- 癒着などにてループ解除が困難な場合は，直線化にこだわらず緩やかなループとして挿入していく.
- バルーンによる腸管固定力はそれほど強くないので，無理にスコープを押し込まないことが重要である.

ダブルバルーン内視鏡は山本らによって小腸の検査目的にて開発された[1]. 軟性のオーバーチューブの存在により，その上に腸管をたたみ込むことによって腸管を過伸展させることがなくスコープを挿入できるという特性を生かし，癒着などにてループ解除が困難な，いわゆる大腸内視鏡挿入困難例にも応用できる[2].

ダブルバルーン内視鏡のシステム（図8-35）

●スコープ本体

先端の側面にバルーン拡張のための送気口がある．スコープ先端のラ

図8-35　ダブルバルーン内視鏡システム

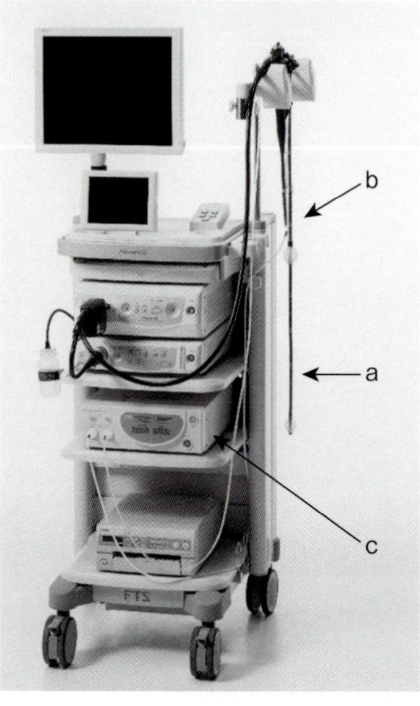

a：スコープ
b：オーバチューブ
c：バルーンポンプコントローラ

テックス製のバルーンは検査前に装着する必要がある．

●オーバチューブ

軟性で先端にバルーンが最初から付いている．内部は親水潤滑性のコーティングがされており，水を専用の注水口から注入し湿らせることによってスコープとの摩擦が軽減されスムースに挿入することができる．

●バルーンポンプコントローラ

スコープとオーバチューブへつなぐ二つのチューブコネクターがあり，専用のチューブでそれぞれの送気口へつなぐ．バルーンへの送気，脱気は適宜，術者が専用のボタンを操作し行う．

ダブルバルーン内視鏡の種類

ダブルバルーン内視鏡は，富士フイルム社から3種類のスペックが販売されている（**表8-1**）．大腸検査が目的であれば，操作性や使用できる処置具などの点から大腸用のやや短いEC-450BI5（**図8-36**）を使用することが望ましい．他の小腸用でも大腸検査を行うことは可能である．

X線透視

X線透視は必須ではないが，大腸内視鏡検査にダブルバルーン内視鏡を用いる症例の多くは高度癒着などの挿入困難例であるので，透視を用いたほうが挿入形態を理解しながら安全に挿入することができる．

・X線透視を併用すると，より挿入形態を理解しやすい

重要

表8-1　ダブルバルーン内視鏡スペック

スコープ	EN-450P5/20	EN-450T5/W	EC-450BI5
スコープ全長	2,300 mm	2,300 mm	1,820 mm
スコープ有効長	2,000 mm	2,000 mm	1,520 mm
スコープ先端部径	8.5 mm	9.4 mm	9.4 mm
鉗子口径	2.2 mm	2.8 mm	2.8 mm
オーバチューブ	TS-12140	TS-13140	TS-13101
オーバチューブ全長	1,450 mm	1,450 mm	1,050 mm
オーバチューブ有効長	1,350 mm	1,359 mm	950 mm
オーバチューブ外径	12.2 mm	13.2 mm	13.2 mm
オーバチューブ内径	10.0 mm	10.8 mm	10.8 mm
おもな使用目的	小腸観察用	小腸処置用	大腸用　汎用

（富士フイルム社製）

図8-36　EC-450BI5外観

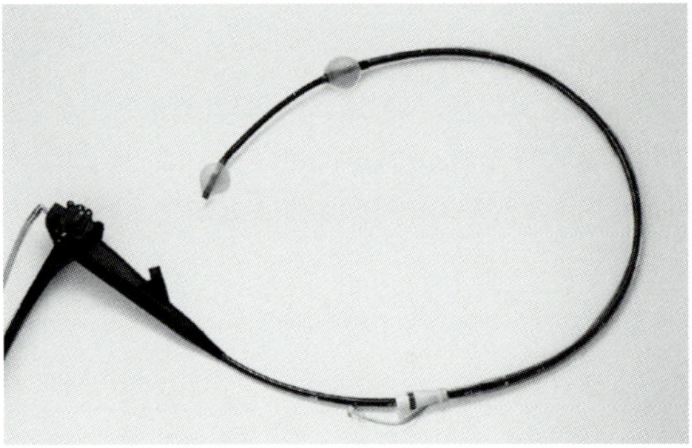

オーバチューブ，スコープ先端バルーン装着後

ダブルバルーン内視鏡の人員

二人法で行う場合は，スコープ操作を行う術者，オーバチューブを把持する助手の二人が必要である．

ダブルバルーン内視鏡挿入の実際（大腸内視鏡挿入困難例）（図8-37）

●検査の手順

❶ 挿入直前にスコープとオーバチューブの滑りを必ず確認し，滑りが悪ければオーバチューブ内に水を追加し，滑りをよくしてからオーバチューブをスコープ根元まで引き上げておく．

・挿入直前にスコープとオーバチューブの滑りを必ず確認する
重要

❷ 被検者の体位は左側臥位とし，肛門からスコープ部を入りきるまで（約45 cm程度）挿入する．

❸ スコープ部が入りきったら，スコープのバルーンを拡張し腸管と固定し，スコープにそわせながらオーバチューブをゆっくり挿入していく．この際，オーバチューブは太いのでしっかりゼリーなど潤滑剤をつけ，肛門部で抵抗が生じないようにする．挿入しきったら，オーバチューブ先端のバルーンを拡張する．

・オーバチューブ表面にはしっかり潤滑剤をつける
重要

❹ ここで被検者の体位を仰臥位とする．腸管の短縮が可能であれば直線化してもよいが，短縮・直線化にこだわらず挿入してもよい．ループを残したまま挿入するのであれば急峻なループではスコープの挿入性が悪くなるので，緩やかなループとする．

・緩やかなループをつくり挿入する
重要

❺ オーバチューブを助手に把持してもらい，スコープ先端のバルーンを収縮させ，オーバチューブを通じてスコープを挿入していく．この際，スコープ先端に強いアングルがかかった状態で無理に押し込もうとするとオーバチューブのバルーンが抜けるだけなので注意する．

・スコープ先端のアングルは弱めとし，必要最小限の力で挿入する
重要

❻ スコープがオーバチューブ内に入りきったらスコープ先端のバルーンを拡張し，オーバチューブのバルーンを収縮させ，スコープにそわ

図 8-37　S 状結腸癒着例での挿入

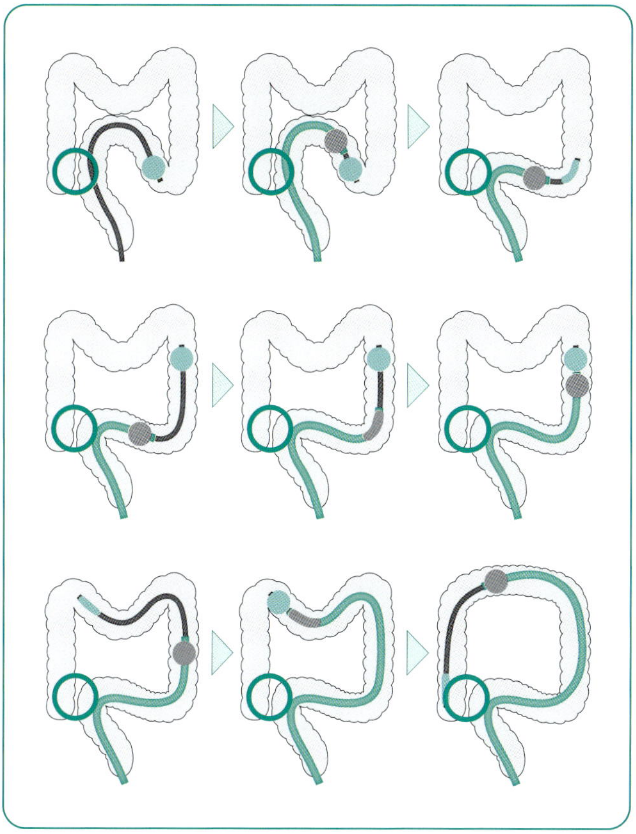

〔矢野智則：大腸内視鏡挿入困難例への使用．菅野健太郎，山本博徳，喜多宏人編：ダブルバルーン内視鏡—理論と実際．2005，99-104，南江堂より許諾を得て改変し転載〕

図 8-38　大腸内視鏡挿入困難例（子宮筋腫術後癒着例）

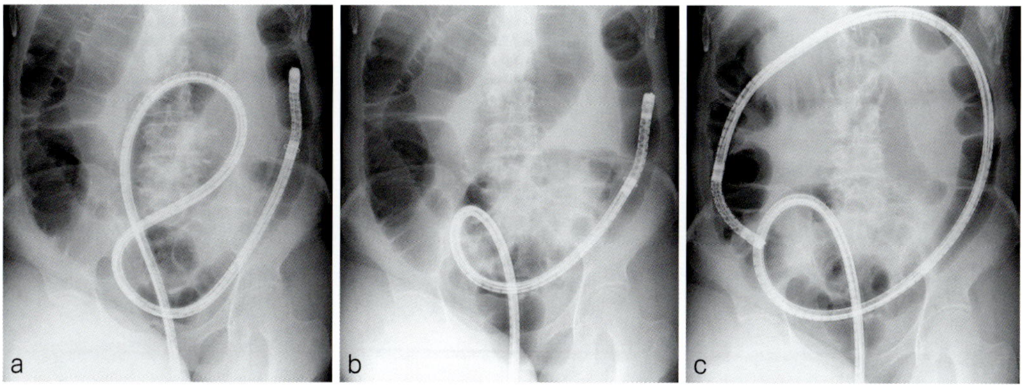

a：ループを形成したまま下行結腸まで挿入
b：ループ解除を試みたが癒着のため不能
c：ループを残したまま盲腸まで挿入

せながらオーバチューブをゆっくり挿入していく．無理に挿入しようとするとスコープ先端のバルーンが抜けてしまうので注意する．この際，抵抗を感じる場合は，小刻みにジグリングを加えたり[3]，軽く捻り

・オーバチューブを挿入する際ゆっくりとスコープが抜けないように行う

重要

回転させながらすると挿入しやすくなる．挿入しきったら，オーバチューブのバルーンを拡張させる．

❼ この時点で，脾彎曲部付近まで挿入できていることが多い（図8-38 a）．S状結腸にループができている場合は，ここで解除してもよいが，癒着などで解除が困難な場合は完全にはループ解除せず挿入していくこともできる（図8-38 b）．

❽ 以後は同様の操作を繰り返して盲腸まで挿入する（図8-38 c）．

おわりに

ダブルバルーン内視鏡は，通常の大腸内視鏡の挿入困難例においても，その特性を生かし容易に全大腸内視鏡検査を施行することができる．そのためには挿入原理を十分に理解していなければならない．

文　献

1）Yamamoto H, Sekine Y, Sato Y, et al: Total enteroscopy with a nonsurgical steerable double-balloon method. Gastrointest Endosc 2001; 53: 216-220

2）福本　晃，田中信治，宍戸孝好，他：大腸におけるダブルバルーン内視鏡の挿入．消化器内視鏡　2007；19：1545-1551

3）佐藤博之，矢野智則：具体的な挿入方法—内視鏡検査を行うにあたり．菅野健太郎，山本博徳，喜多宏人 編：ダブルバルーン内視鏡—理論と実際．2005，33-35，南江堂，東京

（福本　晃）

b．シングルバルーン

Point

- バルーン内視鏡は，消化管にもともと存在する支点とバルーンで作り出した支点とを利用して深部腸管へ挿入していく．
- シングルバルーン内視鏡は外筒の先端にのみバルーンがあり，外筒を進めるときの腸管の把持はスコープのアングル操作で行う．
- バルーンで腸管を把持し，外筒を引き戻して腸管を短縮して直線化する．
- 脾彎曲・肝彎曲通過時は，バルーンを膨らませて腸管を把持して外筒を引き戻し，腸管を短縮して彎曲を鈍角化し，スコープを挿入していく．
- 潰瘍があるなど脆弱になっている部位でバルーンを膨らませることは，腸管損傷の危険があるので避ける．

通常の内視鏡は，消化管にもともと存在する支点を利用して挿入していくため，小腸のようにTreiz靱帯から回盲弁まで支点がない腸管では深部挿入は困難であった．山本らは，内視鏡本体にバルーンが先端に付

表 8-2　シングルバルーン内視鏡スペック

スコープ	SIF-Q260
スコープ全長	2,345 mm
スコープ有効長	2,000 mm
スコープ先端部径	9.2 mm
鉗子口径	2.8 mm
スライディングチューブ	**ST-SB1**
スライディングチューブ全長	1,400 mm
スライディングチューブ有効長	1,320 mm
スライディングチューブ外径	13.2 mm
スライディングチューブ内径	11.0 mm
おもな使用目的	小腸観察・処置

（オリンパスメディカルシステムズ社製）

図 8-39　SIF-Q260 外観

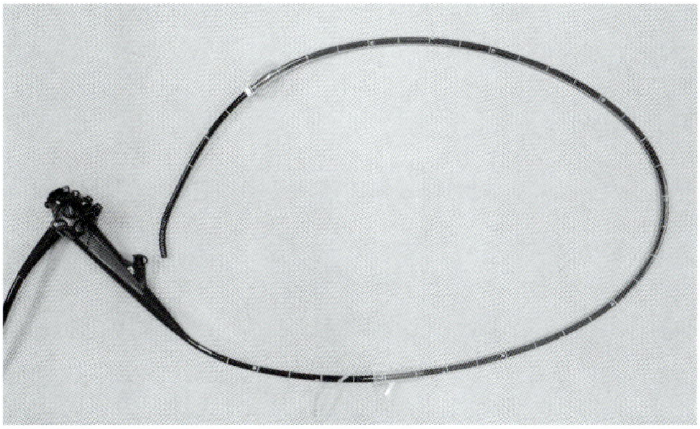

スライディングチューブ装着後

図 8-40　SBE 挿入の基本操作

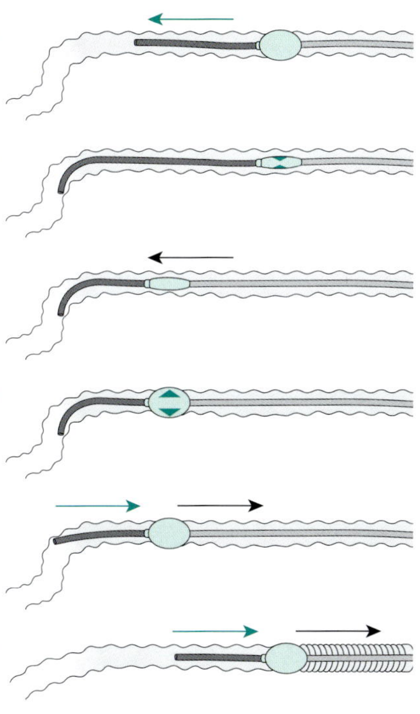

a：まずスコープを進ませる．
b：アングルをかけ腸管を保持し，続いて外筒のバルーンを収縮させる．
c：外筒を進ませる．
d：バルーンを膨らませる．
e：アングルを解除する．
f：外筒とスコープをともに引き戻して腸管を短縮する．

いた外筒を組み合わせ，このバルーンで支点を人工的に作り出すことにより，深部小腸への内視鏡挿入を日常臨床で可能なものとした[1]．その後，このバルーン内視鏡の原理に基づき，外筒にのみバルーンがあり，内視鏡本体にはバルーンのないシングルバルーン内視鏡（single balloon endoscopy；SBE）が発表された（**表 8-2，図 8-39**）．これらバルーン内視鏡は小腸のみならず，S 状結腸や横行結腸の挿入にも応用ができる．

- バルーンで支点を人工的に作る
- 深部小腸への内視鏡挿入を日常臨床で可能とした

重要

シングルバルーン内視鏡の原理

SBEでは，バルーンは外筒の先端のみにあり，外筒を進めるときの腸管の把持は内視鏡のアングル操作で行う．すなわち，①スコープを進ませる，②アングルをかけ腸管を保持し，続いて外筒のバルーンを収縮させる，③外筒を進ませる，④バルーンを膨らませる，⑤アングルを解除する，⑥外筒とスコープをともに引き戻して腸管を短縮する（図8-40）[2]．この一連の操作を1ストロークとして繰り返し，挿入していく．

・外筒を進めるときの腸管の把持は内視鏡のアングル操作で行う

重要

図8-41　SBE挿入の実際

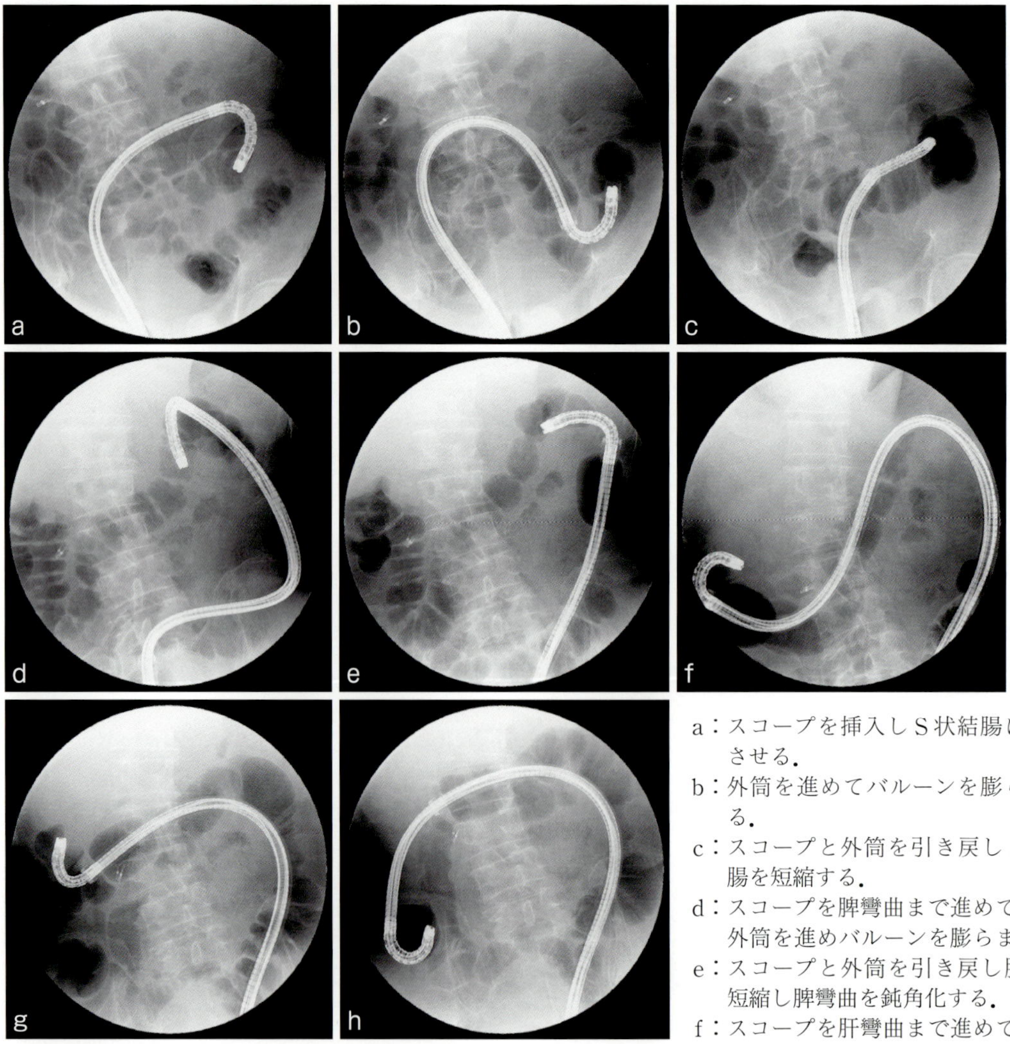

a：スコープを挿入しS状結腸に到達させる．
b：外筒を進めてバルーンを膨らませる．
c：スコープと外筒を引き戻しS状結腸を短縮する．
d：スコープを脾彎曲まで進めてから，外筒を進めバルーンを膨らませる．
e：スコープと外筒を引き戻し腸管を短縮し脾彎曲を鈍角化する．
f：スコープを肝彎曲まで進めてから，外筒を進めバルーンを膨らませる．
g：スコープと外筒を引き戻し横行結腸を短縮する．
h：盲腸に到達する．

大腸への挿入（図 8-41）

ストローク操作を繰り返して挿入する．通常は，S 状結腸まで，脾彎曲まで，肝彎曲まで，盲腸と 4 ストロークで到達することが多い．S 状結腸を伸展させずに挿入できれば，脾彎曲付近まで内視鏡は進められる．S 状結腸でループを作る場合は，同部まで外筒を挿入して先端バルーンを膨らませて腸管を把持して短縮して挿入する．脾彎曲通過には，下行結腸でバルーンを膨らませて，外筒を引き戻して腸管を短縮し脾彎曲を鈍角化してスコープを挿入していく．横行結腸では，ループを作らないように反時計回りにねじりながら挿入する．ループができた場合は，バルーンを膨らませて腸管を把持して短縮する．肝彎曲も外筒を用いて腸管を短縮し，彎曲を鈍角化してスコープを挿入する．

スコープは大変軟らかいのでたわみやすいが，外筒を重ねると，太く，固いスコープとなる．先端が非常に軟らかく，シャフトの固いスコープと考えることもできる．

・スコープは大変軟らかいのでたわみやすい

重要

注 意 点

スコープは，バルーンを十分に膨らませてから進める．一方，外筒を進める場合は粘膜損傷を避けるためにバルーンを完全に収縮させてから行う．また，潰瘍があるなど脆弱になっている部位でバルーンを膨らませることは，腸管損傷の危険があるので避けたい．

・外筒を進める場合はバルーンを完全に収縮させてから行う
・脆弱な部位でバルーンを膨らませることは避ける

重要

文　献

1）Yamamoto H, Sekine Y, Sato Y, et al：Total enteroscopy with a nonsurgical steerable double-balloon method. Gastrointest Endosc 2001；53：216-220
2）大塚和朗，工藤進英：シングルバルーン小腸内視鏡の挿入手技．Gastroenterol Endosc 2009；51：1172-1180

（大塚和朗，林　靖子，工藤進英）

第9章

大腸内視鏡挿入に伴う偶発症と対策

Point

- 穿孔のおもな原因はスコープ先端やループ形成による腸壁の過伸展である.
- 軸保持短縮法を基本にして，なるべく腸を伸ばさないように挿入する.
- 大腸内視鏡挿入時の穿孔は，外科的治療が必要になる場合がほとんどである.
- 常に最悪の事態を想定して決して無理をしないという態度が重要であり，危険と判断した場合は撤退する勇気も必要である.

大腸内視鏡検査および治療は年々増加してきており，日本消化器内視鏡学会の第5回全国調査報告（2003～2007年）によると，大腸内視鏡に伴う偶発症の発生頻度は0.078%(2,567/3,311,104)である[1]．また，内視鏡関連の偶発症による医事紛争のうち，大腸内視鏡に関連したものが65.8%(96/146)と目立っている[2]．大腸内視鏡に関連した偶発症の大部分は穿孔（60.7%）と出血（20.5%）であり[3]，これらの偶発症をいかに予防し対処するかが重要である.

穿　孔

大腸内視鏡に関連した偶発症のうち死亡例は26例（0.001%）が報告されている（第4回全国調査1998～2002年）．そのうち穿孔によるものが22例（84.6%）を占め，うち10例（45.5%）が観察のみで引き起こされている．死亡例の穿孔部位としてはS状結腸が13例(59.1%)を占め，S状結腸挿入時に死亡に至る穿孔が起こりやすいと考えられる[2].

・S状結腸挿入時に死亡に至る穿孔が起こりやすい

重要

●穿孔の原因

1）機械的圧迫

スコープ先端やループ形成時のスコープシャフトによる腸壁の圧迫伸展によって穿孔する．S状結腸が穿孔しやすい原因は，同部が解剖学的に後腹膜に固定されておらず，スコープによる屈曲や過伸展が生じやすい部位であることが挙げられる．はじめに筋層と漿膜が破れ，その断裂部に粘膜が入り込み，最終的に粘膜も断裂して穿孔が完成する．はじめの段階では粘膜面が断裂しないため，内視鏡施行中に気づかれない可能性があるが，漿膜面の過伸展に伴う激しい痛みが一つの目安となる．また，スライディングチューブを使用した場合，スコープとスライディングチューブの間隙に腸壁が入り込んで穿孔することがある．

2）腸管内圧上昇

大腸壁を穿孔させるには，正常者においては169 mmHg以上の内圧の上昇が必要とされている．通常の内視鏡検査では8〜57 mmHgまでしか上昇せず，穿孔することはないとされたが[4]，Laplaceの法則(壁にかかる圧力は管腔の直径に比例する）により，管腔の広い右側結腸では壁にかかる圧力が高くなるという報告もある．経口腸管洗浄液の内服や不用意な腹部圧迫は急激に腸管内圧を上昇させる可能性があるため，なんらかの原因で腸管壁の脆弱性がある場合は注意が必要である．

●穿孔予防

1）適応の吟味

大腸内視鏡ガイドライン[5]によると，大腸内視鏡検査の禁忌としては，検査医の熟練度によって禁忌の基準は異なるものの，① 腹膜刺激症状を有するもの，② 消化管穿孔もしくはその疑いがあるもの，③ イレウスもしくはその疑いがあるもの，④ 中毒性巨大結腸症，⑤ 患者の同意が得られない場合，とされている．これらの禁忌以外でも，大腸の高度癒着例や，高齢や長期透析中などで腸壁の脆弱性が予想される患者に対しては，内視鏡検査の必要性がリスクを上回らないかぎり，注腸，CTや消化管エコーなどより低侵襲な検査を考慮することも重要である．

2）挿入時の穿孔予防

穿孔の前には漿膜が強く伸展して痛みを生じるため，挿入時の痛みが穿孔の重要な予知サインであることを十分に認識する必要がある．よって，穿孔の予防には痛みのない挿入が重要であり，軸保持短縮法を基本にして，ループを形成する場合もできるだけ小さいループにするよう心がけて挿入する．穿孔しやすいと思われる症例（**表9-1**）には，硬い内視鏡を使用せず，できるだけ細く軟らかい内視鏡を使用することが望ま

- 挿入時の痛みが穿孔の重要な予知サイン
- 軸保持短縮法が基本

重要

表9-1　穿孔しやすい症例

1. 憩室や婦人科疾患などにより癒着があり，大きなループや屈曲ができやすい場合．
2. 高齢，憩室疾患，長期透析中，潰瘍性大腸炎など腸壁の脆弱性が疑われる場合．

れる．スライディングチューブの使用は必ず直線化した後に行い，スライディングチューブ内への腸壁の巻き込みがないようにゆっくりと抵抗を確認しながら挿入する．

また，腸管内圧の急激な上昇を予防するために，不用意な腹部圧迫は避けるべきである．CO_2 送気は空気に比べて生体への吸収が速いため，腸管内圧上昇の予防に有用だと思われる．過度の鎮静薬や鎮痛薬などの前処置薬剤の投与により，穿孔の予知サインである痛みを見落としてしまう可能性があるため，適当量の使用に止めるべきである．

●穿孔後の対応

穿孔時の所見としては急激な腹痛の出現，内視鏡の腸管外脱出，大網の脂肪や腹腔内臓器の観察などがあげられる．送気をしても管腔が膨らまず腹腔内に漏れるため，迷走神経反射により血圧低下をきたす．腸管洗浄液を用いた前処置では，穿孔をきたしても即座に腹膜炎症状をきたすことはないが，便汁を混じた液の腹腔内漏出により急速に全身状態が悪化しショック，敗血症から播種性血管内凝固症候群（DIC）や多臓器不全をきたしやすいため速やかな対応が必要である．

検査中に穿孔に気づいた場合，腸管内容物をなるべく吸引して腸管外に流出させないことが重要である．可能であればクリップによる縫縮を試みるが，内視鏡挿入時の穿孔は大きな裂創となるためクリップを用いた縫縮も困難であり，外科的治療が必要になる場合がほとんどである．手術に移行した際は穿孔部位の把握が重要となるため，穿孔部位近傍にマーキングクリップを打ったり，肛門からの距離をしっかり確認しておくことも大切である．また，腹部 X 線検査および腹部 CT 検査を行い（図

図 9-1　大腸内視鏡検査時における S 状結腸穿孔患者の検査直後の X 線，CT 像

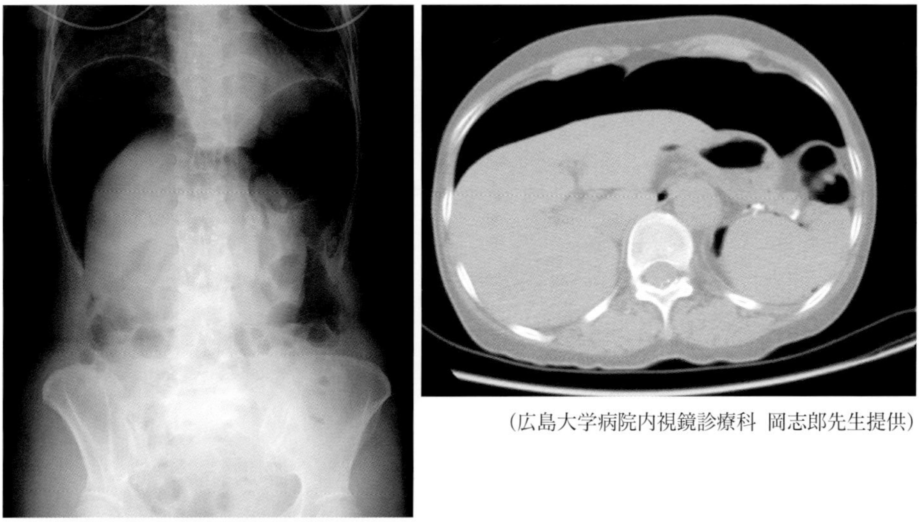

（広島大学病院内視鏡診療科　岡志郎先生提供）

9-1），free air の量や穿孔部位の確認および穿孔部周囲の炎症所見の程度を評価することも重要である．

検査終了後は速やかに外科医に連絡をとると同時に，患者本人および家族に対して穿孔が生じたこと，今後予想される経過や手術を含めた対応について十分なインフォームド・コンセントをとることが重要である[6)]．また，問題なく検査が終了した場合も，検査後に腹痛や腹部違和感が持続する場合は穿孔の可能性を考慮して症状が落ち着くまではベッドで休ませて慎重に経過観察をするべきである．

・十分なインフォームド・コンセント

重要

●スコープ挿入中止のタイミング

どのようなタイミングで挿入を中止するかは，術者の技量，検査目的（観察か，治療か）や患者の状態（穿孔しやすい症例か）によって異なると考えられる．しかし，挿入時の痛みが穿孔のもっとも重要な予知サインであることを十分に認識し，患者が痛がった場合はスコープをより軟らかい種類のものに替えたり，速やかに上級医に代わってもらうなどの対応が必要である．それでも痛みが続く場合は，躊躇せず撤退して注腸，CT や消化管エコーなどより低侵襲な検査を考慮することも重要である．

・痛みが続く場合は，躊躇せず撤退

重要

出血と粘膜裂傷（図 9-2）

大腸内視鏡に関連した偶発症のうち出血は 20.5％を占めるといわれているが，そのほとんどが内視鏡治療後の出血であり，内視鏡挿入に伴う出血で臨床的に問題になることはほとんどない[7)]．山形ら[8)] は ST フードにより生じたと思われる粘膜下血腫を報告しており，その原因としてスコープを直線化した後，スコープに腸管が巻き付くことを挙げている．また，この巻き込みは S 状結腸から下行結腸にみられ，直腸や盲腸，上行結腸にはみられないとしている．われわれの施設でも，ループ法で S

図 9-2　大腸内視鏡挿入に伴う粘膜裂傷（S 状結腸）

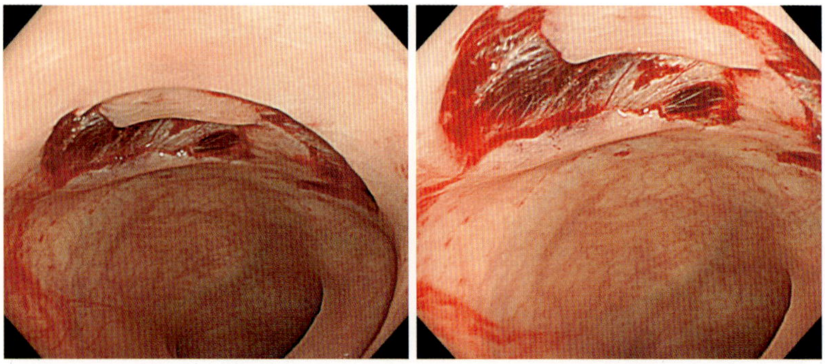

（広島大学病院内視鏡診療科　岡志郎先生提供）

状結腸に大きなループを作って挿入した際にSD junctionに粘膜裂創や粘膜下血腫を形成した症例を経験しており,同様の機序が考えられた.抗凝固薬使用症例では自然止血しにくい場合もありうるので注意が必要である.

また，穿孔に至らないまでも筋層，漿膜の裂傷で腹腔内に出血をきたす場合がある．検査後に持続する腹痛や血圧低下がみられる場合は腹腔内出血を疑い，腹部エコーや腹部CT検査などを考慮する必要がある．

おわりに

大腸内視鏡挿入時の偶発症は，頻度は低いものの一定の確率で起こりうるものであり，もし不幸にして起こってしまった場合は患者はもちろんのこと医師の精神的負担も大きい．よって，常に最悪の事態を想定して決して無理をしないという態度が重要であり，危険と判断した場合は撤退する勇気も必要である．また，偶発症への対処法を十分習得しておくことで，万一の場合の患者への負担を最小限にとどめることが，大腸内視鏡を行う者すべてに課せられた義務だと考える．

文　献

1）芳野純治，五十嵐良典，大原弘隆，他：消化器内視鏡関連の偶発症に関する第5回全国調査報告—2003年より2007年までの5年間．Gastroenterol Endosc　2010；52：95-103
2）金子榮藏，原田英雄，春日井達造，他：消化器内視鏡関連の偶発症に関する第4回全国調査報告—1998年より2002年までの5年間．Gastroenterol Endosc　2004；46：54-61
3）金子榮藏，原田英雄，春日井達造，他：消化器内視鏡関連の偶発症に関する第3回全国調査報告—1993年より1997年までの5年間．Gastroenterol Endosc　2000；42：308-313
4）Kozarek RA, Earnest DL, Silverstein ME, et al：Air-pressure-induced colon injury during diagnostic colonoscopy. Gastroenterology 1980；78：7-14
5）五十嵐正広，津田純郎，小林広幸：大腸内視鏡ガイドライン．日本消化器内視鏡学会 監：消化器内視鏡ガイドライン（第3版）．2006，94-104，医学書院，東京
6）鈴木武志，加藤智弘，田尻久雄：内視鏡挿入時の穿孔と対策(2)下部消化管—SD junctionを中心に．臨牀消化器内科　2010；25：161-168
7）桑原明史，須田武保，飯合恒夫，他：大腸内視鏡検査に関連した偶発症に関するアンケート調査報告—新潟大腸肛門病研究会の幹事施設を中心に．日本大腸肛門病会誌　2009；62：21-26
8）山形和史，佐々木賀広，宇野良治，他：特異な形態を示した大腸粘膜下血腫の2例．Gastroenterol Endosc　1994；36：2031-2034

（大江啓常，東　玲治，水野元夫）

COLUMN

大腸腫瘍に対する生検のポイントと注意点

大腸上皮性腫瘍（腺腫・癌）は，通常および拡大観察にて非腫瘍性病変との鑑別診断が可能であるため基本的に生検は不要である．隆起型病変（ポリープ）の癌化例はほとんどが腺腫内癌であるため，病変の一部を生検しても診断上ほとんど意味がなく，内視鏡的切除による完全摘除が第一選択である．特に表面型病変に対する生検は原則禁忌である．実際，不要な生検により粘膜下層に線維化を生じることで局注しても病変の挙上が不良になるため，本来であれば内視鏡的粘膜切除術（endoscopic mucosal resection；EMR）で切除できる病変が内視鏡的粘膜下層剝離術（endoscopic submucosal dissection；ESD）を要することになる（**図**）．どうしても生検が必要な場合には，病変辺縁部からの1カ所に留めるべきである．進行癌では，確定診断としての生検が必要であるが，その際，壊死組織のみの潰瘍底，正常粘膜で立ち上がった周堤から生検すると癌を証明できないため，確実に腫瘍部から生検を行う．なお，進行癌では生検後に出血をきたしやすいため，生検数は必要最小限に留めておくべきである．

潰瘍性大腸炎患者のサーベイランス内視鏡検査において，colitic cancer/dysplasia を疑う場合，正確な狙撃生検と検体の取り扱いは重要である．どの部位を生検したかを後で確認できるように肛門からの距離，位置などを所見用紙へ記載し採取した標本を入れるホルマリン容器を1個ずつ変えるなどの工夫が必要である．

粘膜下腫瘍に関しては，生検により腫瘍部分を採取することが困難であるばかりでなく血管性病変では生検により大出血を起こすこともある．したがって粘膜下腫瘍に対しては生検よりも超音波内視鏡検査を優先すべきである．

（岡　志郎，田中信治）

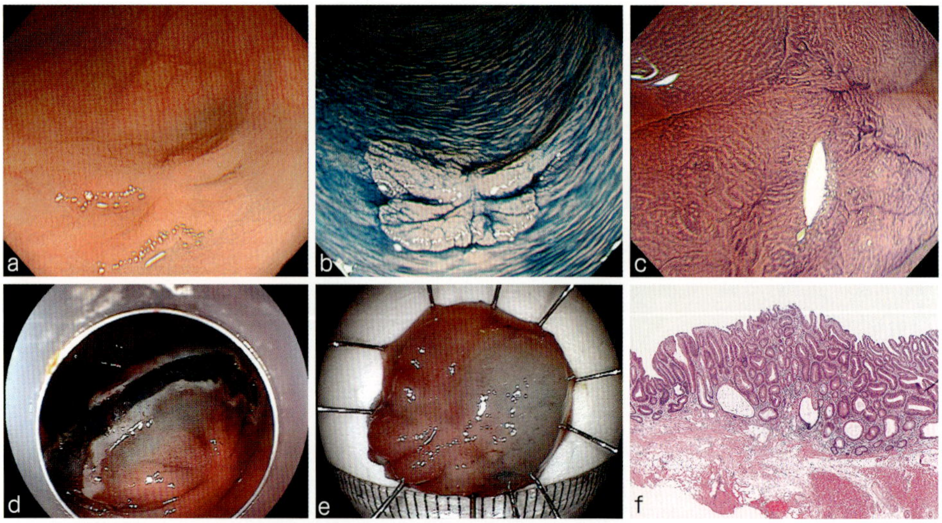

図　生検に伴う線維化を合併した大腸腫瘍

a：通常観察像．径 18 mm 大の 0-IIa 型大腸腫瘍．紹介医にて病変中心部から生検がなされたため，病変中心部に瘢痕を認める．
b：インジゴカルミン散布像．　c：拡大観察像（クリスタルバイオレット染色による弱拡大像）．瘢痕部はIII$_L$ 型 pit pattern で腺腫と診断できる．
d：線維化による局注後の病変挙上が不良であったため ESD を施行した．
e：切除標本．　f：病理組織像（HE 染色，弱拡大像）．最終組織診断は高異型度腺腫で粘膜下層に生検に伴う線維化を認めた．

第10章

内視鏡挿入のトレーニング

Point

- モニター画面だけでなく，上級者のスコープ操作を含む挿入手技全般を見学する.
- 被検者が苦痛を訴えたり，挿入に時間を要する場合には上級医に変更する.
- コロンモデルにより実際の被検者に近い状況下で難易度に応じた挿入のトレーニングが可能である.
- シミュレーションシステムにより，より臨床に近い環境下での挿入のトレーニングが可能である.
- 挿入以外に生検や内視鏡治療のトレーニングも可能である.
- UPD により大腸内視鏡挿入時にリアルタイムでスコープの挿入形状が確認できる.

大腸内視鏡挿入のトレーニングは，検査見学を十分に行った後に実際の患者を対象に技術を習得していくのが一般的である．しかしながら，医療事故防止のセーフティーマネージメント[1]，患者の検査に対するコンプライアンスの観点からは若干の問題がある．そのため初学者が大腸内視鏡挿入技術を効率的かつ安全に習得するためには，指導医の監視下による教育システムやコロンモデルなどを使用したトレーニングシステムの導入は重要である．本章では内視鏡挿入法に関するトレーニングについて述べる．

教育システム

まったくの初心者であれば，大腸内視鏡検査を開始する前に，体位変換，用手圧迫，生検，治療などの助手を体験し，検査内容や流れを理解しておくことが先決である．見学の際には，モニター画面を注視するのではなく，上級者のスコープ操作を含む挿入手技全般（左手のアングル操作，右手の内視鏡シャフトの扱い方，両手の協調運動，用手圧迫の部位やタイミング，適切な体位変換，硬度可変機能の使い方など）を観察

・上級者のスコープ操作を含む挿入手技全般を観察

重要

し，挿入のイメージトレーニングをしておくことが上達への早道である．また，実際の挿入に際しては，セーフティーマネージメントの観点からしばらくの期間は上級医の監視の元で大腸内視鏡検査を行うべきである．

以下，初学者が大腸スコープ挿入の際にとくに注意すべき点を列記する．

●送気を最小限にする

過度の送気によって腸管屈曲部は鋭角になり挿入しにくくなり，脱気することで腸管がショートニングされることを理解する（図 10-1）．可能なかぎり少ない空気量で管腔をつぶし屈曲を鈍化させることが軸保持短縮法で挿入するポイントである．

●腸管を過伸展させない

スコープを無理にプッシュし腸管が過伸展すると，腸管にねじれを生じるため被検者の苦痛を引き起こし挿入が困難になる．なお，われわれの施設ではプッシュ操作による挿入を防止する目的で，原則鎮静薬は使用していない．

●内視鏡をゆっくり動かす

初学者では，スコープの行き先がわからない場合に急なプッシュ操作やアングル操作を行いがちである．スコープをゆっくり動かすことは，被検者の苦痛を軽減し患者の呼吸に合わせた挿入が可能となる．また，アングル操作は両手で行わず，左手のみで行う習慣を身につけておく．

図 10-1　送気による腸管走行の違い（注腸 X 線像によるイメージ）

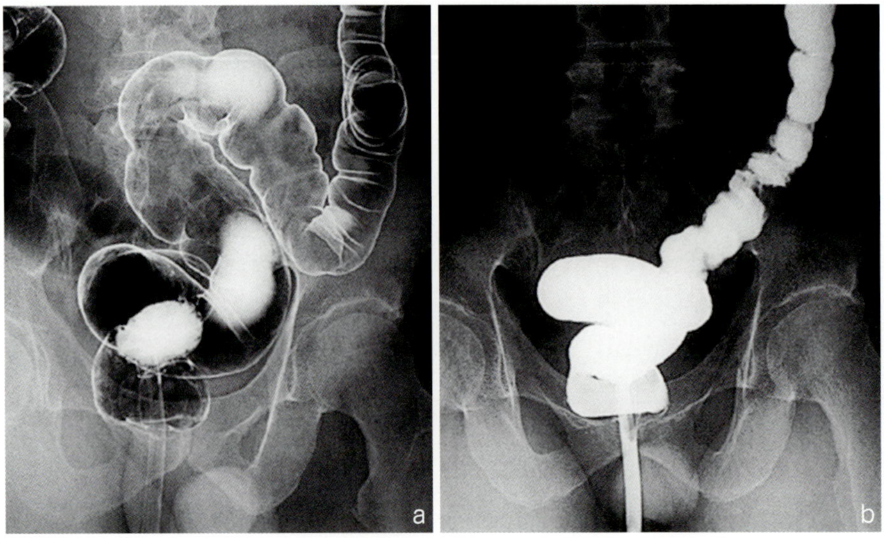

a：過度の送気によって腸管屈曲部は鋭角になる．
b：少ない空気量では腸管屈曲部は鈍化する．

図 10-2　大腸内視鏡検査時の写真撮影

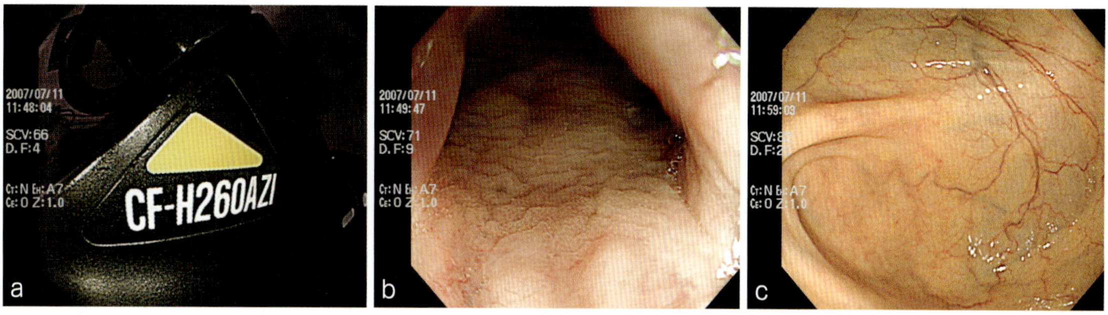

a：検査開始前にスコープの使用機種を確認する．
b：検査開始時，直腸 Rb 挿入時に時間を入れて 1 枚撮影を行う．
c：盲腸到達時に虫垂開口部を入れて 1 枚撮影を行う．挿入時間を計算し，所見用紙に記載する．ただし，挿入時間のみにこだわると挿入が雑になることもあるため注意する．

●スコープと腸管の至適距離を維持する

画面が赤くなり管腔が見えにくくなる，いわゆる「赤玉」の状態でスコープをプッシュすると，穿孔や腸管損傷が生じる．「赤玉」の場合には，管腔が観察できるところまでいったんスコープを引くことが重要である．

●被検者が苦痛を訴えたり，挿入に時間を要する場合には上級医に変更する

われわれの施設では 15 分ルールを設けており，タイマーで挿入開始から 15 分経った時点でスコープが SD 移行部を通過し直線化されていない場合には，速やかに上級医へ変更することを義務づけている．上級医がどのように挿入するのかを見学することもスキルアップに重要である．また，スコープの機種，挿入直後の直腸 Rb と虫垂開口部の写真を必ず時間を入れて撮影しているが（図 10-2），これにより各施行医の挿入時間の集計および次回検査時のスコープ・術者の選定の際に参考となる．

・上級医へ変更のタイミング

重要

コロンモデル

われわれはコロンモデルとして KYOTO KAGAKU 社製の大腸内視鏡トレーニングモデルを使用している（図 10-3）．このモデルの特徴として，以下の点が挙げられる．

❶ バネ付きリングにより大腸のさまざまな状態を再現し，難易度に応じた多くの練習パターンを作製できる．
❷ 軟らかい材質で専用の潤滑剤などにより，スコープ挿入時の臨場感に優れる．
❸ 肛門部の開閉調節が可能で，空気の機密性が保たれる．
❹ 送気・吸気操作が行える．

図10-3　コロンモデル（KYOTO KAGAKU社製）

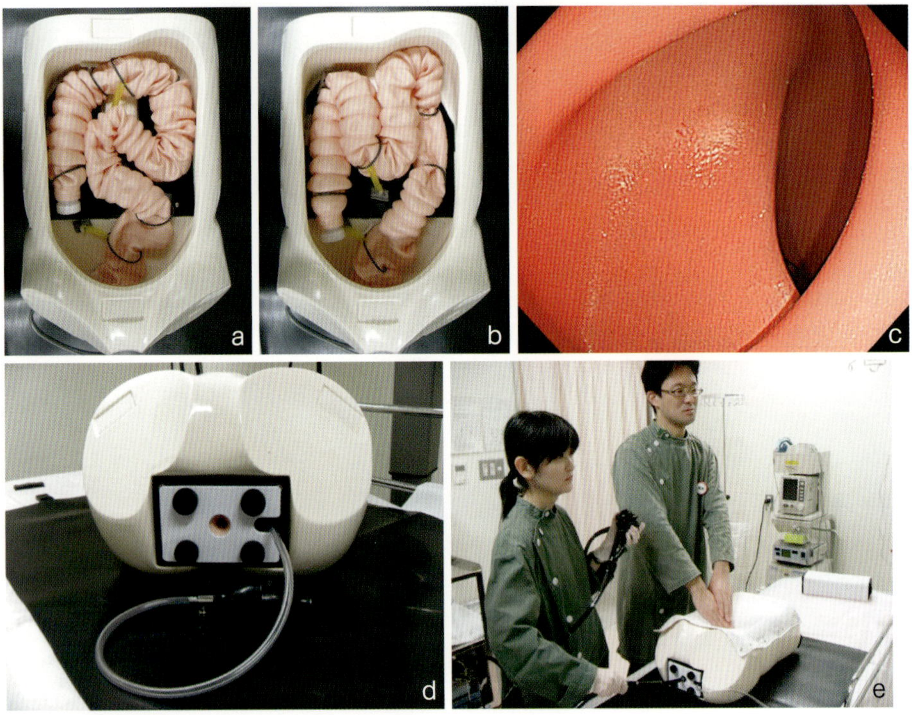

a：S状結腸の長いパターン．
b：横行結腸の長いパターン．
c：管腔内の内視鏡像．
d：肛門部は開閉調節ができ空気の漏出を防ぐ．
e：腹部を柔軟シートで覆うことで，用手圧迫のトレーニングができる．

❺ 腹部を柔軟シートで覆うことで，用手圧迫のトレーニングが可能である．

❻ 仰臥位，左側臥位，右側臥位でのトレーニングが可能である．

以上のように，このコロンモデルは実際の被検者に近い状況で，腸管の動きを実際に確認しながらトレーニングできることが利点である．また，繰り返しトレーニングを行うことでスコープの状況がイメージできるようになり，実際のスコープ挿入の際にこれらの経験がフィードバックされることが期待できる[2]．

・コロンモデルは実際の被検者に近い状況でトレーニングできる

重要

シミュレーションシステム

航空機業界でパイロットの技能向上の訓練ツールとして使用されているシミュレーター技術は，消化管内視鏡分野にも導入されている[3]．Immersion Medical社製アキュタッチは，人体データから得た3次元コンピュータイメージ画像を元に開発された内視鏡検査・手術のトレーニングシステムである（**図10-4 a**）．音声やスコープ抵抗など生体反応

図 10-4　シミュレーションシステム（Immersion Medical 社製アキュタッチ）

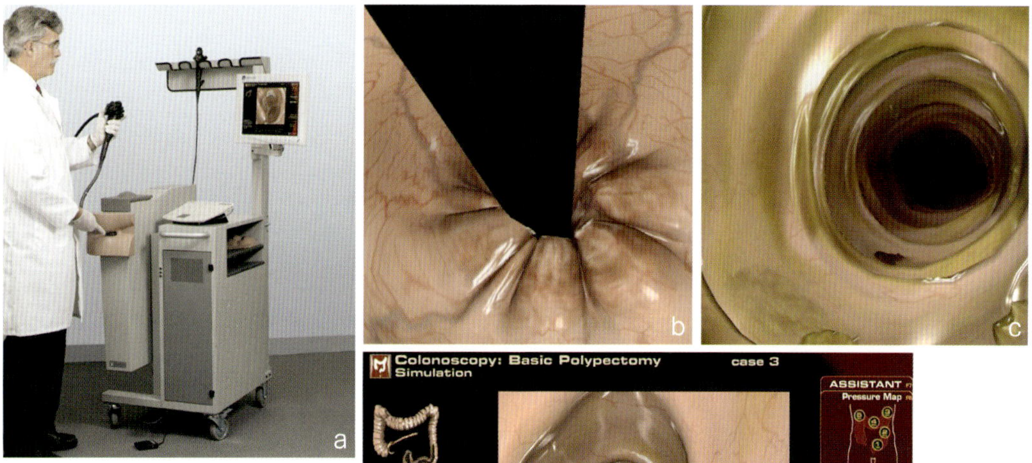

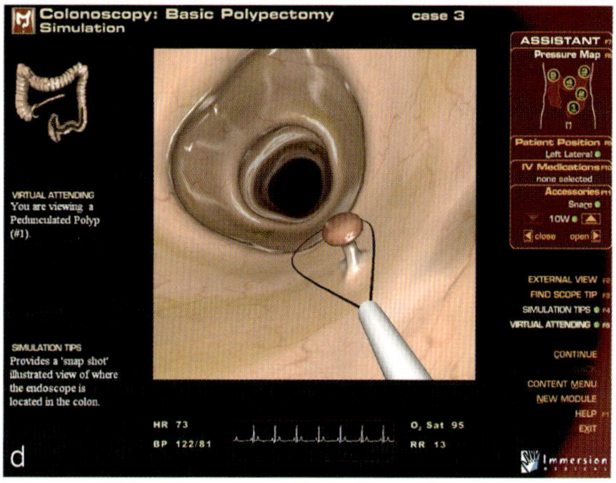

a：全体像．スコープの操作は通常どおりである．
b：直腸内反転像．
c：残便によるレンズ面の汚れの再現．
d：ポリペクトミーのトレーニング．

をリアルに再現し，段階ごとに自由に難易度を変えることができる．また，無理な挿入による穿孔，直腸内反転（図 10-4 b），小腸への挿入，残便によるレンズ面の汚れの再現(図 10-4 c)，腹部の圧迫，体位変換，X 線，痛み軽減の薬剤注入などのシミュレーション機能も搭載しており，より臨床に近い環境下でのトレーニングが可能である．生検，ポリペクトミー（図 10-4 d），クリップによる止血操作などの治療に関するトレーニングが可能なことも大きな特徴である．

- より臨床に近い環境下でのトレーニング
- 生検や治療のトレーニングが可能

重要

内視鏡挿入形状観測装置（UPD）

スコープの体内での挿入形状を知る方法としては，X 線透視と内視鏡挿入形状観測装置（UPD，オリンパス社製）がある．X 線透視の場合には被検者の被曝の問題がある．一方，UPD は専用の内視鏡やプローブを用い磁界を利用して挿入形状を表示する装置であり（140 頁，図 8-28 参照），発生する磁界は生体にほとんど影響を与えない．また，UPD 画像は挿入形状を 3 次元で捉えているため，正面像や側面像の 2 画面表示も自由にできることも利点として挙げられる．体外マーカーにより介助者の適切な圧迫ポイントも表示可能である．初学者には挿入の形状を常に

- リアルタイムでスコープの挿入形状の確認が可能

重要

観察しながら挿入可能であるため教育上の効果が高いが，将来的にはUPDを使用しなくても挿入できる技量を身につける必要があることはいうまでもない．

文　献

1）日山　亨，吉原正治，田中信治：大腸内視鏡検査に関わる偶発症の実態．大腸内視鏡挿入法研究会 編：動画で学ぶ大腸内視鏡挿入法トレーニング一研修者から指導者まで．1997，80-85，日本メディカルセンター，東京
2）佐野　寧，池松弘朗，花房正雄，他：挿入手技の実際　コロンモデルを用いたトレーニングの実際．消化器内視鏡　2007；19：385-393
3）Ahlberg R, Hultcrantz E, Jaramillo A, et al：Virtual reality colonoscopy simulation：a compulsory practice for the future colonoscopist? Endoscopy　2005；37：1198-1204

（岡　志郎，田中信治）

第11章

観察時のコツとポイント

1 挿入時の観察について

Point

- スコープの挿入時と抜去時には空気量の違いなどにより腸管内の見え方が異なることに注意する.
- 状況に応じて挿入時に写真撮影を行うことも必要である.

大腸内視鏡観察はスコープの抜去時に行うことが基本であるが，スコープの挿入時と抜去時には空気量の違いなどにより管腔内の見え方が少なからず異なるため，挿入時にも病変の有無を意識しながら観察することが必要である．ただし，挿入時の観察に時間をかけると空気量が多くなり挿入そのものが困難になることに注意する．

- 挿入時と抜去時の見え方の違い
- 挿入時にも写真撮影を

重要

屈曲部に存在する病変では，空気量の関係で抜去時よりも挿入時に全体像が観察しやすい場合もあり，状況に応じて挿入時に数枚写真撮影を行っておくことも有用である．なお，進行癌で管腔の狭小化をきたし，スコープがかろうじて通過できるような状況では，スコープが病変部を通過する前に病変の撮影を優先すべきである．なぜならば，スコープに

図 11-1　膵癌の下行結腸浸潤例

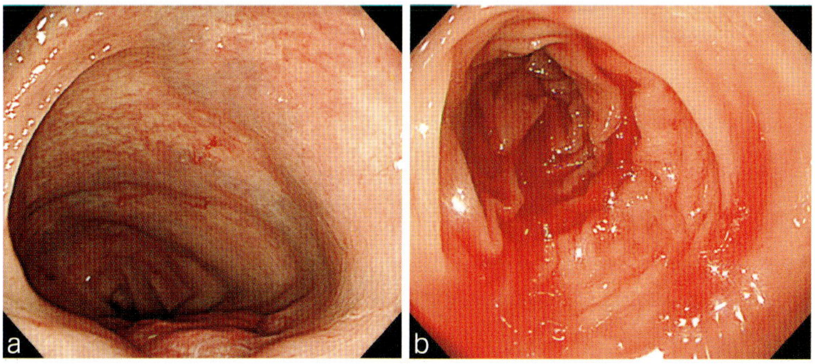

a：スコープ挿入時.
b：スコープ抜去時. スコープのコンタクトによる病変部からの出血と蠕動のため，スコープ抜去時に同病変の詳細な観察は困難であった. 易出血性病変や蠕動の強い症例では, 挿入時に病変の撮影を行う工夫が必要である.

よる機械的刺激により出血をきたすと病変の観察が困難になるからである（**図11-1**）.

2 残渣・気泡への対応

Point

- ガスコン® 水溶液による気泡の発生防止，プロナーゼ® 投与による腸管付着液の除去が有用である.

腸管洗浄剤による前処置では，観察時に腸内に多数の気泡が発生し観察の妨げになることがある．このような場合には，ガスコン® 水溶液を内視鏡鉗子口から注入する[1]．なお，ニフレック® などの腸管洗浄液服用時に消化管内ガス駆除剤であるガスコン® 水溶液を併用して内服することで，観察時の気泡の発生は防止可能である．少量の残渣や腸液は可能なかぎり吸引を行ったうえで観察を行い，残渣や腸液に隠れた病変を見逃さないようにする必要がある．また，病変を疑い水洗しても病変の表面に粘液が付着し除去できない場合には，蛋白分解酵素薬であるプロナーゼ® 投与が有用である．その際，病変からの出血を防止するために直接注射器で病変を水洗するのではなく，水浸下で注射液からの水圧を利用して間接的に洗浄するのがコツである[1].

- ガスコン
- 気泡発生の予防

重要

- プロナーゼ
- 腸管付着液の除去

重要

3 観察時の空気量

Point

- 空気量の調節が病変の拾い上げに有用である.
- 腹部膨満感を軽減するため検査後は十分に脱気する.

観察時には十分な空気を送気し観察することが基本である．ただし，平坦隆起型（0-IIa）病変や陥凹型（0-IIc）病変を拾い上げるためには，管腔を伸展させた状態と少し脱気し管腔を虚脱させた状態の両方で観察する必要がある[2),3)]．なぜならば，これらの病変は十分に送気をした状態よりも，適度に空気量が存在する場合に病変が捉えやすいことが多いからである（**図11-2**）．空気量の調節により病変が正面視できるようになったり，接線方向からの観察になることも利点である（**図11-3**）．また，空気量の変化で部分的に動きが悪いことで病変が指摘されることもある．観察時間が長くなるにつれて，最初は病変の全体像が見えなかっ

- 時には空気量を多く

重要

図 11-2 空気量の変化による病変観察①

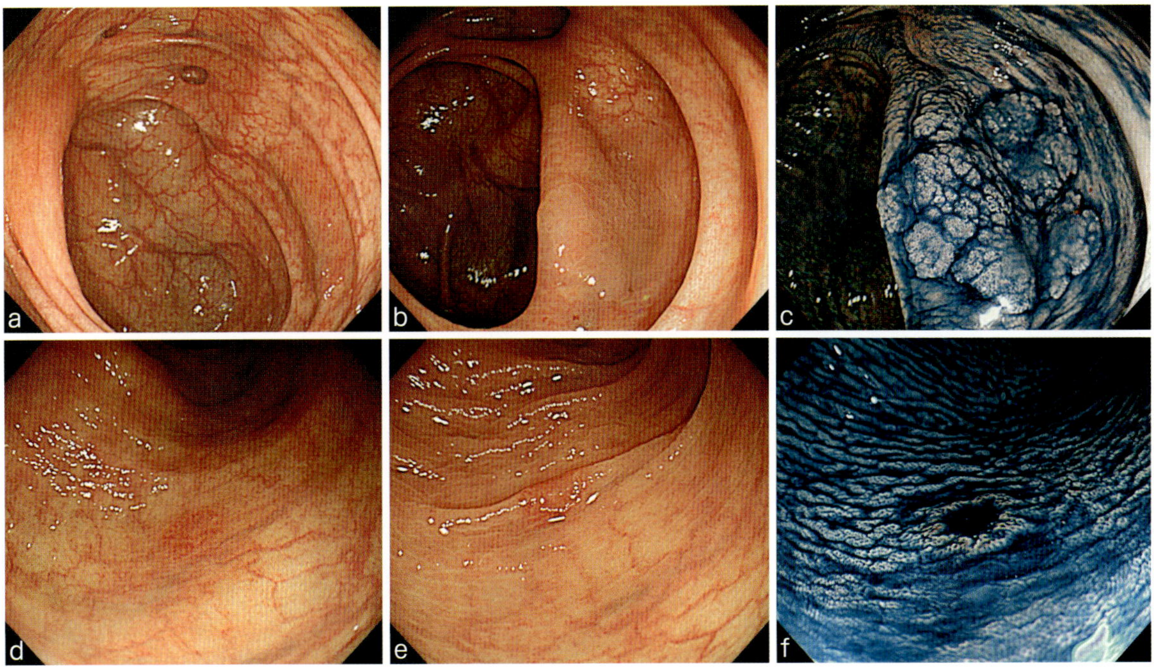

a：盲腸，バウヒン弁対側の径 15 mm 大の 0-IIa 病変．管腔を伸展させた状態の観察では血管透見不良部として認識されるものの，病変は接線方向に存在するため指摘はやや困難である．
b：同症例の空気量を少し脱気した状態での観察．血管透見不良でやや厚みのある病変が正面視できる．
c：同症例のインジゴカルミン散布像．
d：下行結腸，径 4 mm 大の 0-IIc 病変．淡い発赤として認識できる．
e：同症例の空気量を少し脱気した状態での観察．ひだ上に病変が存在することで，陥凹面が強調され病変がより認識されやすくなっている．
f：同症例のインジゴカルミン散布像．

た場合にも，逆に空気量が多くなることで状況が観察しやすくなる場合もある．なお，検査後の腹部膨満感を軽減するために，各部位（上行結腸，横行結腸，下行結腸，S 状結腸〜直腸）観察後には，十分に脱気しておくことを忘れてはならない．

・十分な脱気
重要

4 体位変換

Point

● 観察したい部位を上方に移動させて観察できるように体位変換を行う．

観察時には体位変換が有用である．体位変換の原則は，観察すべき部位を上方に移動させることである．具体的には，右側結腸の観察時には左側臥位，左側結腸の場合には右側臥位，直腸では左側臥位である[3]．こ

・観察する部位を上方に移動
重要

図 11-3 空気量の変化による病変観察②

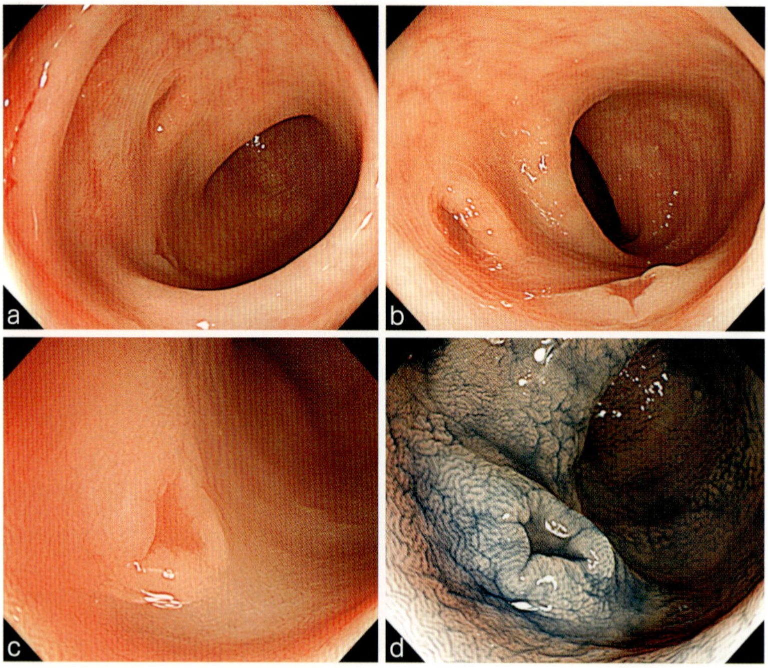

a：S状結腸．憩室の近傍に径5 mm大の発赤した0-IIc病変を認める．
b：スコープを押して病変に近づくと接線方向から観察できる．
c：送気を追加し空気量を調節することで，病変を正面視することが可能である．発赤した棘状の陥凹面が明瞭に観察できる．
d：同症例のインジゴカルミン散布像．

れらの体位変換により腸液や残渣が下方へ空気が上方へ移動するため，管腔が広がることで観察が容易となる．十分に送気をしても管腔が広がらない場合には，そのまま送気を続けるのではなく積極的に体位変換を試みるべきである．

5 屈曲部の観察

Point

- 屈曲部では空気量の調整や体位変換，スコープの反転操作を適宜行う．

R-S junction や S-D junction，脾彎曲部，横行結腸中部の屈曲部，肝彎曲部，バウヒン弁の裏側などの解剖学的に屈曲の強い部位では，観察の死角になりやすいため，スコープの引き抜き時には十分に観察できないことが多い．このような屈曲の強い部位では，空気量の調整や体位変換，スコープを押し込みつつ対側の壁にスコープを押し当てながらのぞき込むように観察したり，可能であればスコープ反転操作を行い観察するとよい（図 11-4）．

- 空気量調整
- 体位変換
- スコープの反転操作

重要

図 11-4 屈曲部の観察

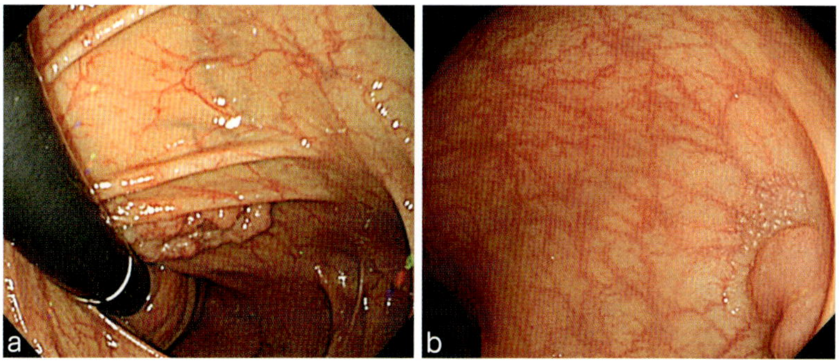

a：肝彎曲部のひだ裏，上行結腸に径 20 mm 大の結節集簇型病変を認めた．なお，スコープ抜去時の観察では，肝彎曲部で急なスコープ抜けをきたすため病変の観察はまったくできなかった．
b：R-S junction，径 10 mm 大の 0-IIa 病変．スコープを 12 時方向に押し込みながら管腔に沿ってのぞき込むように操作することで病変を観察可能であった．

6 ひだ裏の観察

Point

- 空気量の調整や体位変換，スコープの反転操作を適宜行う．
- 状況に応じて鉗子の使用や先端フードを使用する．

ハウストラが大きくひだ裏の観察がスコープの引き抜き時に困難なことは，上行結腸〜横行結腸や直腸の Houston 弁でしばしば経験する（図 11-5）．このような場合には，空気量の調整や体位変換を行ったり，ひだの肛門側をスコープで押し下げながらスコープを少し引いたり入れたりするとよい．また，スコープの反転が可能であれば試みたり，ひだを画面の 6 時方向にもって鉗子などを用いてひだを機械的に押しのけることが有用である．上記の操作を行っても十分な観察が困難な場合には，いったんスコープを抜去し先端フードを使用して再挿入し，先端フードで病変手前のひだを押さえるとよい．

・空気量調整
・体位変換
・スコープの反転操作

重要

・先端フードや鉗子でひだを動かす

重要

図 11-5 上行結腸ひだ裏の粘膜下腫瘍様形態の大腸進行癌

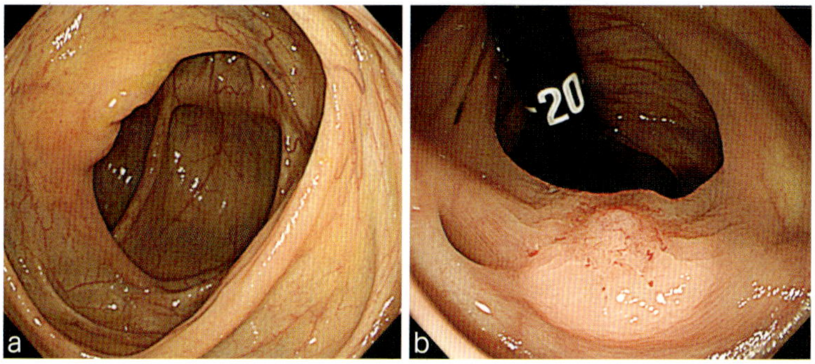

a：通常観察像．引き抜き像では病変は認識できない．
b：通常観察像．上行結腸ひだ裏に径 15 mm 大の隆起性病変を認める．腫瘍の立ち上がりはなだらかで，ひだ集中を伴う．漿膜下浸潤を認めた．

7　肛門近傍，直腸の観察（反転法）

Point

- 下部直腸後壁は死角になりやすいため，スコープの反転観察を必ず試みる.
- スコープ反転操作時に，抵抗がある場合や患者が苦痛を訴える場合には無理をしない.

直腸は腺腫や癌のみでなく，カルチノイド，内痔核など病変が多い部位である．下部直腸は抜去時の観察のみではスコープ先端の後ろ側に位置するため死角になりやすく，とくに後壁側は接線方向となるため観察が困難であり，スコープの反転操作による観察が重要である．実際の反転操作の方法であるが，Houston 弁手前で直腸壁にスコープの先端を直角に当てるようにしながら，ゆっくり up アングルを上げながらスコープを少しずつ押していき，アングルが最大になったら右手でスコープを軸方向に回転させる．肛門部を近接して観察したい場合にはゆっくりスコープを引く（図 11-6）．操作の際，抵抗がある場合や患者が苦痛を訴える場合には無理をせず，必要に応じて細径スコープや軟らかいスコープに変更する．

・スコープ反転操作を必ず試みる

重要

・無理をしない

重要

なお，反転の解除は，上記操作の反対でありアングルをニュートラルにして引き抜く．引き抜き観察時にも脱気しながら観察することで，Rb

図 11-6　直腸のスコープ反転操作

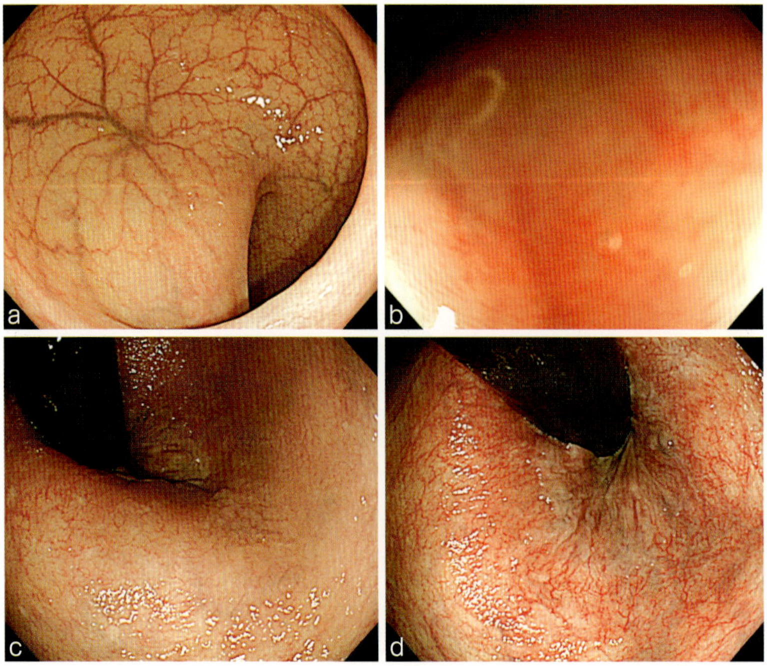

a：直腸内の Houston 弁を利用してスコープの反転を行う．

b：スコープを時計方向に旋回しながら，up アングルと左アングルを最大にして押し込んでいく．ただし，抵抗の強い場合には無理をしない．

c：さらに押し込んでいくと反転像が得られる．

d：回転操作とアングルの調整を行いながらスコープを引いてくると下部直腸と肛門管直上の観察ができる．

後壁側の死角が減る．スコープの反転が困難で詳細な観察が困難であった場合には，直腸指診を追加で行ったほうがよい．これにより肛門管癌のチェックも可能である．

8 部位別の観察

Point

- 各部位の解剖学的特徴に応じて，体位変換やスコープ操作を行う．

盲腸〜上行結腸の観察は背臥位，または左側臥位で行う．盲腸ではバウヒン弁の裏側を必ず確認することと，虫垂開口部を近接して写真撮影しておく習慣を身につけておくとよい．上行結腸ではハウストラが発達しているため，ひだ裏の死角を意識して観察を行う．管腔が広いこともあり死角部が多い場合には積極的に反転観察を行ってもよい．

横行結腸の観察は背臥位，または左側臥位で行う．横行結腸での急なスコープの抜けを予防するために，スコープを直線化したままで，スコープの出し入れをこまかく繰り返す juggling 操作を行いながら，ゆっくり抜いて観察する[4]．

下行結腸は背臥位で左腰を少し上げた体位で観察する．通常，下行結腸の管腔は広くひだも少なく，スコープの操作性もよいことが多いため観察しやすい部位である．

S 状結腸は背臥位または左側臥位で観察する．挿入時に S 状結腸が短縮された場合には十分に送気しながら観察を行い，直腸まで引き抜きながら観察した際には，少しループを作り腸管を伸展させながら観察すると死角が少なくなる．

直腸は前述のごとく可能なかぎり反転操作を行う．また，直腸は病変が多い部位であることを意識し，急いでスコープを抜くのではなく結腸以上に注意して観察を行うことも重要である．

9 蠕動が多い場合の対処法

Point

- 必要に応じて抗コリン薬あるいはグルカゴンの静注を追加する．
- 消化管蠕動運動抑制薬やフードの装着も有用である．

通常，挿入直前に抗コリン薬あるいはグルカゴン(抗コリン薬禁忌例)

図 11-7 蠕動が多い場合の対処法

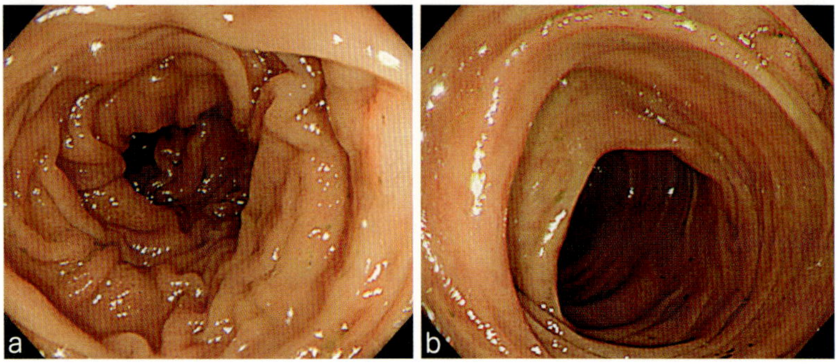

a：60歳，男性．抗コリン薬であるセスデン® 1Aを筋注後にスコープ挿入を開始したが，挿入困難例のため盲腸到達までに時間を要した．観察開始時には強い蠕動を認める状態であった．横行結腸に病変を疑ったため，セスデン® 1/2Aを追加静注した．

b：静注後，速やかに蠕動は弱くなり，径4mm大の0-Is病変が確認できた．このように蠕動が強い状況下で病変が疑われる場合には，抗コリン薬の追加静注が有用である．

を筋注してから挿入を開始するため，数分で盲腸に到達できれば，観察開始時に薬の効果が現れるころであり，蠕動がほとんどない観察に適した状況になる．しかしながら，挿入に時間を要した場合や注射をしても薬の効果が不十分で蠕動が強い場合には，追加で抗コリン薬あるいはグルカゴンの静注投与（1/2～1A）を行う．とくに病変が疑われる場合には積極的に使用したほうがよい（**図 11-7**）．なお，ペパーミントオイルの有用性も報告されており[5]，上部消化管内視鏡検査において消化管蠕動運動抑制薬として使用されているミンクリア®を腸管内に直接散布することも有用である（なお，現在のところ大腸内視鏡検査での使用は保険収載されていない）．これらの処置を行っても蠕動が強く観察が困難な場合には，先端フードを装着し，蠕動で観察困難な部位を近接してひだをめくるようにして観察するとよい．また，被検者が緊張していて腸管の蠕動が強い場合には，鎮静薬の併用あるいは増量が有用なこともある．

・蠕動が強い場合
・ペパーミントオイル

重要

・フードの装着

重要

10 大腸病変の拾い上げ診断

Point

- 腸管を過伸展させた状態で観察するのではなく，空気量を変化させながら適度な空気量で観察する．
- 表面型病変の拾い上げ診断には，胃で0-IIc病変を見つけるときの感覚で観察することが重要である．
- 通常観察で表面型病変を疑った場合には，病変表面を水洗後にインジゴカルミン液による色素観察を行う．

大腸内視鏡観察時において隆起型病変（ポリープ）の拾い上げは初心者でも容易であるが，平坦あるいは陥凹した表面型病変の診断は難易度が高い[6),7)]．実際，ポリープのみを意識した感覚で大腸内視鏡観察を行うと表面型病変の診断はなかなか難しい．大腸内視鏡観察においてもっとも重要なことは，表面型病変の存在を常に意識しながら胃で0-IIc病変を見つけるときの感覚で観察することである．本項では，通常観察による大腸病変，とくに表面型病変の拾い上げ診断のポイントを中心に解説する．

内視鏡観察時の注意点

●挿入時

大腸内視鏡観察の前に盲腸までの挿入に時間をかけないことが重要であることはいうまでもない．長時間の挿入では送気量が多くなり腸管が過伸展することで患者が苦痛を訴えるため，十分な観察時間を確保することが困難になるからである．また，バウヒン弁を確認してすぐに引き返すのではなく，盲腸底部や虫垂開口部を確認し近接写真を撮影することを習慣づけるべきである（**図11-8**）．

・盲腸，虫垂開口部の確認
重要

●抜去時

スコープ抜去時における観察のポイントとして，空気量を多くし腸管を過伸展させた状態で観察するのではなく，空気量を変化させながら適度な空気量で観察することを心がける．屈曲部ではスコープの出し入れや必要に応じて体位変換をしながら死角部をなくすように観察することが重要である[8)]．ひだ裏や下部直腸など死角部に関しては，状況に応じてスコープの反転操作による観察も行うことを忘れてはならない（**図11-9**）．死角部に病変の存在を疑うが観察が困難な状況では，体位変換や空気量の調節，スコープを6時方向（鉗子口の位置）にローテーションさせ生検鉗子などで手前のひだを押さえたりすることが有用である（**図11-10**）．

・ひだ裏や下部直腸など死角部では，状況に応じてスコープの反転操作
重要

・ひだ裏の病変：生検鉗子などで手前のひだを押さえる
重要

図11-8 盲腸病変の観察

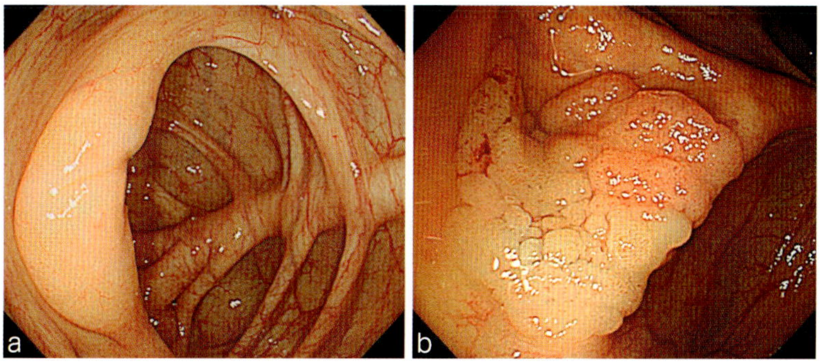

a：上行結腸からバウヒン弁～盲腸の観察像．バウヒン弁裏の盲腸が観察できていない．
b：同症例の盲腸底部．上記画像の死角部に径15 mm大の0-IIa病変を認めた．このように必ず盲腸底部にスコープを挿入し病変の有無を確認することは必須である．

図 11-9　死角部のスコープ反転観察

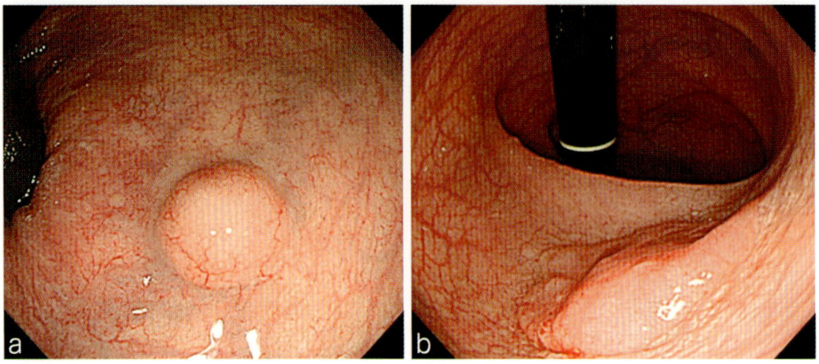

a：下部直腸（Rb），肛門に近接した径5 mm大のカルチノイド．内視鏡抜去時の直腸内反転で観察を行ったところ病変を指摘しえた．
b：S状結腸ひだ裏，径25 mm大の0-Ⅱa病変（SM深部浸潤癌）．病変は反転操作のみで観察可能であった．

図 11-10　ひだ裏に存在する病変の観察

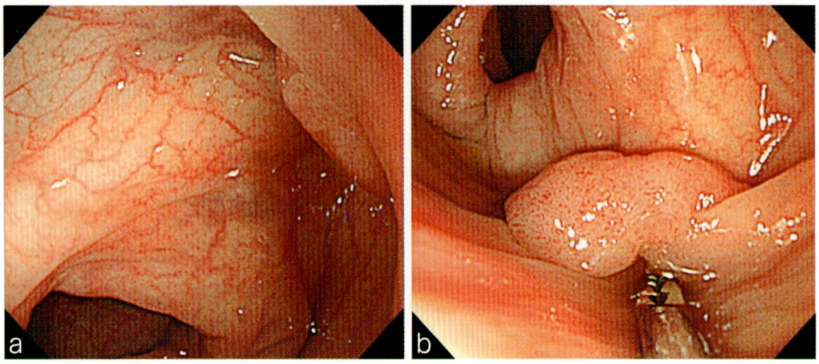

a：スコープの抜去時の観察で病変を認めたが，病変全体の観察は困難であった．
b：鉗子口を画面の6時の位置になるようにスコープをローテーションし，生検鉗子にて手前のひだを押さえて病変全体の観察が可能となった．

● 良好な前処置

大腸内視鏡観察では良好な前処置が必要であることは，精度の高い内視鏡観察を行ううえで不可欠である．実際，気泡，便汁，粘液などが存在する状況では微小な表面型病変の診断は到底困難であることはいうまでもない．

表面型病変の拾い上げ診断におけるポイント

● 注目すべき所見

表面型病変の診断では空気量を変化させながら，淡い発赤，血管透見像の消失，粘膜面における光沢の異常，ひだの太まりや不整，fine network の消失などに注意して観察することが重要である[8]（図 11-11）．これらの所見は単独で指摘されるよりも複数の所見が組み合わさって指摘されることが多い[8]．

- 淡い発赤
- 血管透見像の消失
- 粘膜面における光沢の異常
- ひだの太まり・不整
- fine network の消失

重要

● 病変表面の洗浄

上記所見を認めた場合には，まず病変表面を水洗することが基本である．病変表面の粘液を除去することで周囲粘膜との高低差や色調の違い

図 11-11　表面隆起型大腸腫瘍の通常観察による拾上げと色素観察の実際①

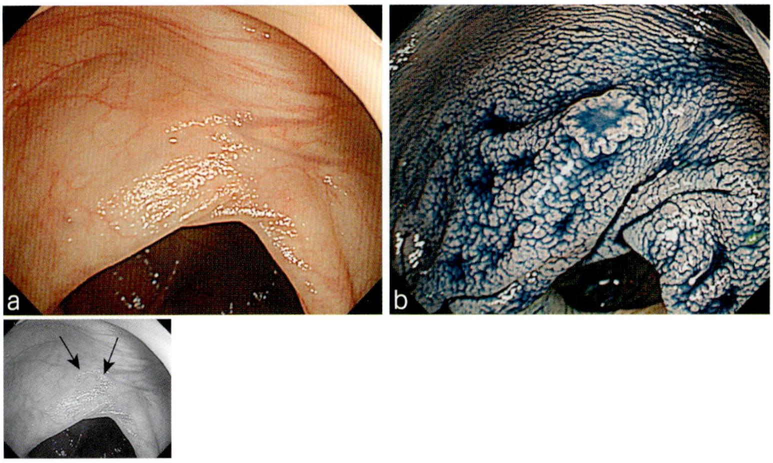

a：径 4 mm 大，0-IIa 病変の通常観察像．血管透見像の消失した淡い発赤調の病変を認める．

b：同病変のインジゴカルミン散布像．

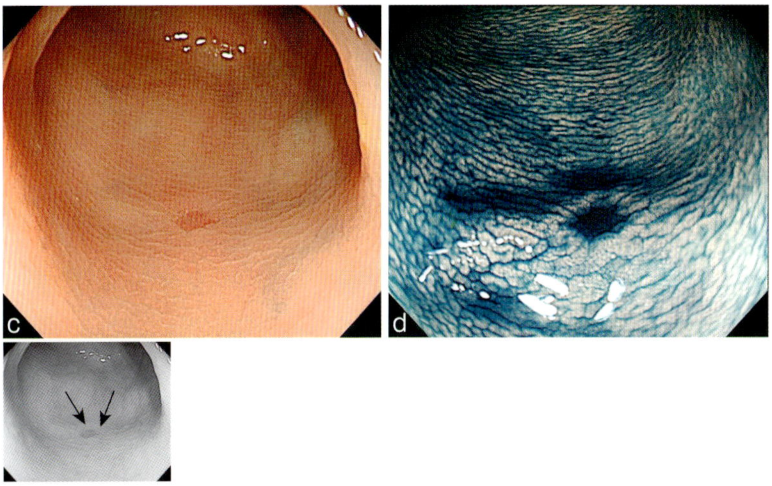

c：径 4 mm 大，0-IIc 病変の通常観察像．病変は淡い発赤面として認識される．

d：同病変のインジゴカルミン散布像（近接像）．陥凹内に色素が貯留し病変が明瞭となる．

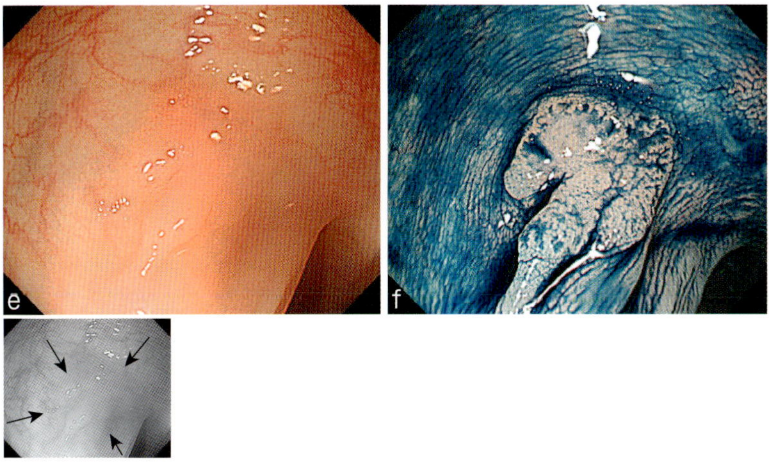

e：径 12 mm 大，0-IIa 病変の通常観察像．血管透見像の消失した淡い発赤調の病変で，ひだの太まりも認める．

f：同病変のインジゴカルミン散布像．病変中心部に盆状の浅い陥凹が明瞭となる．いわゆる LST-NG pseudodepressed type である．

図11-11　表面隆起型大腸腫瘍の通常観察による拾上げと色素観察の実際②

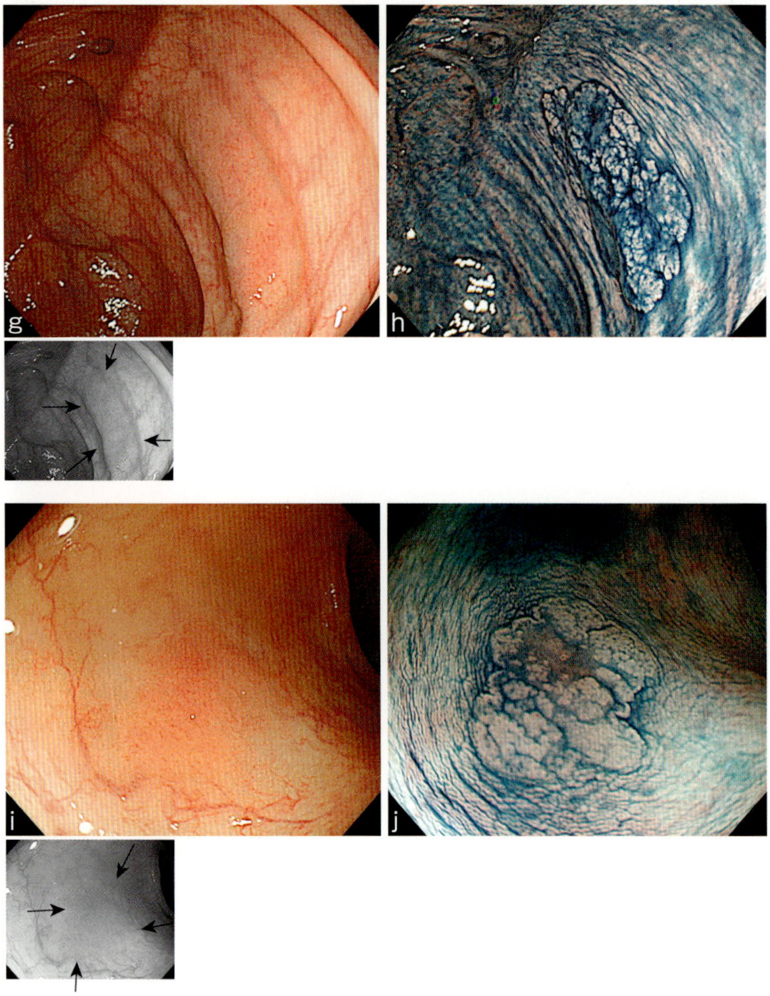

g：径15 mm大，0-IIa病変の通常観察像．一見するとやや太まったハウストラのように見えるが，血管透見像の消失した淡い発赤調であることより病変の認識は容易である．

h：同病変のインジゴカルミン散布像．病変の表面に粘液の付着を認める．同病変はsessile serrated adenoma（SSA）であった．

i：径10 mm大，0-IIa病変．病変と周囲粘膜の高低差がほとんどない0-IIbに近い病変である．血管透見像の消失により病変を疑うが，通常観察のみでは炎症性変化との鑑別が困難である．

j：同病変のインジゴカルミン散布像．病変が明瞭に認識できる．本症例のように炎症性変化との鑑別にインジゴカルミンによる色素観察は有用である．

が明瞭となる．ただし粘液が付着している状況で色素散布を行うと，かえって病変がわかりにくくなり診断の妨げになる．

・粘液の除去

重要

◆洗浄に際してのポイント[1)]

1. 腸管の蠕動誘発防止に微温湯を使用する．
2. 泡発生防止に微温湯内に少量の消泡剤を混ぜる．
3. 除去しにくい付着粘液には蛋白分解製剤であるプロナーゼ®を使用する．

われわれは20 m*l*の注射器に洗浄液を入れて内視鏡の鉗子口から水圧を加減しながら直接洗浄している．散布チューブを用いてもよいが，水圧により病変から出血することがあるため注意を要する．水洗にて易出血性の場合には，病変を洗浄液に浸し20 m*l*の注射器を用いた水圧に

図11-11 表面隆起型大腸腫瘍の通常観察による拾上げと色素観察の実際③

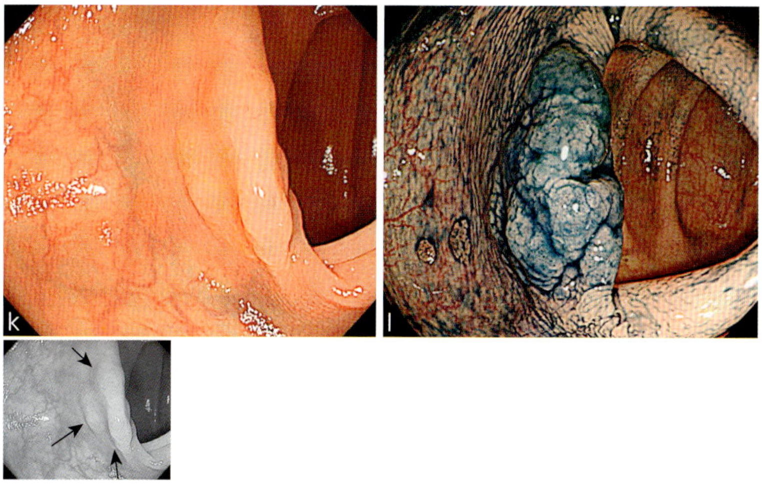

k：径10 mm大，0-IIa病変．正色調であるが不整なひだであることより病変の認識は容易である．主病変の肛門側に血管透見の消失した部位と粘膜面における光沢の異常を認める（矢印）．

l：同病変のインジゴカルミン散布像．主病変に接して径2 mmと径3 mm大，0-IIa病変が明瞭となる．

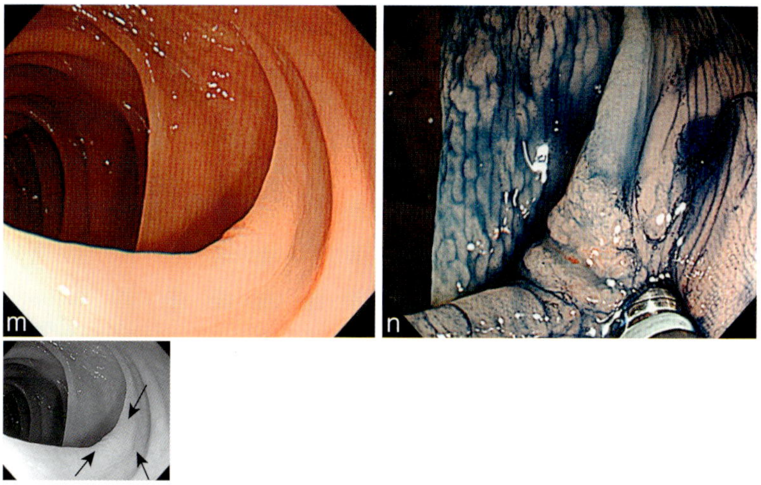

m：ひだ上にわずかな発赤と陥凹様変化を認める．ひだ裏の観察は困難であった．

n：同病変のインジゴカルミン散布像（近接像）．径6 mm大，0-IIa病変．鉗子にてひだの手前を押さえて病変全体の観察が可能であった．本症例のように死角部に病変の存在を少しでも疑った場合には体位変換や腸管蠕動の利用，空気量の変化，鉗子の使用などにより病変の有無を確認することが必要である．

よる洗浄も有用である．なお，初心者は表面型病変に対する経験数が少ないため，病変が画面内に存在していても認識できないこともあるため，内視鏡アトラスなどを見て病変の典型例を頭に入れておく必要がある．

●インジゴカルミンによる色素観察

通常観察で表面型病変を疑った場合にはインジゴカルミン液による色素観察を行うことで，通常観察に比べて病変が認識しやすくなる[7]（**図11-11**）．実際，インジゴカルミン液を散布することで，病変の広がりや表面性状など多くの情報が得られるためその手間を惜しんではならない．インジゴカルミンは時間が経つにつれて腸液で薄まっていくため，われわれはインジゴカルミン液を0.2%程度の高濃度に調整し鉗子口から20 m*l*のシリンジで病変に直接散布している．また，インジゴカルミンによる色素観察に引き続いて拡大観察を行うことで病変の質的診断も

> ・色素散布により病変の広がりや表面性状など多くの情報が得られる
>
> 重要

瞬時に可能である[1), 8)].

おわりに

大腸内視鏡観察時には病変を見落とさないように細心の注意を払う必要がある．とくに表面型大腸病変の拾い上げ診断には，隆起型病変（ポリープ）ではなく，表面型病変の存在を常に意識して観察することが重要である．その際，インジゴカルミン液による色素散布で病変は認識しやすくなるため，その手間を惜しんではいけない．

文　献

1）岡　志郎，田中信治，茶山一彰：「大腸」基本的事項―コントラスト法と染色法．田尻久雄，田中信治 編：消化管拡大内視鏡診断の実際―観察のコツとポイント．2004，131-138，金原出版，東京
2）岡　志郎，田中信治：術前内視鏡診断―大腸病変の拾い上げ診断．田中信治 編：症例で身に付ける消化器内視鏡シリーズ 大腸腫瘍診断．2008，53-56，羊土社，東京
3）岡　志郎，田中信治：大腸癌の内視鏡診断―通常内視鏡診断の基本とコツ，表面型早期癌．消化器外科　2011；34：229-237
4）斉藤裕輔，垂石正樹，折居史佳，他：めざせコロノ・エキスパート診断―観察の基本．消化器内視鏡　2007；19：411-416
5）浅尾高行，中村純一，井出宗則，他：大腸内視鏡検査時の鎮痙剤としての peppermint oil 腸管内局所投与の有用性．胃と腸　2000；35：1201-1202
6）津田純郎，帆足俊男，八尾建史，他：いかにして大腸IIc を見つけるか―表面陥凹型大腸腫瘍性病変を見つけるための内視鏡検査．早期大腸癌　1997；1：41-48
7）山野泰穂，工藤進英：いかにして大腸IIc を見つけるか―IIc 病変を見つけるための大腸内視鏡検査．早期大腸癌　1997；1：49-58
8）岡　志郎，田中信治，河村　徹，他：「大腸病変」色素内視鏡による鑑別診断．消化器内視鏡　2006；18：1885-1890

（岡　志郎，田中信治）

第12章

色素散布

Point

- 色素散布においてもっとも重要なことは病変を出血させることなく洗浄することである.
- コントラスト法とは，インジゴカルミン液が粘膜の凹面に貯留することを利用し病変の凹凸を強調させる方法である.
- 染色法では，染色液としておもにクリスタルバイオレット(ピオクタニン)が使用されており腺管開口部（pit）周囲の上皮が染色される.
- 通常光による観察後，インジゴカルミン散布による色素観察を行うとより病変が明瞭に観察可能となる.
- コントラスト法による観察後,腫瘍表面の不整な構造が疑われる場合には,正確な診断を行うために染色法が必須である.

色素法の種類と使い方

色素散布は消化管粘膜に色素を散布することで通常の内視鏡観察ではわかりにくい病変の範囲，陥凹の有無・性状などの診断に用いられている．大腸の場合，一般に色素散布はインジゴカルミンによるコントラスト法とクリスタルバイオレット(ピオクタニン)，メチレンブルーによる染色法に分けられる．色素散布後の観察では色素液を可能な限り吸引し色素液が貯留する対側に病変を位置取りし観察することが重要である.

● コントラスト法（インジゴカルミン)

大腸腫瘍を発見した場合，通常光による観察に引き続いてインジゴカルミン散布による色素観察を行うと病変がより明瞭に観察可能となる.本法はインジゴカルミン液が粘膜の凹面に貯留することを応用し，病変の範囲，陥凹の有無，表面性状，表面模様，無名溝の観察，微小病変の発見などに用いられる.隆起型病変では病変の境界，陥凹の有無，表面性状，表面模様などに，陥凹型病変では腫瘍性病変の拾い上げ診断，病変の境界，範囲診断，陥凹内隆起の有無，表面性状，表面模様，炎症性

図12-1　コントラスト法（インジゴカルミン）

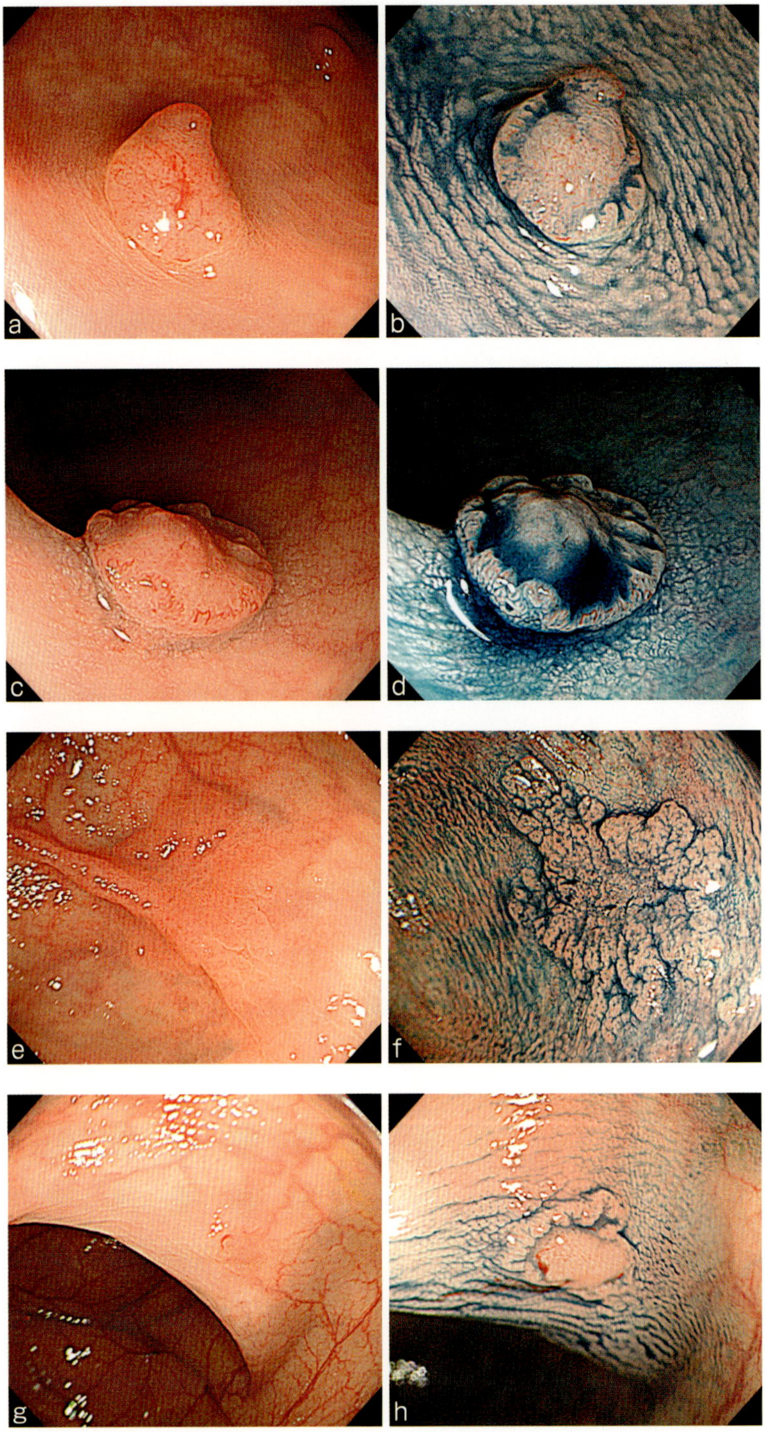

a：大きさ6 mm大の隆起性病変を認める．
b：インジゴカルミン散布により陥凹局面と陥凹内隆起が明瞭となる．

c：大きさ12 mm大の凹凸不整な扁平隆起性病変を認める．
d：インジゴカルミン散布により陥凹局面と陥凹内隆起が明瞭となる．

e：通常内視鏡像で血管透見不良を認める．
f：インジゴカルミン散布により病変の境界が明瞭となる．

g：通常内視鏡像で血管透見不良を認める．
h：インジゴカルミン散布により病変の境界と陥凹が明瞭となる．

図 12-2　コントラスト法と染色法の比較

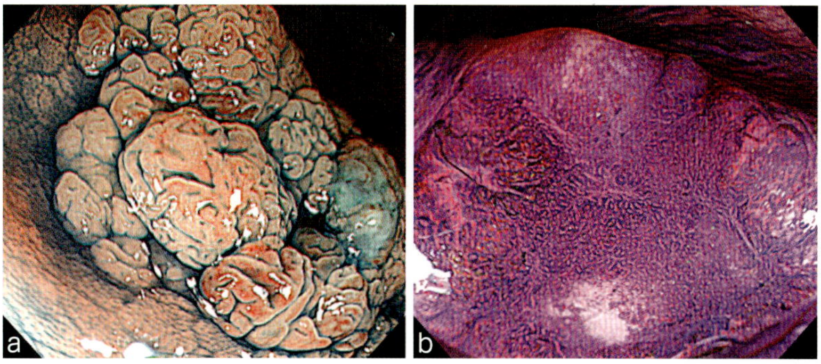

a：インジゴカルミンが pit に溜まっており，Ⅳ型 pit pattern と観察できる．
b：pit 周囲粘膜が染色され pit は白く抜けて観察できる．

図 12-3　コントラスト法と染色法の使い分け ①

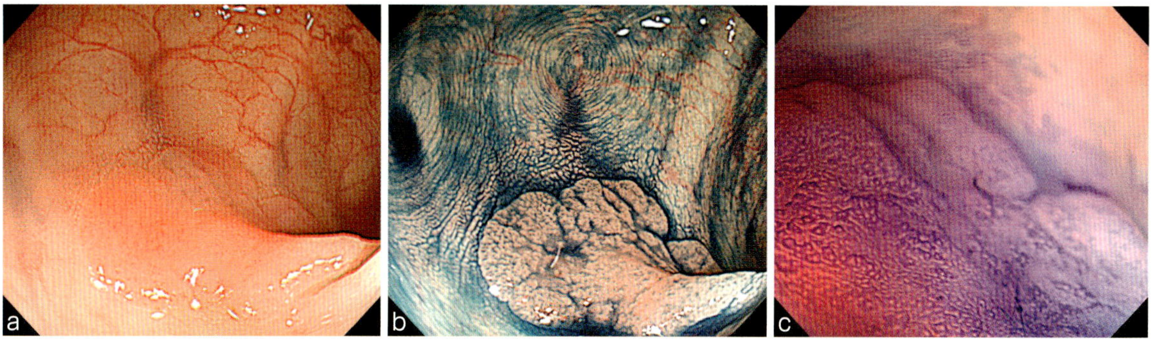

a：淡い発赤と血管透見不良を認める．
b：インジゴカルミン散布により病変の境界となだらかな陥凹が明瞭となる．
c：クリスタルバイオレットによる拡大観察では，陥凹部にⅢs 型とⅢL 型 pit pattern を認める．

変化との鑑別などに有用である（図 12-1）．

●染色法（クリスタルバイオレット）

大腸の染色法としてクリスタルバイオレット（ピオクタニン）やメチレンブルーが使用されている．生体組織を染色する方法で，腺管開口部（pit）の形態の観察に用いる．インジゴカルミンでは腺管開口部（pit）に色素液が溜まることで pit の観察が可能であるが，染色法では腺管開口部周囲の上皮が染色され pit は染色が抜けて観察される（図 12-2）．

●コントラスト法と染色法の使い分け

1）コントラスト法

① 腫瘍性病変の拾い上げ診断

平坦・陥凹型病変の発見には，淡い発赤，血管透見像の消失，粘膜面の光沢の異常などの変化に対してインジゴカルミンを散布すると思いがけない病変が現れてくることがある（図 12-3）．

- 淡い発赤
- 血管透見像の消失
- 粘膜面の光沢の異常

重要

図 12-4　コントラスト法と染色法の使い分け ②

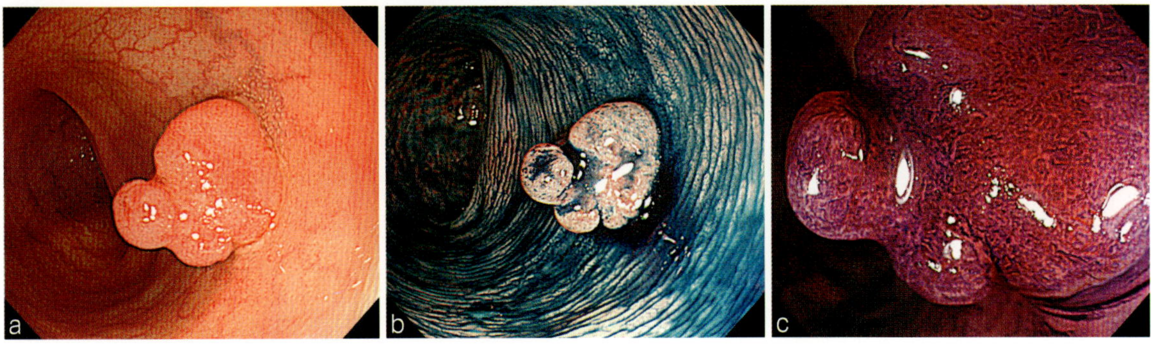

a：大きさ 10 mm 大の隆起性病変を認める．隆起側面には光の反射の乱れを認め表面構造の不整なことが予想される．
b：インジゴカルミン散布により隆起側面の凹凸が明瞭となる．
c：クリスタルバイオレットによる拡大観察では，同部位は VI 型高度不整を呈する．

② 炎症性腸疾患

潰瘍性大腸炎における dysplasia の検索時の拡大内視鏡観察時に有用である．周囲粘膜と異なる粘膜模様を発見するのに色素散布は必要である．

・周囲粘膜と異なる粘膜模様を発見する
重要

2）染 色 法

コントラスト法による観察後に腫瘍表面の不整な構造が疑われる場合は，正確な診断を行うためにクリスタルバイオレット（ピオクタニン）による染色法が必須である．染色後は拡大内視鏡を用いて詳細な pit pattern 診断を行う（**図 12-4**）．

コントラスト法

●コントラスト法の手順

コントラスト法，染色法いずれにおいてももっとも重要なことは病変を出血させることなく洗浄することである．色素散布前には必ず病変に付着している粘液や便汁を十分洗い流すことである．一見，通常観察において粘液の付着がなくても色素散布すると大量の粘液が付着していることがあり，かえって表面構造が不明瞭となり観察しにくくなることがある．その場合は繰り返し洗浄と色素散布を行う．

・病変を出血させることなく洗浄する
重要

1）洗浄の実際

・spasm 誘発防止のため冷水ではなく微温湯を用いる．
・微温湯に少量のガスコン® を混ぜて用いる．
・出血防止のため病変を直接洗浄するのではなく周囲からの流れを利用する．または，水浸下で水圧を利用して洗浄する．
・頑固な粘液に対しては蛋白分解酵素であるプロナーゼを使用する．

2）色素散布法

・通常 0.1%インジゴカルミン 1 A（20 mg/5 m*l*）に微温湯を用いて 2 倍希釈して使用する．
・散布方法は直接鉗子口から注入する方法と色素散布用チューブを用いる方法がある．著者らの施設では直接鉗子口から注入しているが，このときも洗浄同様出血させないように注意しなければならない．すなわち，病変に直接散布するのではなく病変周囲から病変にかかるように散布している．

●コントラスト法の注意点

腫瘍性病変，炎症性病変いずれも目的の病変のみに散布するのではなく，周囲粘膜を含めて均一に散布する必要がある．とくに癌の深達度診断を判定するには周囲の粘膜のひきつれ所見，伸展不良所見の見極めが必要で病変周囲に色素散布を行い，遠景での観察により所見を捉えることが必要である．その際，周囲に溜まった余分なインジゴカルミンは画面が暗くならないようにするために吸引しておくことが重要である．

染 色 法

●染色法の手順

コントラスト法の手順でも述べたように，染色法においても病変を洗浄することは非常に重要である．著者らの施設では染色液としてクリスタルバイオレット（ピオクタニン）を用いている．

・病変を洗浄すること
重要

1）洗浄の実際

・コントラスト法の手順と同様である．

2）染　色

・0.1%クリスタルバイオレット（ピオクタニン）を使用する．
・コントラスト法と異なり色素散布用チューブを用いてゆっくり滴下し染色する．直接，チューブ先端を病変にあてて染色すると出血するので重力を利用して周囲からゆっくり滴下する．
・染色時間は約 1 分以内でその後，微温湯で再度洗浄する．
・染色が薄い場合は，再度染色を追加する．

●染色法の注意点

・病変周囲の正常粘膜も染色すると内視鏡観察時に光量不足になり画面が暗くなる．必要最低限の量を病変のみにゆっくり滴下し染色することが大事である．周囲に溜まった余分なクリスタルバイオレット（ピオクタニン）は吸引しておくことが画面が暗くならず視野を良くするためにも必要である．

・必要最低限の量
・病変のみにゆっくり滴下
重要

・染色が薄い場合は追加染色が可能であるが，濃い場合には薄くすることはできないので，最初は薄めに染色することが重要である．

・最初は薄めに染色
重要

＊クリスタルバイオレット（ピオクタニン）とは

ピオクタニン（化学名：塩化メチルロザニリンという合成化合物）は，一般的にはクリスタルバイオレットという色素として知られている．1860年頃に合成され，1890年にStillingによって治療に用いられた．さらに1930〜1940年頃に糞線虫や蟯虫の抗原虫薬として用いられ，その後はおもに殺菌消毒剤として使用されている．現在，細菌検査室でグラム染色に使用されている色素はクリスタルバイオレットである．

参考文献

1）岡　志郎，田中信治，金尾浩幸，他：pit pattern観察の実際．臨牀消化器内科　2008；23：1517-1524
2）鶴田　修，河野弘志：色素散布―コントラスト法．五十嵐正広，田中信治編：ワンポイントアドバイス―大腸内視鏡検査法．2004，312-313，日本メディカルセンター，東京
3）山野泰穂：色素散布―色素散布と観察のポイント．五十嵐正広，田中信治編：ワンポイントアドバイス―大腸内視鏡検査法．2004，316-317，日本メディカルセンター，東京
4）田中信治：色素散布―病変洗浄と色素散布の方法．五十嵐正広，田中信治編：ワンポイントアドバイス―大腸内視鏡検査法．2004，318-320，日本メディカルセンター，東京

（永田信二，鴫田賢次郎，田丸弓弦）

第13章

色素拡大観察

Point

- pit pattern はⅠ型からⅤ型に分類され内視鏡治療の適応はⅡ型の一部，ⅢS 型，ⅢL 型，Ⅳ型，ⅤI 型軽度不整，外科治療の適応(SM 1,000 μm 以深)は，ⅤN 型 pit pattern である．ⅤI 型高度不整は腺腫〜M 癌〜SM 癌と幅広い病変を含んでいる．
- クリスタルバイオレット（ピオクタニン）を用いた染色法において粘液のために染色不良をⅤN 型 pit pattern と過大評価しないこと．

現在，学会，研究会などで pit pattern 診断と NBI 拡大観察の大腸腫瘍における位置づけが議論されている．われわれの施設における大腸腫瘍深達度診断におけるストラテジーは，腫瘍発見時に NBI 拡大観察を行い surface pattern と vascular pattern を用いて深達度診断を推定し，NBI 広島分類 Type C2 あるいは NBI 拡大観察で深達度診断に迷った症例のみにクリスタルバイオレット（ピオクタニン）染色を追加し pit pattern 診断を行っている[1)〜3)]．

本稿では pit pattern 観察手技の実際，手順，コツとポイントなどにつき解説する．

pit pattern 分類

● pit とは

pit とは粘膜表面の腺管開口部のことであり，その大きさは約 50〜100 μm である．粘膜表面からみた pit の形態や配列を pit pattern と呼び，その診断方法が pit pattern 診断である．高画素電子内視鏡を用いると大きな pit であるⅢL 型，Ⅳ型 pit pattern は観察可能であるが，Ⅱ型 pit pattern の一部，ⅢS 型 pit pattern，不正なⅤ型 pit pattern の詳細な観察には拡大内視鏡が必要である．

図 13-1　pit pattern 分類のシェーマ

Ⅰ	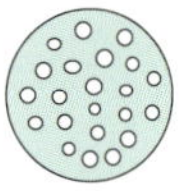	Round pit (normal pit)
Ⅱ	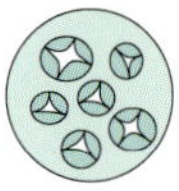	Asteroid pit
ⅢS	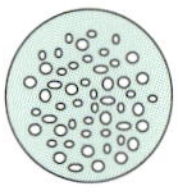	Tubular or round pit that is smaller than the normal pit (Type Ⅰ)
ⅢL	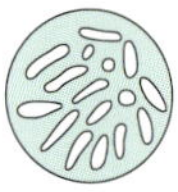	Tubular or round pit that is larger than the normal pit (Type Ⅰ)
Ⅳ	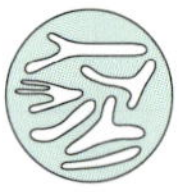	Dendritic or gyrus-like pit
VI	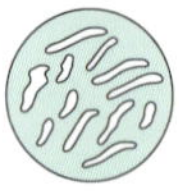	Irregular arrangement and sizes of ⅢL, ⅢS, Ⅳ type pit pattern
VN	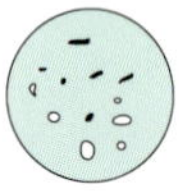	Loss or decrease of pits with an amorphous structure

（工藤・鶴田ら[4)]）

図 13-2　pit pattern 分類の内視鏡写真

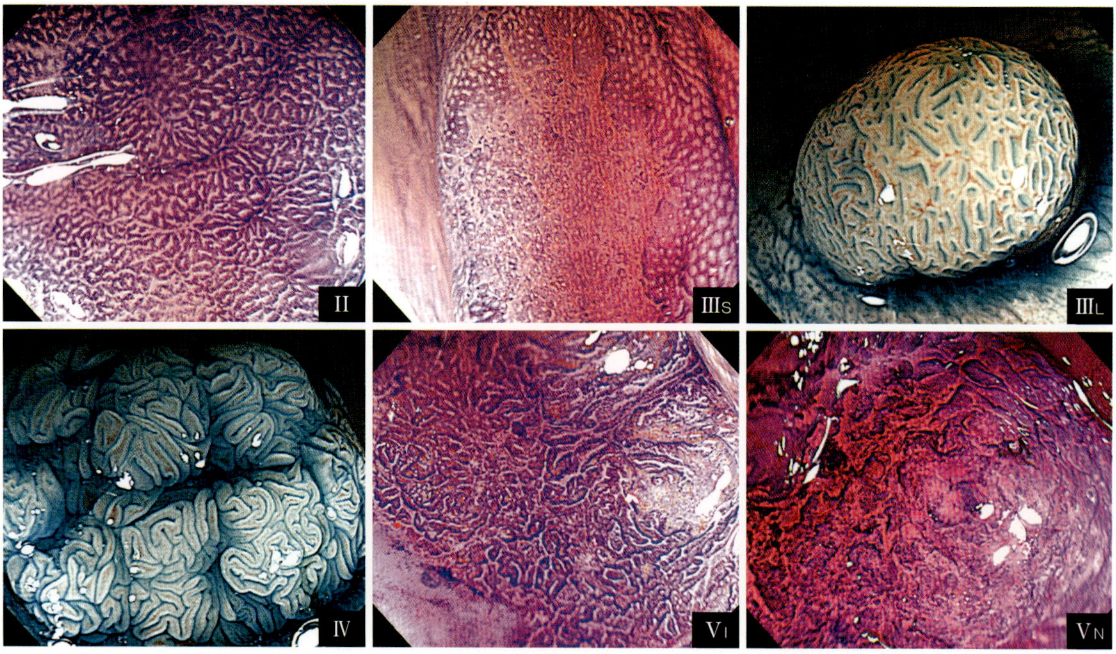

●pit pattern 分類とは（図 13-1，2）

pit pattern 分類はこれまでいつくかの分類が提唱されてきたが，現在もっとも使用されているのは工藤・鶴田分類[4]である．Ⅰ，Ⅱ，ⅢS，ⅢL，Ⅳ，Ⅴ型に分類され，さらにⅤ型はⅤI 型とⅤN 型に亜分類されている．

Ⅰ型：類円形 pit からなり，基本的には正常粘膜の pattern である．粘膜下腫瘍や炎症性ポリープにも認める．

Ⅱ型：星芒状 pit でⅠ型よりやや大きめで過形成性ポリープの pit pattern である．

ⅢS 型：正常のⅠ型 pit よりも小さめの管状，類円形 pit pattern である．表面陥凹型腫瘍に特徴的な pit pattern である．

ⅢL 型：正常のⅠ型 pit よりも大きめの管状，類円形 pit pattern である．隆起型，表面隆起型腫瘍によくみられる pit pattern である．

Ⅳ型：ⅢL 型に比べて長い脳回状，樹枝状の pit pattern である．絨毛～乳頭状腺管構造を反映している．

ⅤI 型：「I」は irregular の頭文字「I」であり，ⅢS，ⅢL，Ⅳ型 pit pattern が不整・大小不同・配列の乱れなどの irregularity を呈するもので，おもに M 癌～SM 癌の指標である．

ⅤN 型：「N」は non-structure の頭文字の「N」であり，無構造を呈する所見が出現したもので，おもに SM 深部浸潤癌の指標である．

・ⅤI 型 pit pattern の細分類

重要

Ⅴ型 pit pattern は施設間でのばらつきがあり統一されていなかった．2004 年に工藤班での箱根 pit pattern シンポジウムが開催されⅤI 型 pit pattern はⅤI 型軽度不整とⅤI 型高度不整に細分類された[4]．

【ⅤI 型高度不整の定義】（図 13-3）

既存の pit pattern が破壊，荒廃したもの

- 内腔狭小
- 辺縁不整
- 輪郭不明瞭
- stromal area（表層被覆上皮）の染色性の低下・消失
- scratch sign

図 13-3　ⅤI 型高度不整

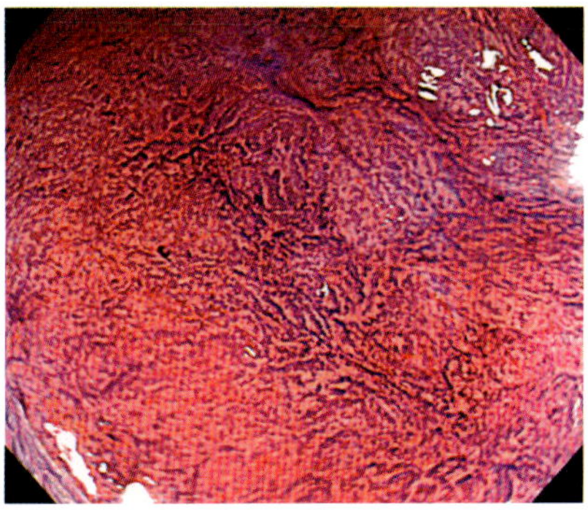

内腔狭小，辺縁不整，輪郭不明瞭を認める．

しかし，これら5項目のうちのどの項目を重視するのか，あるいは5項目のうち何項目を満たせばVI型高度不整とするのか決定されておらず，そのため現在でも施設間で少しばらつきがあるのは事実で今後目合わせが必要である.

●臨床的意義

1）腫瘍性病変

①腫瘍・非腫瘍の鑑別

I型は正常粘膜のpatternで粘膜下腫瘍や炎症性ポリープにも認め，II型は過形成性ポリープのpit patternであり，非腫瘍性のpit patternである．IIIs，IIIL型，IV型，V型pit patternは腫瘍性のpit patternである．筆者らの施設ではルーチン検査で拡大内視鏡を用いており通常観察で病変を発見したらワンタッチ操作で瞬時に拡大観察を行い，腫瘍・非腫瘍の鑑別と治療の適応に関してその場で決定している.

②癌の深達度診断と治療方針

表13-1は当施設におけるpit pattern別の組織型・深達度を表にしたものである．内視鏡治療の適応はII型の一部，IIIs型，IIIL型，IV型，VI型軽度不整で，外科治療の適応であるSM 1,000 μm以深の指標は，VN型pit patternである．VI型高度不整は腺腫〜M癌〜SM癌と幅広い病変を含んでいるのでpit pattern単独での深達度診断には限界があり，その他のmodality（EUS，注腸検査）を加えて総合的に診断する必要がある.

・VI型高度不整は，他のmodalityを加え総合的に診断

重要

③遺残，再発の診断

多分割切除となったEMRにおいて潰瘍辺縁に遺残がないことを確認するのが重要であり，その際，色素拡大観察は有用で遺残を認めれば追加治療（APC，追加EMRなど）を行えばよい.

また，大腸EMR後のfollow upにおいて処置後潰瘍瘢痕に一致して

表13-1　Pit patternと組織型・深達度の関係（n=3,895）

pit pattern	組織型・深達度				計
	HP/adenoma	M	SM-s	SM-m	
II	283(98.6)	3 (1.0)	1 (0.4)	−	287(100)
IIIL	2,717(88.7)	336(11.0)	7 (0.2)	3 (0.1)	3,063(100)
IIIs	6(85.7)	1(14.3)	−	−	7(100)
IV	166(69.7)	65(27.4)	1 (0.4)	6 (2.5)	238(100)
VI-L	43(23.8)	105(58.0)	23(12.7)	10 (5.5)	181(100)
VI-H	2 (3.2)	13(20.6)	7(11.1)	41(65.1)	63(100)
VN	−	−	3 (5.4)	53(94.6)	56(100)
計	3,217(82.6)	523(13.4)	42 (1.1)	113 (2.9)	3,895(100)

（ ）：%　　（広島市立安佐市民病院内視鏡内科 2006.10〜2011.3）

肉芽腫様小隆起を認めることがあるが，生検で確認しなくてもその場で遺残・再発の鑑別が可能である．

2）炎症性病変

潰瘍性大腸炎に発生する dysplasia，colitic cancer の多くはⅣ型様およびⅤ型様 pit　pattern を呈しており，樹枝状（branched），絨毛状（villous），シダ様（serrated）などと表現される．潰瘍性大腸炎における腫瘍性 pit に関して，NPUC（neoplastic pit pattern of ulcerative colitis）[5] という概念も提唱されているが，潰瘍性大腸炎の場合は，背景粘膜に炎症による修飾が加わるため不整像を呈しやすく，通常の大腸腫瘍で用いられている pit pattern 分類をそのまま dysplasia，colitic cancer に適応させるべきではない[6]．

・潰瘍性大腸炎では多彩な粘膜構造を背景とする

重要

色素拡大観察の実際

第 12 章でも述べたように，インジゴカルミンによるコントラスト法で観察を行い必要に応じてクリスタルバイオレット（ピオクタニン），メチレンブルーによる染色法を用いて拡大観察を行うのが一般的である．

●色素拡大観察の手順

1）コントラスト法

インジゴカルミンを散布するコントラスト法は，凹んだ pit に色素液が貯留することにより，その形態を認識する方法である．ⅢL 型，Ⅳ型 pit pattern はコントラスト法のみで診断可能であるが，Ⅱ型 pit pattern の一部，Ⅲs 型 pit pattern や不整なⅤ型 pit pattern は十分な評価が行えないので，正確な深達度診断を行うためにクリスタルバイオレット（ピオクタニン）による染色法が必要である．

2）染色法

染色法では腺管開口部周囲の上皮が染色され pit は染色が抜けて観察される．0.1％クリスタルバイオレット（ピオクタニン）を色素散布用チューブを用いて滴下しゆっくり染色する．染色時間は約 1 分以内でその後，微温湯で再度洗浄する．染色が薄い場合は，再度染色を追加する．

●色素拡大観察のコツとポイント

内視鏡観察の基本は通常観察である．まず通常観察において病変全体を観察し，拡大観察が必要な部位（粗糙な粘膜あるいは SM 浸潤が疑われる部位など）を把握することが重要である．次に拡大観察したい部位に対して徐々に拡大倍率を上げていく．このようにして拡大観察をしていくと病変における拡大観察した部位のオリエンテーションがつきやすい（図 13-4）．

・拡大観察は通常観察の延長線上

重要

拡大観察は通常観察の延長線上であり，拡大機能付き内視鏡ではワン

図 13-4　色素拡大観察のコツとポイント

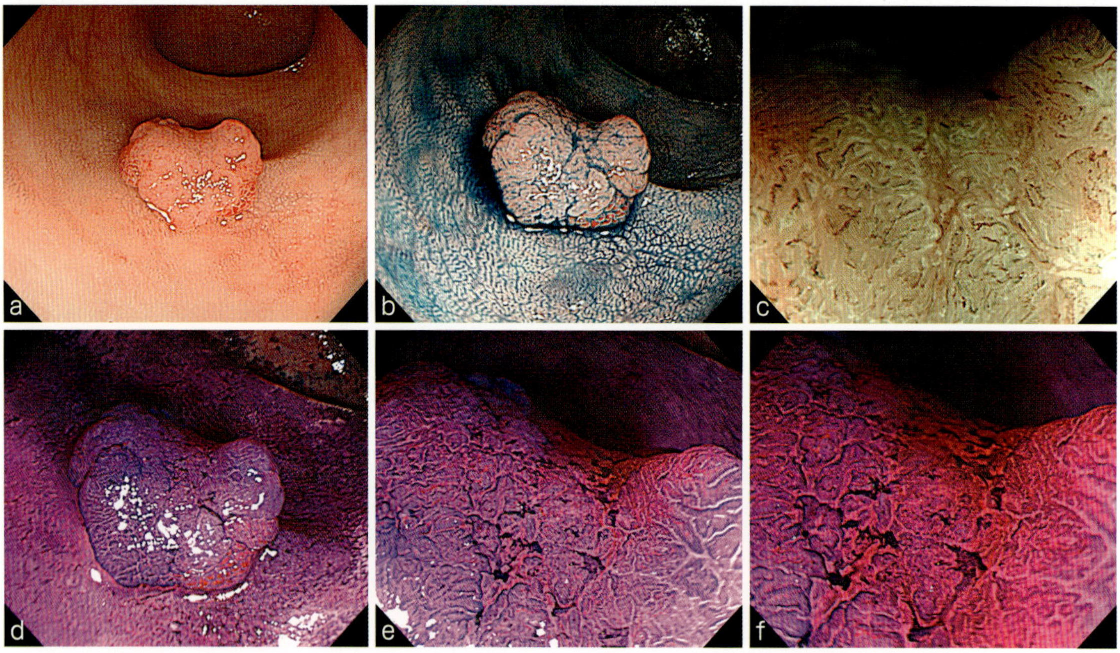

a：S 状結腸の大きさ 12 mm 大の辺縁に粘膜のひきつれを伴った表面粗糙な隆起性病変.
b：インジゴカルミン散布にて表面の粗糙と粘膜のひきつれが明瞭となる.
c：NBI 拡大観察では surface pattern と vascular pattern は不整で広島分離 Type C2 である.
d：クリスタルバイオレット（ピオクタニン）染色の遠景像.
e：クリスタルバイオレット（ピオクタニン）染色の中間景. 隆起頂上では pit pattern は V_N 型 pit pattern を呈する.
f：クリスタルバイオレット（ピオクタニン）染色の近接像. 中間景に比べて V_N 型 pit pattern が明瞭となる.

タッチ操作で拡大観察がすぐ可能である.

まず，インジゴカルミン散布ではII型 pit pattern の一部，IIIs 型 pit pattern や不整なV型 pit pattern の十分な評価が行えないので，正確な深達度診断を行うためにクリスタルバイオレット（ピオクタニン）による染色法を追加する.

拡大倍率が高くなると焦点が短い範囲でしか合わなくなるため，病変を正面視できる範囲に位置取ることが重要である．正面視する工夫として空気量の調整，蠕動運動の利用，体位変換などがある．また，病変が接線方向になりひだが妨げになるときは散布チューブなどを用いてひだを押さえたりすると観察しやすいことがある（図 13-5).

・病変を正面視できる範囲に位置どり

重要

焦点を合わせるコツは，拡大倍率はそのままにして右手で内視鏡先端と病変の距離を微調整することが重要である．それでも呼吸性変動や心拍動などのときにはピントが合いにくいことがある.

・焦点を合わせるコツ

重要

● 色素拡大観察の注意点

クリスタルバイオレット（ピオクタニン）を用いた染色法による V_N 型 pit pattern の診断において，粘液のために染色不良（図 13-6）となり

図 13-5　観察の工夫

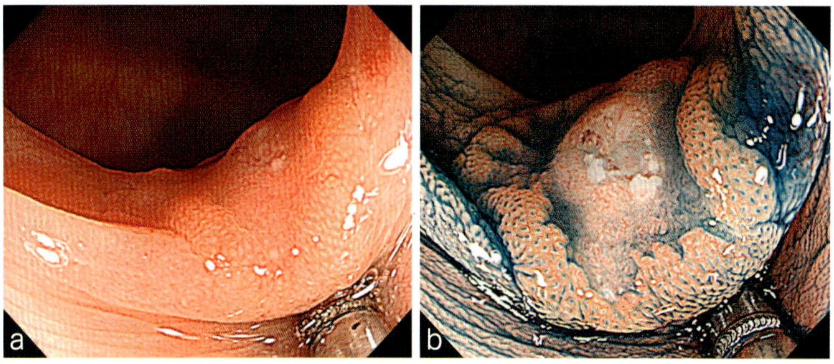

a，b：S状結腸の屈曲のため観察時に肛門側を押さえて観察する．

図13-6　クリスタルバイオレット（ピオクタニン）の染色不良

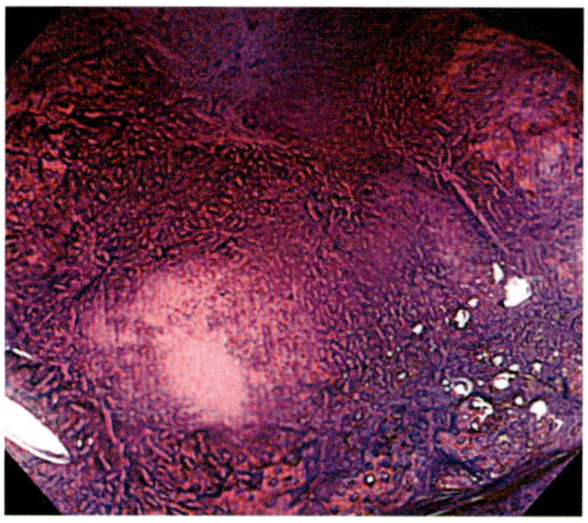

何度も洗浄するが粘液が除去できず．染色されていない部位に一部 pit pattern が透けて観察可能であり，V_N 型 pit pattern とは異なり染色不良である．

過大評価することがあるので，そのときは丁寧に洗浄し染色を繰り返すことが重要である．それでも染色が良好とならないときは，通常観察を含めたその他の所見を総合的に判断することが必要である．

文　献

1）永田信二, 木村　茂, 金子真弓, 他：拡大内視鏡による大腸 sm 浸潤 1,000 μm の術前深達度診断に関する検討．消化管の臨床　2006；11：31-35
2）中山奈那，永田信二，斧山美恵子，他：大腸腫瘍治療法選択のためのストラテジー―通常観察，pit pattern，NBI 拡大観察を比較して．消化管の臨床　2009；14：37-41
3）岡　志郎，田中信治：大腸腫瘍性病変診断の Strategy．斉藤裕輔，田中信治，渡邉聡明 編：大腸疾患診療の Strategy．2010，28-35，日本メディカルセンター，東京
4）工藤進英，小林泰俊，樫田博史，他：大腸腫瘍の拡大観察―V_I 型 pit pattern の分析および診断に関するコンセンサス．胃と腸　2006；41：1751-1832
5）工藤進英，大塚和朗：潰瘍性大腸炎関連腫瘍における拡大内視鏡検査．日比紀文 編：炎症性腸疾患．2010，100-102，医学書院，東京
6）國弘真己，田中信治，岡　志郎，他：炎症性腸疾患における pit pattern 観察の意義．臨牀消化器内科　2008；23：1541-1549

（永田信二，鴫田賢次郎，田丸弓弦）

第14章

画像強調観察

Point

- NBIは，腫瘍と非腫瘍の鑑別に有用である．
- NBIは，腫瘍の質的診断にも有用であるが，その際，vesselのみでなくsurface patternを同時に評価することがKey pointである．
- surface patternを正しく評価するためには，システムの構造強調設定を至適条件に合わせることが大切である．
- NICE分類はシンプルで有用な大腸腫瘍のNBI基本分類である．

画像強調観察とは?

画像強調内視鏡観察（Image-Enhanced Endoscopy；IEE）とは，種々の方法によって画像を処理し画像を強調する方法である．内視鏡観察法におけるIEEの位置づけを**図14-1**に示す[1]．IEEのなかで，日常の保険診療で認可されているのは，NBI（Narrow Band Imaging）[2]またはFICE（Flexible spectral Image Color Enhancement）[3]による拡大観察である．本稿では，大腸腫瘍に対するNBI拡大観察のポイントと実際のコツについて解説する．

NBIの大腸における臨床的意義

●大腸腫瘍のスクリーニング

大腸腫瘍のスクリーニングでの有用性については世界的にcontroversialな状況であったが，本邦での多施設共同RCTの結果では白色光とNBI観察にスクリーニング能に差はないという結論が得られている[4]．

●腫瘍・非腫瘍の鑑別

正常粘膜や過形成病変では表層部の微小血管は非常に細く疎なため，

図 14-1　内視鏡観察法の目的別分類（亜分類）

内視鏡観察
- 通常観察（白色光）
- 画像強調観察
  - 光学法　　例：紫外線観察/赤外線観察
  - デジタル法
    - コントラスト法　　例：FICE/i-scan
    - 輪郭強調法　　例：構造強調
  - 光デジタル法
    - 蛍光法　　例：AFI/SAFE
    - 狭帯域光法　　例：NBI
    - 赤外光法　　例：IRI
  - 色素法
    - 染色法　　例：ルゴール
    - コントラスト法　　例：インジゴカルミン
- 拡大内視鏡観察
  - 光学法　　例：拡大電子内視鏡
  - デジタル法　　例：電子ズーム
- 顕微内視鏡観察
  - 光学法　　例：Endocytoscopy
  - 共焦点法　　例：Endomicroscopy
- 断層イメージング
  - 超音波内視鏡
  - OCT（Optical Coherence Tomography）

（丹羽寛文・田尻久雄）

〔田尻久雄，丹羽寛文：内視鏡観察法の分類と定義．Gastroenterol Endosc　2009；51：1677-1685 より引用〕

現在の波長設定のNBI観察では微小血管を認識することは通常困難であるが，腫瘍性病変では血管径が太くなり密度も増すので，その表層部に茶褐色に強調された微小血管を認識できるようになる[5]．

● 上皮性腫瘍性病変の質的診断

腺腫性病変のNBI拡大観察では，pit間の介在粘膜は表層部の微小血管が茶褐色に強調され網目状の血管模様（capillary network）が認識されるが，血管のないpit様部分は白く抜けて観察される（**図14-2**）．これにNBIの構造強調観察能が加わることより，間接的なpit様構造の診断も可能となる（surface　pattern：**図14-3**）[2]．NBI拡大観察では，vascular pattern と surface pattern の両方の評価が重要であるが（**図14-4**），その際，病型や肉眼型も考慮する必要がある（**図14-5**）[2]．

- vascular pattern
- surface pattern
- 病型や肉眼型を考慮

重要

癌では，癌細胞の浸潤増殖，炎症細胞浸潤や間質反応に伴う血管径の不均一性や血管走行の不整，分布の乱れ，surface pattern の不整像や消失所見などが出てくる．この病態を理解すると，NBI観察を用いたvascular pattern の有無や，血管の太さ/分布の不均一性，surface pattern の有無や不整度を総合的に解析することで大腸病変における腫瘍/非腫瘍，腺腫/癌の鑑別が可能になる[2]．

なお，surface pattern を診断するためには，適切な構造強調の設定（**図14-6**）と焦点の合った観察条件が必須である．

- 適切な構造強調の設定
- 焦点の合った観察条件

重要

図 14-2　surface pattern の実態

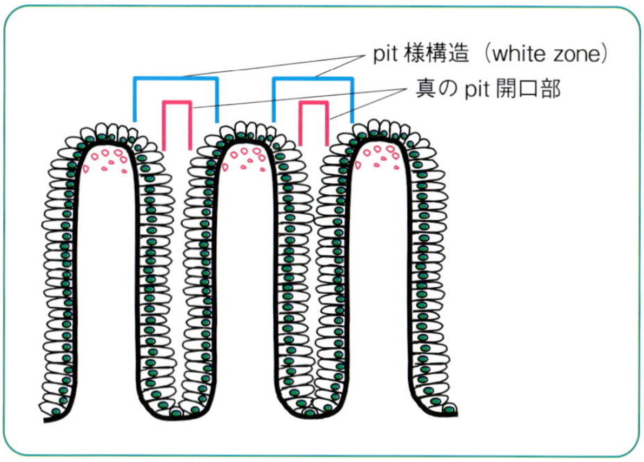

pit 様構造あるいは white zone と過去に表現されていた構造は，図の真の pit 開口部（crypt opening；CO）と腺窩周辺上皮（marginal crypt epithelium；MCE）を併せた構造である．大腸腫瘍は隆起が多く，腺管も蛇行錯綜しているために NBI 観察光が垂直に pit に入ることが少なく，真の pit が暗く抜けて観察されにくいため，CO と MCE を併せた構造が白く抜けて pit 様に観察されることが多い．

図 14-3　大腸腺腫のインジゴカルミン散布拡大所見および NBI 拡大観察所見の対比

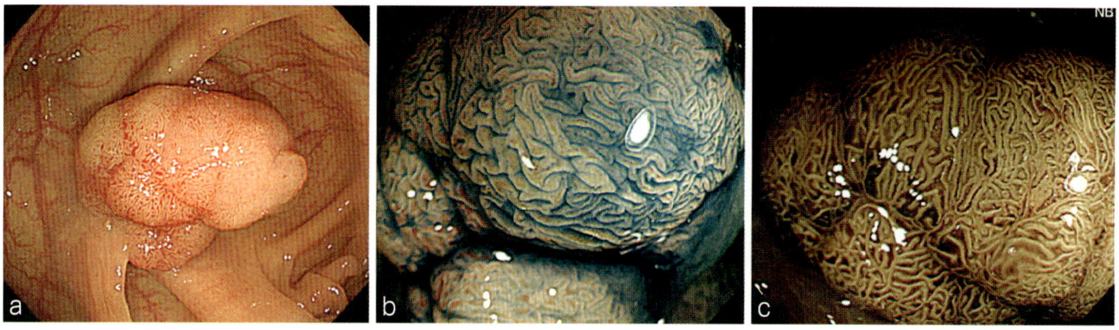

a：大腸腺腫の通常内視鏡像
b：同病変のインジゴカルミン散布による弱拡大観察像
c：同病変の NBI 拡大観察像

NBI 拡大観察所見において，pit 間の被覆上皮下に茶色に観察される微小血管網を認め，血管の存在しない pit 部は白く抜けて観察される（pit 様構造＝surface pattern）．インジゴカルミン散布を用いることなく NBI 拡大観察のみで surface pattern の診断が可能である．

図 14-4　Surface pattern の重要性

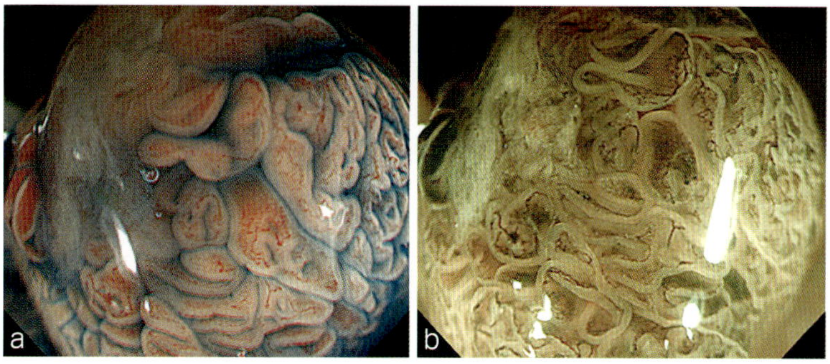

a：大腸管状絨毛腺腫のインジゴカルミン散布拡大内視鏡像．Villous pattern を呈する典型的Ⅳ型 pit pattern

b：同病変の NBI 拡大観察像．インジゴカルミン散布拡大内視鏡像に類似した整な surface pattern が観察できるが，微小血管構築のみを評価すると不整としかいいようがない．このように，surface pattern を微小血管構築の評価よりも優先して診断することで正確な質的診断が可能になる．

図 14-5　病型別の NBI 拡大観察所見の相違

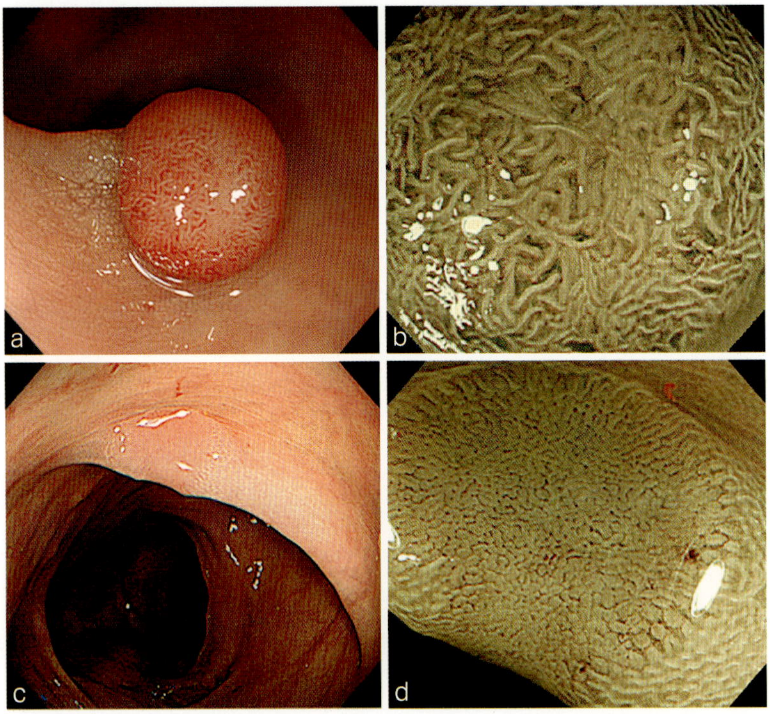

a：隆起型大腸腺腫の通常内視鏡像
b：同病変の NBI 拡大観察像．整な surface pattern が観察できる．
c：陥凹型大腸腺腫の通常内視鏡像
d：同病変の NBI 拡大観察像．surface pattern は不明瞭であるが，整な meshed microvessel network pattern が観察できる．

図 14-6　surface pattern 診断時の NBI 拡大観察時のシステムの条件設定の重要性

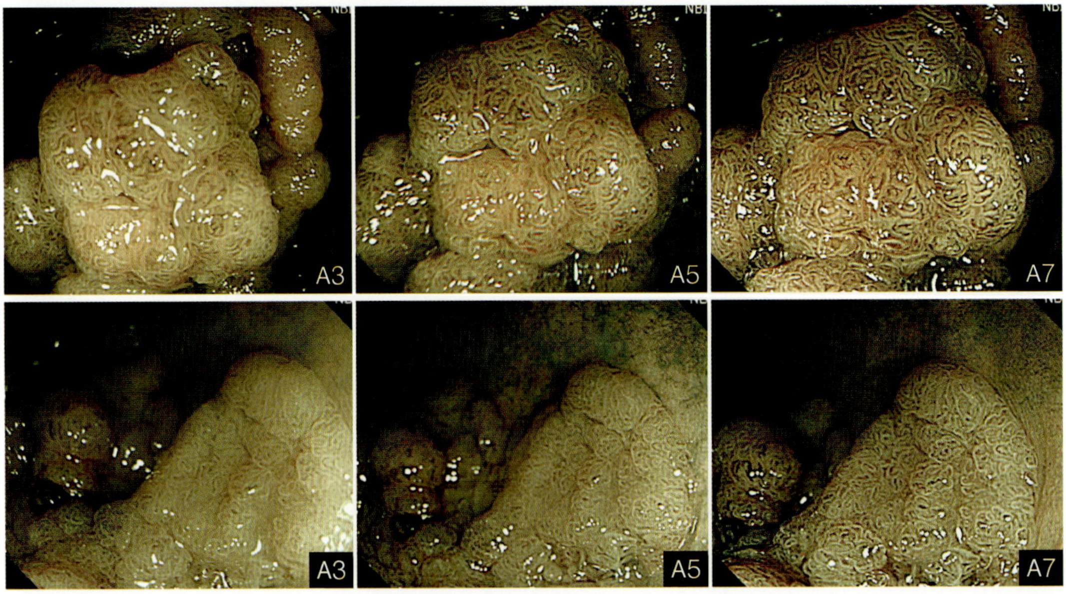

構造強調 A 7～8，色彩強調 3 に設定すると surface pattern が明瞭になる．図上段および下段は，同一病変の構造強調 A 3，A 5，A 7 それぞれの条件における同位置病変の同一部位の NBI 拡大観察像である．システムの条件設定で surface pattern の視認性は明らかに異なっている．さらに，実際には，肉眼型や組織型を考慮し vascular pattern と併せ評価することが正確な質的診断のポイントである．

NICE 分類

私たちと佐野 寧先生（佐野病院），そして欧米の大腸内視鏡医たちと国際共同研究を行っているが，そこでシンプルなNICE分類(**表14-1**)を提唱している[2]．単純なType 1〜3の三つのCategory分類で，分類の基本となる所見は，① 病変の色調(Color)，② 微小血管構築(Vessels)，③ 表面模様（Surface pattern）の3項目である．Type 1は過形成病変，Type 2はadenoma〜M癌，Type 3はSM深部浸潤癌の指標になると考えている（**表14-2**)[2]．

NICE分類は，高画素電子内視鏡近接観察で得られる所見をもって境界線を引いた分類であるが，NBI拡大観察所見分類の基本分類としての位置づけと理解している．NICE分類は通常内視鏡観察のみで使用するものではなく，拡大観察における重要なCategory分類である[2]．現在，本邦で多施設共同研究として，このNICE分類の拡大内視鏡診断に関するValidation studyが計画されており，Type 2の細分類など，さらなる発展が期待される．

・NBI拡大観察所見分類の基本分類

重要

表14-1 NBI International Colorectal Endoscopic (NICE) Classification*

	Type 1	Type 2	Type 3
Color	Same or lighter than background	Browner relative to background (verify color arises from vessels)	Brown to dark brown relative to background; sometimes patchy whiter areas
Vessels	None, or isolated lacy vessels may be present coursing across the lesion	Brown vessels surrounding white structures**	Has area(s) with markedly distorted or missing vessels
Surface pattern	Dark or white spots of uniform size, or homogenous absence of pattern	Oval, tubular or branched white structures** surrounded by brown vessels	Areas of distortion or absence of pattern
Most likely pathology	Hyperplastic	Adenoma***	Deep submucosal invasive cancer

*：Can be applied using colonoscopes both with or without optical (zoom) magnification.

**：These structures may represent the pits and the epithelium of the crypt opening.

***：Type 2 consists of Vienna classification types 3, 4 and superficial 5. In some countries, e.g. the United States, Type 2 includes all adenomas with either low or high grade dysplasia (High grade dysplasia in the United States includes adenomas with carcinoma-in-situ or intramucosal carcinoma. In Japan, intramucosal cancer may be termed cancer rather than high grade dysplasia). Some lesions with superficial submucosal invasive cancer may also have Type 2 appearance.

表 14-2　NICE 分類の各 Type と大腸病変の質的診断の一致率

NICE classification	No. of cases	Histologic findings			
		HP	TA	Carcinoma	
				M/SM-s	SM-d
Type 1	44(100)	42(95.5)	2 (4.5)		
Type 2	464(100)	2 (0.4)	263(56.7)	168(36.2)	31 (6.7)
Type 3	62(100)			4 (6.5)	58(93.5)
total	570	44	265	172	89

HP：hyperplastic lesion, TA：tubular adenoma,　(%)
M/SM-s：carcinoma with intramucosal to scanty submucosal invasion,
SM-d：carcinoma with submucosal deep invasion (an invasion depth of 1,000 μm or more)

文　献

1) Tajiri H, Niwa H：Proposal for a consensus terminology in endoscopy：how should different endoscopic imaging techniques be grouped and defined? Endoscopy　2008；40：775-778
2) Tanaka S, Sano Y：Aim to unify the narrow band imaging (NBI) magnifying classification for colon tumors：current status in Japan from a summary of the consensus symposium in the 79th annual meeting of the Japan Gastroenterological Endoscopy Society. Dig Endosc　2011；23：S131-S139
3) Yoshida N, Naito Y, Kugai M, et al：Efficacy of magnifying endoscopy with flexible spectral imaging color enhancement in the diagnosis of colorectal tumors. J Gastroenterol　2011；46：65-72
4) Saito Y, Ikematsu H, Tanaka S, et al：A multi-center randomized controlled trial on narrow band imaging vs. conventional white light colonoscopy for colorectal neoplastic lesion. Endoscopy　2010；42 (Suppl)：A375
5) Hirata M, Tanaka S, Oka S, et al：Evaluation of microvessels in colorectal tumors by narrow band imaging magnification. Gastrointest Endosc　2007；66：945-952

（田中信治，林　奈那）

第 15 章

内視鏡医に必要な病理知識

Point

- 日本消化器内視鏡学会の指針では生検時の抗凝固薬の中止はワルファリンを 3～4 日前よりとし，抗血小板剤の中止はアスピリンを 3 日前，チクロピジンを 5 日前，併用は 7 日前としている．ただし，今後はできるだけ休薬しない方向での改訂が進められている．
- EMR・ESD 適応病変，あるいは適応の可能性がある病変に関しては，詳細な内視鏡診断を行い，安易な生検は避けるべきである．
- 病理組織学的な理解のもと，適切な部位より生検することが診断率の向上に大切である．
- 生検を行う際には画面の 6 時方向に目的部位をもっていくことが重要で，鉗子を出しすぎず，スコープ操作で近接するように心がける．
- 良好な病理標本作成のために，検体採取後は濾紙にのせ，できるだけ速やかにホルマリン液に浸し固定するよう心がける．

生検のコツとポイント

● 抗凝固薬・抗血小板薬内服患者への対応

日本消化器内視鏡学会の指針[1]では生検は出血の低危険手技に含まれており，抗凝固薬の中止に関してはワルファリンを 3～4 日前よりとし，抗血小板剤の中止に関してはアスピリンを 3 日前，チクロピジンを 5 日前とし，併用は 7 日前としている〔ただし，現在，できるだけ休薬しない方向でガイドラインの改訂が進められている．それらの内容については，別章（第 1 章，13 頁）を参照のこと〕．ちなみにアメリカ消化器内視鏡学会の指針[2]では，同様に生検は出血の低危険手技に含まれているが，休薬は行わないとしている．出血の危険度に関しては対象，部位や大きさによって異なり，また施設ごとに検査や手術内容に特性があるため，日本消化器内視鏡学会の指針においてもそれぞれに準じたマニュアル作りの必要性があるとしている．当院では日本消化器内視鏡学会の指針を基に**表 15-1** に示すようなマニュアルを作成している．

- 抗凝固剤の中止：ワルファリン 3～4 日
- 抗血小板剤の中止：アスピリン 3 日，チクロピジン 5 日，併用 7 日

重要

- それぞれに準じたマニュアル作りの必要性

重要

表 15-1 生検時の抗凝固薬・抗血小板薬の扱い

抗凝固薬
ワルファリン：4日前より中止. 血栓塞栓の危険性の高い症例にはヘパリン置換も考慮.
抗血小板薬
アスピリン：3日前より中止. 塩酸チクロピジン：5日前より中止. アスピリン併用は7日前より中止. 硫酸クロピドグレル：5日前より中止. アスピリン併用は7日前より中止. シロスタゾール：3日前より中止. アスピリン併用例も3日前より中止.

(呉医療センター・中国がんセンター)

一方で拡大内視鏡や画像強調観察の発展・普及に伴い大腸内視鏡検査において生検の必要性は以前より低下している．とくにEMR・ESDの適応病変，あるいは適応の可能性がある病変に関しては詳細な内視鏡診断を行い生検は避けるべきである．生検で粘膜下層に線維化が生じてしまうことにより，深達度診断が不正確となったり，内視鏡治療が困難な病変に変化してしまうからである．もし内視鏡治療の適応かどうか方針に迷うようなことがあれば安易に生検を施行するのではなく，すぐ上級医に相談するか，あるいは専門施設に紹介することが大切である．

・EMR・ESDの適応病変，適応の可能性がある病変は生検は避けるべき

重要

そのことを踏まえ，抗凝固薬・抗血小板薬の中止に伴う血栓塞栓の発症リスクの上昇も考慮し[3]，明らかに生検が必要であると事前にわかっている症例を除いて，通常大腸内視鏡検査の場合は，まず抗凝固薬・抗血小板薬を中止することなく施行し，生検の必要な病変を認めた場合には後日再検査を施行するといった方針も考えられる．

・生検の必要な病変を認めた場合には後日再検査を施行する

重要

●生検を行う場所について

生検を行う適切な部位については病理学的な理解が必要となる．たとえば潰瘍型進行大腸癌（図15-1a）の場合，潰瘍中央部の表面は白苔に覆われておりその深部に癌組織が存在している．また周堤は非腫瘍性粘膜で覆われており，表面に癌組織が存在するのは潰瘍辺縁部でこの部位を生検することで十分な組織の採取が可能となる．一方で潰瘍型進行大腸癌と鑑別が必要な潰瘍形成型悪性リンパ腫（図15-1b）を疑った場合には潰瘍底部を掘り起こすように生検することが必要で，挫滅の加わっていない十分量の組織を最低5個以上採取すべきである．

・表面に癌組織が存在するのは潰瘍辺縁部でこの部位を生検する

重要

また腫瘍性病変以外にも，アメーバ赤痢（図15-1c）を疑う場合には虫体が存在する潰瘍底や辺縁部の壊死物質から生検をする必要があり，サイトメガロウイルス（CMV）感染症（図15-1d）の場合にはCMVは潰瘍部肉芽組織に存在するため，潰瘍部からの生検が必要となる．このように適切な部位より生検することが診断率の向上に大切である．

・適切な部位より生検することが診断率の向上に大切

重要

狙撃生検に加えてランダム生検を必要とする症例として，まず潰瘍性

図 15-1　代表的疾患における生検を行う適切な部位

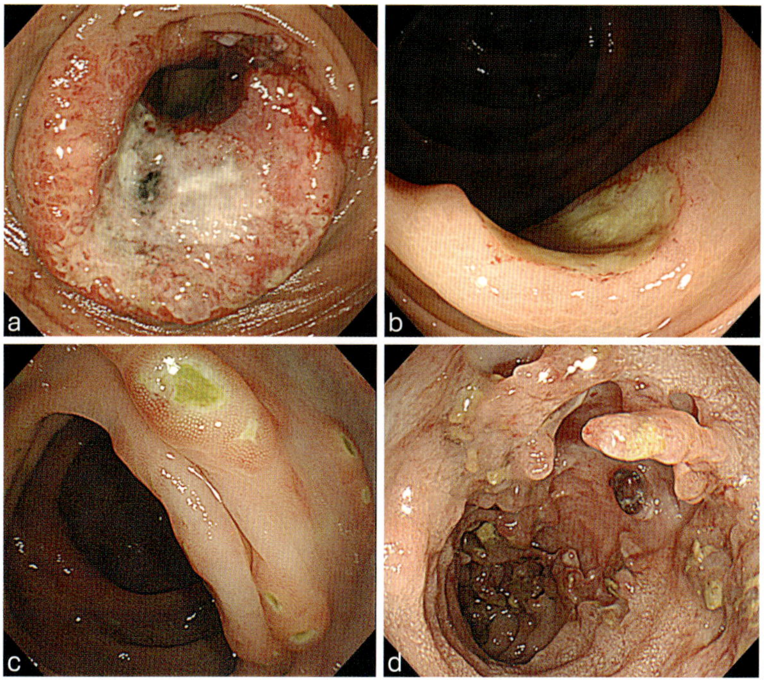

a：進行大腸癌．表面に癌組織が露呈しているのは潰瘍辺縁部分である．
b：悪性リンパ腫．潰瘍底部を掘り起こすように執拗に生検し，挫滅の加わっていない十分量の組織を最低5個以上採取すべきである．
c：アメーバ赤痢．アメーバ虫体が存在する潰瘍底や辺縁部の壊死物質から生検をする必要がある．
d：潰瘍性大腸炎に合併したCMV腸炎．CMVは潰瘍部肉芽組織に存在するため，潰瘍部からの生検が必要となる．

大腸炎の診断およびサーベイランスがあげられるが，そのほかcollagenous colitisや好酸球性腸炎が疑われる場合なども同様である．このような症例は内視鏡的所見を認める部位に限らず，正常部や境界部を含めた多くの部位で組織採取する必要がある．当院では上記のような症例が疑われる場合には，明らかな内視鏡所見を認める部位以外にも，盲腸，上行結腸，横行結腸，下行結腸，S状結腸，上部直腸，下部直腸から生検を施行するようにしている．また，狙撃生検のみならず，ランダム生検においても採取部位を撮影しておくことで内視鏡像と病理組織の対比が可能となる．

● 生検の実際

目的とする部位を狙って生検を行う際にもっとも重要なことは，可能なかぎり画面の6時方向に目的部位をもっていくことである（**図15-2**）．手順としては，まず生検鉗子を閉じた状態で鉗子栓から挿入し鉗子口から出る直前は慎重に操作する．ここで勢いよく挿入すると鉗子が急に出すぎて病変や腸管を傷つけてしまうので注意が必要である．慣れてくると鉗子が出る直前の軽い抵抗感がわかるようになるので，それを感じたら慎重に挿入するように心がける．また強いアングル操作のときは鉗子がスムーズに出ないこともあるが，無理をするとスコープの破損につながるので，その場合アングルを戻した状態で鉗子をスコープ先端まで挿入してから再度アングルを加えて病変を捉え直す必要がある．

> ・可能なかぎり画面の6時方向に目的部位をもっていく

重要

図 15-2　生検の方法

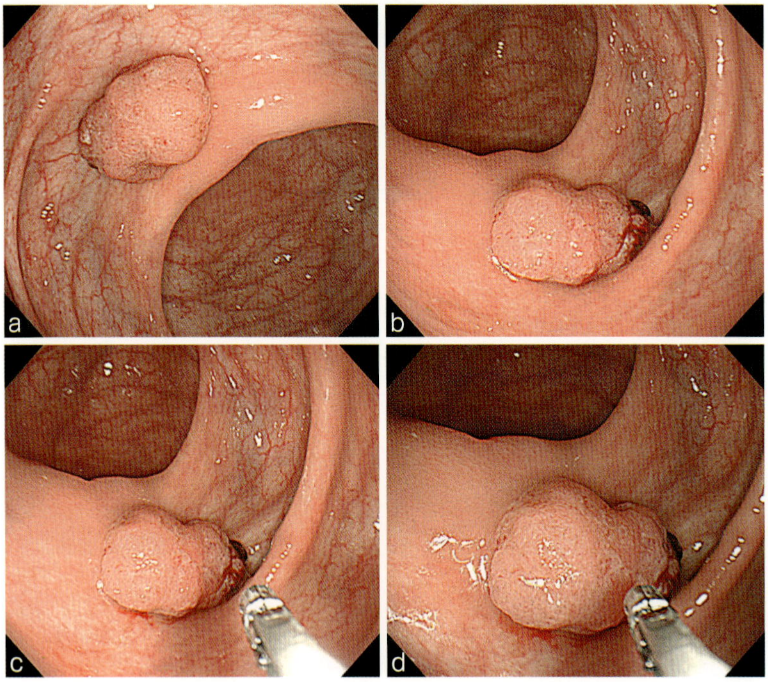

a：ニュートラルな状態では目的の腫瘍は管空の 10 時方向に認める．
b：スコープ操作により腫瘍を画面の 6 時方向に保持する．
c，d：鉗子を出しすぎず，スコープ操作で目的の部位に近接する．

鉗子口の位置はスコープの種類により微妙に違いがあるため事前に把握しておくことも必要である．鉗子を少し出した状態でスコープ操作により目的部位に近接させ，鉗子を開いた状態にして押し当て生検を行う．ここで重要なことは鉗子を出しすぎないことである．金属部分が見える程度で十分であり，逆に出しすぎてしまうと手元での操作が鉗子に伝わらず微妙なずれを生じてしまうからである．

- 鉗子を出しすぎない

重要

また鉗子を閉じるスピードが速すぎると，とくに硬い組織の場合は，はじかれてしまい組織採取ができないことがある．その場合介助者も術者の合図で盲目的にカップを閉じるのではなく，術者との協調操作のうえ，摑む感覚で鉗子を閉じるのがコツである．

生検を施行する際のスコープ操作は EMR・ESD など内視鏡治療における基本になる動きであることを理解し，日常診療における生検操作の一つひとつを基本に忠実に施行していくことが大切である．

- 生検のスコープ操作は内視鏡治療の基本になる動き

重要

● 生検に伴う偶発症

生検は基本的に組織を採取するため，被検者に侵襲を与えてしまう手技であり，それにより出血・穿孔の偶発症を招くこともある．頻度としては非常にまれで，出血で 0.05%前後，穿孔はそれ以下といわれているが，検査内容とともに，インフォームド・コンセントが必要である．また生検時における抗凝固薬・抗血小板薬の中止に伴う血栓塞栓の発症リスクの上昇も指摘されており，合わせて説明する必要がある．

- 出血・穿孔
- 抗凝固薬・抗血小板薬の中止に伴う血栓塞栓

重要

生検標本の取り扱い方

正確な病理診断を行うためには標本の適正な取り扱いが必要である．検体は採取したその瞬間から組織の変性が進行していること，また検体を乾燥させるとホルマリンの浸透が悪くなり良好な固定が得られなくなることから，検体採取後は濾紙にのせ，できるだけ速やかにホルマリン液に浸し固定するよう心がける．同一症例から複数の生検検体が提出されることもあるが，その場合どこからとられた検体か，病変の中央部なのか辺縁部なのか，陥凹部なのか隆起部なのか，あるいはコントロールの正常粘膜部など詳細な情報を明らかにする必要がある．そのうえで検体が混合されないよう介助者と作業を確認しながら進めていくことも重要である．

・検体採取後は濾紙にのせ，できるだけ速やかにホルマリン液に浸し固定する

重要

病理所見用紙の書き方

病理所見用紙は生検検体を病理診断する際に重要な判断材料の一つとなる．氏名，ID，年齢，性別など基本的情報はもちろん，症状，現病歴，既往歴，過去の病理診断や検査結果など正確な病理診断には不可欠である．臨床診断，および鑑別診断を記載するとともに，検査施行医の考え方や検査目的なども明確にする．また検体採取部位の記載は必須であり，書き方として簡潔明快にシェーマを用いて提示するのがよい．略語はできるだけ避け，丁寧な文字で記述することはいうまでもない．

・検査施行医の考え方や検査目的を明確に
・シェーマを用いて提示するのがよい

重要

文　献

1）日本消化器内視鏡学会リスクマネージメント委員会：内視鏡治療時の抗凝固薬，抗血小板薬使用に関する指針．Gastroenterol Endosc　2005；47：2691-2695
2）Standards of Practice Committee of ASGE：Guideline on the management of anticoagulation and antiplatelet therapy for endoscopic procedure. Gastrointest Endosc　2002；55：775-798
3）Blacker DJ, Wijdicks EF, McClelland RL：Stroke risk in anticoagulated patients with atrial fibrillation undergoing endoscopy. Neurology　2003；61：964-968

（桑井寿雄）

索　引

見逃しのない
大腸内視鏡の挿入・観察法

2012年5月20日　第1版1刷発行

監　修　田中　信治
編　集　永田　信二，岡　　志郎
発行者　増永　和也
発行所　株式会社日本メディカルセンター
東京都千代田区神田神保町1-64（神保町協和ビル）
〒101-0051　TEL 03(3291)3901㈹
印刷所　株式会社アイワード

ISBN978-4-88875-248-0